Allgemeine
Pharmakologie

Ein Grundriß für Ärzte und Studierende

Von

Dr. med. habil. Friedrich Axmacher
Dozent für Pharmakologie an der Medizinischen Akademie Düsseldorf

Mit 32 Abbildungen

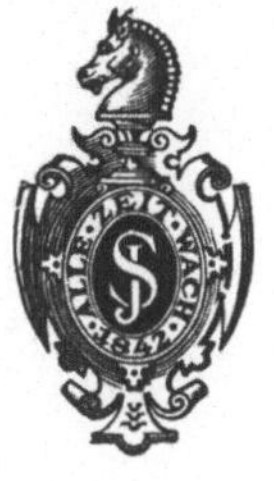

Berlin

Verlag von Julius Springer

1938

ISBN-13: 978-3-642-89511-1   e-ISBN-13: 978-3-642-91367-9
DOI: 10.1007/978-3-642-91367-9

Vorwort.

Die Überzeugung von dem praktischen Nutzen, den sowohl der werdende als auch der fertige Arzt aus einer Betrachtung der allgemeinen Pharmakologie ziehen können, war ein Beweggrund für die Abfassung der vorliegenden Schrift. Die Herausgabe schien mir um so eher gerechtfertigt, als einerseits eine gesonderte und knappe Darstellung im deutschen Schrifttum bisher fehlt und andererseits der hier behandelte Stoff in pharmakologischen Lehrbüchern und Vorlesungen erfahrungsgemäß zu kurz kommen muß, weil er von der Fülle der übrigen Tatsachen erdrückt wird.

Ich bin mir wohl bewußt, daß dem einen oder anderen auch heute noch der Begriff „Allgemeine Pharmakologie" für nichts weniger als bestimmt und fest umrissen gilt. Trotzdem hoffe ich meinerseits beitragen zu können, um Interesse an einer Betrachtungsweise zu wecken, die verhüten kann, die Pharmakologie als eine innerlich zusammenhangslose Wissenschaft aufzufassen. Ich sehe darüber hinaus in der allgemeinen Pharmakologie ein künftig immer notwendiger werdendes Gegengewicht gegen die Belastung mit einer Unsumme von Arzneimitteln, die dem Arzt zur Auswahl bereitstehen oder mit mehr oder weniger Berechtigung angepriesen werden.

Eine systematische Unterweisung in der allgemeinen Pathologie hat sich im Lehrplan des Studierenden als fruchtbar für sein ganzes späteres ärztliches Denken und Handeln erwiesen. Ich bin überzeugt, daß der Studierende von einer allgemeinen Übersicht über die Pharmakologie einen ähnlichen Nutzen erwarten kann; es ist allerdings notwendig, eine gewisse Mühe aufzubringen, wenn man klare Vorstellungen vom Wesen der Arzneiwirkungen gewinnen will. Das unmittelbare Schauen nämlich, so grundlegend es für den ärztlichen Beruf ist, genügt hierbei nicht, weil manche Gegenstände der allgemeinen Pharmakologie nicht sehr sinnfällig sind. Die Pharmakologie kämpft ja seit jeher gegen ein gewisses Vorurteil der Studierenden, welche glauben, diese Dinge seien überhaupt nicht zugänglich im Gegensatz zum übrigen Bereich ärztlicher Erfahrung. Ich habe dieser Sachlage durch eine Anzahl von Abbildungen Rechnung getragen und hoffe, daß der Inhalt dieser Schrift das Vorurteil zu überwinden vermag.

Es ist nicht zu verkennen, daß die Grenzen bloßen Examenwissens, wie es üblicherweise verlangt wird, in diesem Grundriß zum Teil beträchtlich überschritten wurden. Das geschah einmal, um auch den interessierteren Studenten ein tiefer gehendes Verständnis für Arzneiwirkungen zu ermöglichen, und ist weiterhin die Folge einer inneren Notwendigkeit, die im Stoff begründet liegt. Nicht zuletzt hoffe ich aber, auch dem praktisch bzw. klinisch tätigen Arzt eine Brücke von der Beobachtung der Arzneiwirkung am Krankenbett zu eigener Untersuchung geschlagen zu haben.

Ich habe versucht mit Rücksicht auf den Leserkreis, an den ich mich zu richten wünsche, der Darstellung eine durchaus elementare Form zu geben, ohne allzuviel theoretisch wichtige Fragen und Ergebnisse zu vernachlässigen. Allerdings verursachte gerade die Beurteilung, wieviel oder wiewenig für den Arzt oder den Studenten wertvoll ist, keineswegs die geringste Mühe. Wer sich weiter in zusammenhängender Form unterrichten will, sei auf die Darstellungen folgender Verfasser hingewiesen: W. Storm van Leeuwen, Grondbeginselen der allgemeene Pharmacologie, Groningen, den Haag 1923; E. Zunz, Éléments de pharmacodynamie générale, Masson & Co., Paris 1930; A. J. Clark, Mode of action of drugs on cells, London, E. Arnold & Co. 1933 bzw. ders., General pharmacology, Berlin: Julius Springer 1937.

Die in der Literatur verstreuten Beispiele mußten vielfach mit Rücksicht auf den Zweck der Darstellung vereinfacht bzw. verändert werden; ich bin weit entfernt, damit die ursprüngliche Form kritisieren zu wollen.

Die Notwendigkeit dem „Grundriß" ein Schriftenverzeichnis anzufügen, liegt unter anderem darin begründet, daß es sich hier in ausgedehntem Maße um die Verwendung von Einzelergebnissen handelt, die nicht als Allgemeingut der Wissenschaft oder Lehre betrachtet werden können und dementsprechend schwer zugänglich sind. Das Subjektive, was meiner Darstellung notwendigerweise anhaftet, findet zudem dadurch den besten Ausgleich, daß die Literaturhinweise die Möglichkeit zu eigenem Urteil bieten.

Zuletzt noch ein Wort über die Festlegung gewisser Begriffe. Die Schwierigkeit eines solchen Unterfangens gegenüber der Mannigfaltigkeit der Lebensvorgänge ist jedem, der sich darum bemüht hat, wohl bekannt. Aber ich hielt es für unrichtig, in jedem Fall eine ausführliche Erörterung einzuflechten, um den Rahmen des Ganzen nicht zu sprengen und um die Bedeutung der Tatsachen nicht dadurch abzuschwächen. Der Eindruck einer gewissen Willkürlichkeit, der gelegentlich entstehen mag, schien mir gegenüber einer hier unangebrachten Breite als das kleinere Übel, sofern die Bestimmung als solche unmißverständlich ist.

Düsseldorf, Juni 1938.

Fr. Axmacher.

Inhaltsverzeichnis.   VII

I. Einleitung.

Die allgemeine Pharmakologie behandelt Fragen, die bei allen oder bei vielen pharmakologischen Wirkungen unabhängig sowohl von ihrer besonderen Art als auch der besonderen chemischen Struktur eines Giftes auftreten. Schon die ärztliche Erfahrung lehrt stets von neuem, daß ein bestimmtes Mittel je nach den Umständen, unter denen es zur Wirkung gelangt, sehr verschiedene Erfolge erzielen kann. Eben diese Umstände kennen und nach Möglichkeit beherrschen zu lernen, ist Aufgabe der allgemeinen Pharmakologie. Da das Gift im Rahmen des pharmakologischen Geschehens nur eine von vielen Bedingungen ist, die in bestimmtem ursächlichem Zusammenhang erst zu der eigentlichen Wirkung führen, ist es für den Arzt ebenso wichtig die jeweilige besondere Konstellation bedingender Faktoren, soweit angängig, in Rechnung zu bringen, wie das „richtige" Mittel zu wählen.

Es kann sich allerdings hier nicht darum handeln, alle an dieser Konstellation beteiligten Faktoren ausführlich zu berücksichtigen, ganz abgesehen davon, daß sich viele derzeit noch jeder Kenntnis entziehen. Die allgemeine Pharmakologie behandelt vielmehr nur, was mit dem Schicksal und den Wirkungen des Giftes im Organismus in engem Zusammenhang steht. Zahlreiche an der Giftwirkung beteiligte Faktoren sind als solche Forschungsgegenstand anderer Wissenschaftszweige, für die allgemeine Pharmakologie aber nur Grenzgebiet. Die Pharmakologie befindet sich in der reizvollen Lage, mit vielen Einzelwissenschaften solche Grenzgebiete zu teilen, wodurch sich der Forschung mancherlei Wege eröffnen. Auf der anderen Seite erfordern diese Dinge auch in der Lehre ihre angemessene und einheitliche Berücksichtigung, um das richtige Verständnis für das Wie und Warum von Giftwirkungen zu ermöglichen.

Die allgemeine Pharmakologie gibt dem Arzt die Möglichkeit, seine arzneilichen Bemühungen kritisch beurteilen zu können und gestaltet aus der Vielzahl von verschiedensten pharmakologischen Vorgängen ein geschlossenes Bild vom Wesen der Arzneiwirkung. Daß dieser Teil der Pharmakologie besonders gepflegt werden sollte, bedarf daher ebensowenig einer Begründung, wie die selbstverständliche Forderung, daß ein Arzt Arzneimittel nur gebraucht, wenn er von ihrer Wirksamkeit überzeugt ist.

Zwischen allgemeiner und spezieller Pharmakologie besteht keine scharfe stoffliche Trennung, denn man kann nur von dem Besonderen auf das Allgemeine schließen. Infolge dieser induktiven Methode besitzt jeder pharmakologische Vorgang auch seine allgemeine Bedeutung.

Die allgemeine Pharmakologie erschöpft sich — oder soll es jedenfalls nicht — ebensowenig wie die spezielle Pharmakologie in bloßer Klärung von Arzneiwirkungen, sondern durch die Erkennung typischer Reaktionen des Organismus gegenüber Giften schafft sie wichtige Beziehungen und Ergänzungen zur normalen und pathologischen Physiologie.

1. Der Begriff Gift.

Im vorstehenden wurde der Ausdruck Gift an Stelle des Begriffes „Pharmakon" gebraucht, wobei entgegen dem alltäglichen Sprachgebrauch die Bezeichnung Gift nichts über eine etwaige schädliche oder nützliche Wirkung im Organismus voraussetzen soll. Das geschieht aus sprachlichen Gründen und deswegen, weil es sich noch herausstellen wird, daß der Begriff Gift nur einen quantitativen, nicht aber einen qualitativen Sinn haben kann. Die Zufuhr von Kochsalz ist z. B. in gewissen Grenzen eine Lebensnotwendigkeit, in außergewöhnlich großen Mengen, aus selbstmörderischer Absicht genommen, hat Kochsalz schon Tod herbeigeführt. Substanzen, die von einer bestimmten Tierart anstandslos vertragen werden, können bei einer anderen in gleicher Gabe schwere Schädigungen hervorrufen. Ein Gift ist also nicht schlechthin ein Stoff mit schädlichen Eigenschaften. Vielmehr soll ganz allgemein unter Gift (oder Pharmakon) ein Stoff verstanden werden, der nicht zu Nahrungszwecken aufgenommen oder beigebracht, durch seine ihm selbst zukommenden Eigenschaften auf chemischem oder physikalischem Wege eine Zustandsänderung im Organismus bewirkt.

Der forensische Giftbegriff ist hiervon mehr oder weniger abweichend, weil er einerseits eine bestimmte Absicht (Mord oder Körperverletzung), andererseits die schädigenden Eigenschaften eines Giftes zu berücksichtigen hat (vgl. BEHRENS, JACOBJ).

2. Der pharmakologische Vorgang.

Wenn man von pharmakologischen Vorgängen spricht, wird es sich meist um den „pharmakologischen Vorgang im weiteren Sinne" handeln, welcher den Gesamtablauf aller Erscheinungen umfaßt, die mit Zufuhr des Giftes einsetzen und mit seiner endgültigen Ausscheidung bzw. der Rückkehr geänderter Funktionen (von irreversiblen Wirkungen zunächst abgesehen) zur Norm aufhören. Die Verteilung und etwaige Veränderungen des Giftes gehören also ebensogut dazu wie das besondere Verhalten des Organismus. Als „pharmakologischen Vorgang im engeren Sinne" kann man das eigentliche Geschehen am Angriffspunkt des Giftes auffassen, bestehend aus:

1. Gifteinwirkung;
2. Funktionsänderung des Organismus oder seiner Teile.

Unter 2. fällt das, was man auch als pharmakologische Wirkungen bezeichnet. Der pharmakologische Vorgang im engeren Sinne umfaßt etwa das, was CLARK als „allgemeine Pharmakologie" behandelt. Wenn diese Auffassung im folgenden nicht geteilt wird, so deswegen, weil sie den Verzicht auf die allgemeine Erörterung vieler Fragen von praktischer Bedeutung darstellt.

Es gibt funktionssteigernde Gifteinwirkungen und funktionsmindernde. Erstere sollen als *Giftreize* (nicht zu verwechseln mit dem Ausdruck Reizgift, welcher eine Giftgruppe mit bestimmten Symptomen kennzeichnet), letztere als *„Vergiftung im engeren Sinne"* bezeichnet werden. Die dem Giftreiz folgende Zustandsänderung nennt man Erregung, die der „Vergiftung" folgende Lähmung. Beides deutet auf eine nur quantitative Abwandlung normaler Zell- oder Organleistungen und läßt die Frage berechtigt erscheinen, ob man auch qualitative Veränderungen beobachten kann. Weil man aber bei näherer Überlegung finden wird, daß es sich hier wesentlich um eine Frage der Auffassung handelt, soll darauf nicht weiter eingegangen werden.

Die eben getroffene Unterscheidung von Giftreiz und „Vergiftung" setzt eine bestimmte Festlegung des Begriffes „Reiz" voraus (s. u.). Der Ausdruck „Hemmungsreiz", der gelegentlich gebraucht wird, hat demgegenüber immer nur eine mittelbare Bedeutung. Wenn man das Vaguszentrum pharmakologisch reizt, wird dieser Vorgang mittelbar zu einem Hemmungsreiz für die Herzschlagfolge z. B. Man kann darüber streiten, ob auch für physiologische Verhältnisse eine Trennung von Reiz und Hemmung (entsprechend der „Vergiftung") wünschenswert ist oder nicht. Für pharmakologische Verhältnisse ist die Trennung zweckvoll, weil dadurch zum Ausdruck gebracht wird, daß viele durch das Gift bewirkte Funktionsänderungen über den physiologischen Wechsel von Ruhe und Tätigkeit hinaus nur eine relativ rohe Abdrosselung normaler und harmonischer Lebensvorgänge sind. Diese Bezeichnungsweise rückt also das Verhalten des lebendigen Organismus und nicht das Gift in den Mittelpunkt.

Der Ausdruck Vergiftung wird im allgemeinen Sinne auch für jede nach Zufuhr von Giften auftretende Wirkung, namentlich aber solche schädlicher oder unerwünschter Art, gebraucht. Wenn im folgenden von Vergiftung schlechthin gesprochen wird, ist immer die Vergiftung im engeren Sinne gemeint.

3. Giftreiz und Vergiftung.

Um das Wesen von Giftreiz und Vergiftung sowie ihren Unterschied zu würdigen, bedarf es noch einiger Feststellungen.

Die Reizbarkeit ist eine allgemeine und kennzeichnende Eigenschaft der lebenden Substanz. Der Reiz selbst ist ein Vorgang, der in einem

bestimmten System (Zelle, Organ, Organismus) eine aktive Zustandsänderung (Reaktion) auslöst, die nicht auf einfacher Energieumwandlung beruht, sondern neben der Eigenart des jeweiligen Reizes durch
die besonderen Eigenschaften des gereizten Gegenstandes bestimmt
wird (vgl. andererseits VERWORN).

Am Nerv-Muskelpräparat kann man eine indirekte Reizung sowohl durch
Quetschung des Nerven, durch örtliche Erhitzung, durch elektrische Durchströmung
und durch Einwirkung von Salzen hervorrufen. Die Muskelkontraktion ist als
solche unabhängig von der besonderen Reizqualität, d. h. sowohl bei thermischen,
als auch mechanischen, elektrischen und chemischen Reizen entsteht immer der
gleiche Reizerfolg.

Die Eigenart des Reizes beeinflußt zwar die Reaktion, aber bestimmt
sie nicht wesentlich, wie die qualitative Verschiedenheit der Reize bei
gleicher Wirkung beweist. Dieses im Wesen des Lebendigen begründete
Verhalten kann auch zum Verständnis vieler Giftwirkungen herangezogen werden, denn man wird oft den Eindruck erhalten, als ob das
Gift nur einen gesperrten Mechanismus zur Auslösung bringt, der die
immanenten Eigenschaften der lebenden Substanz zum Vorschein holt.
Dem entspricht auf der einen Seite das Vorherrschen gewisser Reaktionstypen trotz der außerordentlichen Mannigfaltigkeit pharmakologischer
Reize und auf der anderen Seite das von Tierart zu Tierart wechselnde
Verhalten gegenüber dem gleichen Gift. Der Organismus formt die
Reaktion, das Gift löst sie nur aus.

Die Eigenschaften, die allgemein dem Reiz als solchem zukommen
(vgl. hierzu BROEMSER), besitzt auch der Giftreiz. Die chemische Konstitution eines Giftes und seine physikalischen Eigenschaften bestimmen
die *Reizart*, Giftgabe oder Giftkonzentration bestimmen die *Reizgröße*.
Die *Reizdauer* ist nicht rein willkürlich von außen bestimmbar, sondern
unterliegt auch dem Einfluß von Aufnahme, Verteilung und Ausscheidung im Organismus. Wirken Gifte dauernd auf den Organismus ein,
kann eine Anpassung oder Gewöhnung stattfinden, so daß die ursprüngliche Reaktion ausbleibt. Die *Reizform* ist durch die Ausdehnung und
besondere Verlaufsart gekennzeichnet; der Reiz kann maximal einsetzen
und mehr oder weniger rasch abklingen oder er kann, wie bei vielen
resorptiven Giftwirkungen, langsam ansteigen und nach Erreichung eines
Maximums wieder abnehmen oder er kann bis zu einer irreversiblen
Grenze zunehmen usw.

Ein Giftreiz ist an die Einhaltung bestimmter Größen gebunden,
unterhalb dieser ist er unterschwellig, d. h. strenggenommen überhaupt
kein Reiz (insoweit die Reaktion fehlt), oberhalb einer gewissen, nämlich maximalen Reizgröße tritt Funktionsminderung ein, und es handelt
sich nicht mehr um eine Reizung, sondern um eine Vergiftung. Das
biologische Geschehen (Steigerung animalischer oder vegetativer Leistungen) ist der alleinige Gradmesser, ob eine Gifteinwirkung als Reiz
bezeichnet wird oder nicht. Die Bezeichnung „Reiz" soll immer einer

bestimmten Funktion zugeordnet sein (z. B. Wachstumsreiz, Atmungsreiz usw.); keineswegs ist mit der Reizung einer Zellfunktion eine gleichsinnige Beeinflussung sonstiger Funktionen verbunden, vielmehr können diese sogar eine Hemmung erfahren.

Eine funktionsmindernde Gifteinwirkung oder Vergiftung bedeutet zwar mehr als nur Einverleibung von Gift, aber im hier benutzten Sinne soll der Ausdruck Vergiftung noch nichts über die Schädlichkeit oder Nützlichkeit des Vorgangs besagen. Eine Vergiftung ist durch dieselben allgemeinen Eigenschaften (nämlich Art, Größe, Form und Dauer) bestimmbar wie ein Giftreiz. Am einfachsten kann man sich das Wesen einer Vergiftung am Beispiel der Narkose klar machen. Da nur normale Funktionen herabgesetzt oder ausgelöscht werden (auf das Erregungsstadium sei hier nicht eingegangen), hat es keinen Sinn, von einem narkotischen Reiz zu sprechen. Andererseits geht daraus auch hervor, daß Vergiftung nicht gleichbedeutend mit Schädigung ist, denn unter normalen Umständen (d. h. nicht zu tiefe und zu lange Narkose) ist die narkotische Wirkung ebensowenig eine Schädigung wie die Lähmung des Hustenreflexes durch Kodein bei Erkrankung der Bronchialwege.

Überdies besteht zwischen Giftreiz und Vergiftung ein weiterer Zusammenhang derart, daß häufig kleine Mengen eines Stoffes reizen und große Mengen des gleichen Stoffes vergiften. Dieser Tatbestand wird oft als sog. ARNDT-SCHULZsches Grundgesetz erörtert, aber der Bereich seiner Gültigkeit ist begrenzt (vgl. R. MEIER). Es ist auch durchaus nicht notwendig, daß Giftreiz und Vergiftung ihrem Wesen nach bei einem Gift verschieden sind, das sowohl erregend als auch lähmend wirken kann. Die chemische oder physikalische Wechselwirkung des Giftes mit dem lebenden Substrat kann in beiden Fällen vollkommen gleich sein; nur wegen der verschiedenen biologischen Bedeutung gebraucht man auch verschiedene Begriffe.

II. Aufnahme der Gifte.

1. Allgemeines über Giftaufnahme.

Die notwendige Voraussetzung für die Wirkung von Giften im Körperinnern ist ihre Aufnahme. Sie soll in verschiedenen Formen bis zum Eintritt in die Blutbahn verfolgt werden, weil dabei bemerkenswerte Unterschiede auftreten. Berücksichtigt man wegen der besonderen Wichtigkeit zunächst einmal die Aufnahme im Magendarmkanal, so wird man von vornherein vermuten, daß der organische Teil der Nahrung, der von den Körperzellen bzw. ihren Sekreten angegriffen werden kann, andere Resorptionsbedingungen vorfindet wie Gifte, die in ihrer meist geringeren chemischen Reaktionsfähigkeit (bezüglich der Bedingungen des Organismus) den anorganischen Salzlösungen ähneln. Dementsprechend wird man annehmen, daß bei der Aufnahme von Giften allgemeine physikalische Gesetzmäßigkeiten wie bei den Salzen in reinerer Form zum Ausdruck kommen, als bei der Resorption der eigentlichen Nahrungsstoffe. Selbstverständlich spielen auch bei der Aufnahme von Giften funktionelle und anatomische Besonderheiten des Aufnahmeortes eine Rolle, doch sind daneben physikalische Vorgänge in der Tat von solcher Bedeutung, daß diese zuvor einer allgemeinen Betrachtung unterzogen werden sollen.

a) Diffusion.

Diffusionsvorgänge können frei, d. h. ungehindert durch Grenzwände (Membranen) oder durch solche hindurch ablaufen. Zuerst sei die freie Diffusion, dann die für biologische Verhältnisse wichtige Membrandiffusion betrachtet.

Freie Diffusion. Die Diffusion beruht auf der Wärmebewegung der Moleküle und tritt unter anderem in Erscheinung als Wanderung eines gelösten Stoffes in Richtung eines bestehenden Konzentrationsgefälles. Die als Endzustand eingetretene gleichförmige Verteilung ist aber keineswegs die Folge einer bestimmten Bewegungsrichtung. Die Teilchen bewegen sich vielmehr völlig unregelmäßig, aber die gegenseitige Beeinflussung ist in Richtung der geringeren Konzentration kleiner und dadurch wird der Ausgleich verursacht. Zufuhr calorischer Energie vergrößert die Eigenbeweglichkeit gelöster Moleküle; Teilchen geringerer Masse haben dabei eine größere Geschwindigkeit als solche größerer Masse. Die in der Zeiteinheit durch einen gedachten Querschnitt in einer Richtung hindurch gehende Teilchenmenge, also die Diffusionsgeschwindigkeit, ist unter anderem der Größe des Konzentrationsgefälles zu beiden Seiten des Querschnittes direkt und der Teilchengröße umgekehrt proportional.

Der Teilchendurchmesser, mit dessen Anwachsen die Wanderungsgeschwindigkeit sinkt, ist nicht, wie man zuerst vermuten möchte, von dem Molekulargewicht streng abhängig, sondern er wird vom Lösungsmittel und sonstigen in Lösung befindlichen Substanzen (namentlich Salzen, Säuren und Basen) erheblich beeinflußt. Insbesondere der Organismus ist reich an Verbindungen, die den Lösungszustand zugeführter Stoffe gegenüber rein wäßrigen Lösungen verändern (Eiweißkörper u. a.). Der Dispersitäts- oder Verteilungsgrad eines Giftes ist aber auch mit Rücksicht auf die Membrandiffusion von Wichtigkeit. Verteilt sich ein Stoff in einzelne Moleküle, was längst nicht immer der Fall ist, spricht man von echter Lösung oder: der Stoff ist molekulardispers; lagern sich mehrere Moleküle zu größeren Teilchen zusammen (Aggregate), so spricht man von kolloider Lösung oder: der Stoff ist kolloiddispers.

Bei Stoffen von außerordentlich hohem Molekulargewicht spricht man auch dann von kolloiden Lösungen, wenn es sich vermutlich um echte molekulare Aufteilung handelt. Die Berechtigung liegt darin, daß derartige Kolloide in wesentlichen physikalischen Eigenschaften mit den obengenannten Kolloiden übereinstimmen. Der Übergang von echten zu kolloiden Lösungen ist in Wirklichkeit ein durchaus fließender bis hinauf zu den Teilchen, die bereits dem bloßen Auge sichtbar werden.

Für die fehlende Abhängigkeit der Teilchengröße vom Molekulargewicht gibt die folgende Tabelle ein Beispiel; es handelt sich dabei um in reinem Wasser gelöste Stoffe (AXMACHER).

Die Zahlen für die Teilchengröße sind als Durchschnittswerte mit Abweichungen nach oben und unten aufzufassen, überdies hängen sie von der Konzentration der Lösung ab. Es ergibt sich somit die wichtige Feststellung, daß man nicht ohne weiteres aus der Kenntnis des Molekulargewichts eines Giftes Schlüsse auf seine Diffusionsfähigkeit ziehen kann.

Substanz	Konzentration in %	Teilchenradius in 10^{-8} cm	Molekulargewicht
Toluidinblau .	0,26	12,0	306
Neutralrot . .	0,25	5,9	289
Trypanrot . .	0,50	9,8	1002
Trypanblau . .	0,50	12,8	960

Membrandiffusion. Schaltet man bei einem Diffusionsvorgang quer zur Wanderungsrichtung der Teilchen eine giftdurchlässige Membran ein, dann ist für die Verteilung die Membrandiffusion von besonderer Bedeutung, und man erhält unter Umständen eine weitgehende Annäherung an die tatsächlichen Verhältnisse, etwa im Magendarmkanal. Hier stellen die Darmwand bzw. die Epithelzellen die Membran dar, im Darmlumen befindet sich die betreffende Giftlösung in ursprünglicher Konzentration und auf der anderen Seite der Membran strömt das Blut mit der Anfangskonzentration Null. Die Diffusionsvorgänge verlaufen dann mit Richtung in das Blut. Allerdings wirkt sich die Beschaffenheit der Membran in ganz bestimmter Weise aus.

Faßt man die Membran als ein mehr oder weniger feines Sieb auf (näherungsweise ist das erlaubt), so ergibt sich, daß oberhalb einer bestimmten Teilchengröße ein Gift nicht mehr durch die Membran diffundieren kann. Die Porenweite der Membran begrenzt also die Aufnahme durch Diffusion, wenn der Teilchendurchmesser den Porendurchmesser übertrifft. Man darf die Poren einer Membran aber nicht als gleich groß betrachten, vielmehr ist eine Membran von Poren unterschiedlicher Größe durchsetzt, von denen eine bestimmte Weite am häufigsten vorkommt. Die Membran ist im hier betrachteten Sinne inhomogen und besteht aus der Porenwandung und Poreninhalt, also Wasser und den darin gelösten Teilchen.

Betrachtet man die Diffusion oder, allgemeiner gesagt, die Aufnahme von Elektrolyten, so zeigt sich, daß die elektrische Ladung der Membran und des aufzunehmenden Stoffes den Durchtritt wesentlich beeinflussen kann. Da alle Membranen eine bestimmte Ladung aufweisen, ist die Aufnahme von Elektrolyten kein regelloses Wandern der Teilchen mehr wie bei der freien Diffusion, sondern die Teilchen unterliegen der Auswirkung der elektrischen Ladung in bestimmter Richtung. Das gilt auch für die Darmepithelien sowie für alle anderen Körperzellen. So findet man vielfach bei farbigen Elektrolyten (Farbstoffe werden wegen ihrer Sichtbarkeit gern zu Permeabilitätsuntersuchungen benutzt), daß Kationen leichter in Zellen eindringen als Anionen, obwohl kein Unterschied in der Teilchengröße als Ursache in Frage kommt (vgl. Höber). Offenbar spielen also bei der Aufnahme elektrostatische Vorgänge mit, die sich als Abstoßung gleichnamig und als Anziehung ungleichnamig geladener Teilchen zu äußern vermögen.

Selbst bei anorganischen Salzen geringer Molekülgröße begegnet man dem Einfluß der elektrischen Ladung bei der Aufnahme durch Membranen. Während viele einwertige Ionen vom Darm gut aufgenommen werden, ist bei mehrwertigen das Gegenteil der Fall. Hier scheint allerdings weniger die Art der Ladung (positiv oder negativ), als vielmehr die Wertigkeit ausschlaggebend zu sein. Kochsalz wird beispielsweise gut von der Darmschleimhaut aufgenommen, aber die Resorbierbarkeit von Glaubersalz (Natriumsulfat) ist so gering, daß man es als Abführmittel benutzen kann. Umgekehrt ist auch die Aufnahme der Chloride von Magnesium (zweiwertig), Aluminium (dreiwertig) u. a. gering; ebenso werden Tartrate, Phosphate usw. schlecht resorbiert. Es kann sich also nicht nur um einfache elektrostatische Vorgänge handeln. Wahrscheinlich sind die Verhältnisse sehr verwickelt. Man muß daran denken, daß die Membran, wenn sie aus Eiweiß besteht, wie alle Eiweißkörper durch die aufzunehmenden Salze auch in ihren Eigenschaften selbst beeinflußt wird, daß die Wasserbindung der Ionen (Hydratation) namentlich bei den mehrwertigen eine Rolle spielt und die ursprüngliche Teilchengröße vermehrt und daß die Potentialunterschiede der Membran wirksam werden.

Auch bei künstlichen Membranen treten charakteristische Unterschiede der Durchlässigkeit für Ionen auf (vgl. Michaelis). Besonders bemerkenswert ist, daß auch hier keineswegs die Größe der wandernden Teilchen bzw. der Membranporen allein maßgebend ist. Die Membranladung verändert je nach dem Vorzeichen die relative Beweglichkeit der Ionen. Bei mehrwertigen Ionen macht sich besonders die mitgeschleppte Wasserhülle (Hydratation) bemerkbar. Dadurch daß Eiweiß entsprechend der aktuellen Reaktion entweder als Säure oder als Base reagiert, kann man bei Eiweißmembranen besonders leicht Umladungen herbeiführen mit entsprechenden Folgen für die Ionendurchlässigkeit. Auch die Porenweite darf man nicht als konstant ansehen, insoweit eine Reaktionsänderung beim Eiweiß die Hydratation ändert als auch z. B. bei dünnen Fettsäureschichten die Molekülabstände der Fettsäuremoleküle (s. dazu Höber).

Inwieweit die Membran bei der Diffusion auch als Lösungsmittel von Bedeutung ist, läßt sich vorerst für keinen Fall mit Bestimmtheit sagen. Die Tatsache, daß unter den Anelektrolyten alle die gut aufgenommen werden, die fett-(lipoid-)löslich sind, kann vielleicht in manchen Fällen auf der besonderen Beschaffenheit der Grenzmembran beruhen. Die Aufnahme würde dann ähnlich verlaufen, wie wenn man einen porösen, mit Wasserstoff gefüllten und mit Wasser getränkten Tonzylinder in einen Raum mit gasförmigem Ammoniak bringt; es läßt sich dann im Tonzylinder manometrisch ein Überdruck nachweisen. Das größere Ammoniakmolekül dringt also in diesem Fall leichter durch als das kleinere und beweglichere Wasserstoffmolekül. Die Erklärung liegt in der verschiedenen Wasserlöslichkeit der beiden Gase, Ammoniak löst sich begierig in Wasser, Wasserstoff nur in geringen Mengen. Es ist klar, daß die Übertragung eines solchen Vorganges auf die Verhältnisse lebender Zellen nur eine Annahme ist. Wenn man mit der Lipoidtheorie der Zellmembran, wie sie gelegentlich dargestellt wird (vgl. dazu HÖBER), annimmt, daß eine Fetthülle die Zelle mehr oder weniger vollkommen (möglicherweise mit zeitlichem Wechsel) nach außen abgrenzt, wird zwar die bevorzugte Aufnahme fettlöslicher Stoffe verständlich, aber es bleibt unklar, warum die Zelle den Eintritt der wichtigen, vorwiegend wasserlöslichen Nährstoffe so erschwert; es wäre vom Standpunkt der Zelle sinnvoller, die Aufnahme nicht gebrauchter oder giftiger Stoffe zu behindern. Wenn man andererseits berücksichtigt, daß viele der gut resorbierbaren und lipoidlöslichen Stoffe narkotisch wirken, kann man unter anderem auch eine biologische Erklärung für ihre bevorzugte Aufnahme im Darm und in anderen Körperhöhlen finden. Es ist sehr wahrscheinlich, daß eine normale Zelle eine andere Durchlässigkeit besitzt wie eine narkotisierte. Daneben haben die Nichtleiter den Vorteil, daß sie nicht durch die Membranladung in ihrer Beweglichkeit beeinflußt werden.

b) Osmose.

Die Konzentration einer dem Körper einverleibten Giftlösung bleibt im allgemeinen nicht konstant, gleichgültig wie die Aufnahme erfolgt. Den Vorgang der Wasserverschiebung zwischen zwei aneinander grenzenden wäßrigen Lösungen verschiedener Konzentration, die durch eine Membran getrennt sind, nennt man Osmose. Man spricht auch vom osmotischen Druck einer Lösung; wenn man nämlich die Lösung in einen nur für Wasser durchlässigen Behälter bringt und in reines Wasser taucht, strömt so lange von außen Wasser in den Behälter, bis der — etwa manometrisch festgestellte — Überdruck den weiteren Einstrom gerade ausgleicht. Die Größe des osmotischen Druckes ist durch die Anzahl gelöster Teilchen bzw. durch den Unterschied dieser zu beiden Seiten der Grenzmembran bedingt. Im Gleichgewicht wandern in der Zeiteinheit gleichviel Wasserteilchen von außen nach innen wie umgekehrt von innen nach außen; in diesem Sinne kann man also von einem dynamischen Gleichgewicht sprechen. Ein konstanter osmotischer Druck entsteht nur dann, wenn die Grenzmembran wohl für das Lösungsmittel, aber nicht für das Gelöste durchlässig ist, wenn es sich also um

„semipermeable" Membranen handelt. Andernfalls diffundieren gelöste Teilchen so lange nach außen, bis kein Druckunterschied mehr besteht.

Wenn der Vorgang bei einer für Lösungsmittel und Gelöstes durchgängigen Membran so geleitet wird, daß sich kein hydrostatischer Überdruck ausbildet, etwa durch Verwendung einer völlig unelastischen, d. h. unbegrenzt dehnbaren Membran, dann nimmt die ursprünglich konzentrierte Lösung an Volumen dauernd zu, bis Druckausgleich erfolgt ist. Der Wassertransport wird nun nicht mehr zurückgeleitet, vielmehr bleibt ein Überschuß der Wassermenge auf seiten der vorher konzentrierteren Lösung.

Der osmotische Druck ist unabhängig von der Art der gelösten Teilchen. Im Blut kann er als sehr gleichmäßig angesehen werden, der Organismus reguliert selbst geringfügige Abweichungen sehr genau. Kennt man die Konzentration eingeführter Giftlösungen, so weiß man zugleich, ob die Lösung mit Bezug auf das Blut einen größeren osmotischen Druck hat, d. h. hypertonisch ist, oder einen geringeren hat, d. h. hypotonisch ist; dementsprechend kann man dann mit osmotischer Verdünnung oder osmotischem Wasserentzug rechnen.

Die Vorhersage wird allerdings, wenn es sich um auch für das Gift mehr oder weniger durchlässige Membranen handelt und wenn man die Diffusion von Elektrolyten durch eiweißhaltige Membranen berücksichtigt, durch das Auftreten „abnormer" Osmoseerscheinungen erschwert. Einmal können sich an den Membrangrenzflächen elektrische Potentiale ausbilden, die Anlaß zu „elektroosmotischen" Vorgängen werden.

Bei der Elektroendosmose handelt es sich um folgendes: Wenn zwei Wasserschichten durch eine Zwischenschicht mit capillaren Hohlräumen (z. B. Sand, Bimsstein, Kohle, Metalloxyde u. dgl.) getrennt sind, tritt nach Anlegung einer Gleichstromspannung eine Wasserverschiebung meist zur Kathode ein. Das Wasser wird größtenteils durch Reibung von den Ionen mitgerissen (s. POHL). Elektroendosmose kann auch bei Eiweißmembranen beobachtet werden; durch Umladung des Eiweiß kann eine Umkehr des Wasserstroms herbeigeführt werden.

Die durch Elektroendosmose zustande kommenden Wasserverschiebungen sind von Konzentrationsunterschieden zu beiden Seiten der Membran unabhängig und können sowohl in gleicher wie entgegengesetzter Richtung verlaufen wie das Konzentrationsgefälle. Andererseits können auch Quellungsvorgänge in der Membran dem Wasserstrom eine abnorme Richtung geben (vgl. FREUNDLICH).

Elektroendosmose und Quellung sind offenbar auch die oder eine Ursache für die sog. „irreziproke Permeabilität". Dabei handelt es sich darum, daß z. B. die Froschhaut für ein und dieselbe Salzlösung in der Richtung von außen nach innen besser durchgängig ist als umgekehrt (vgl. HUF, ferner JURISIC u. a., ältere Literatur bei HÖBER S. 812).

Wie der osmotische Druckausgleich in Wirklichkeit zum Ausdruck kommt, zeigt ein aufschlußreicher Versuch von HEIDENHAIN. Einem Hunde wurde eine Dünndarmschlinge, die durch das Mesenterium normal

mit Blut versorgt wurde, nach zwei Seiten abgebunden. In mehrere
solcher Schlingen wurde jeweils die gleiche Menge (120 ccm) Kochsalzlösung von verschiedener Konzentration eingebracht. Nach 15 Minuten
wurde der Inhalt untersucht und ergab folgende Tabelle.

Zum Verständnis der Zahlen muß man wissen, daß eine etwa 0,15
bis 0,17 molare, d. h. etwa 0,9% Kochsalzlösung blut-isotonisch ist;
allerdings ist der Kochsalzgehalt des Blutes selbst nur etwa 0,6%,
daneben finden sich andere, os-
motisch wirksame Stoffe.

Man kann demnach feststellen,
daß alle eingeführten Lösungen
offenbar einem osmotischen Druckausgleich zustreben. Aber die
hypertonische Lösung hat Wasser
abgegeben, obwohl man eher das
Gegenteil erwartet hätte. Aller-

Eingeführt		Entleert		
% NaCl	Gesamt- gehalt an NaCl in g	ccm	% NaCl	Gesamt- gehalt an NaCl in g
0,3	0,36	18	0,60	0,108
0,5	0,60	35	0,66	0,23
1,0	1,17	75	0,90	0,67
1,46	1,75	109	1,20	1,31

dings ist vom Kochsalz hierbei etwa $^3/_{12}$ abgegeben und vom Wasser
nur $^1/_{12}$. Im ganzen läuft also alles sowohl auf absolute Verminderung des Gelösten wie auf Verminderung des Lösungsmittels heraus.
Man kann das verstehen, wenn man annimmt, daß ein Teil der eingeführten Lösung in ursprünglicher Zusammensetzung in das Blut
verschoben wird, und daß bei der hypertonischen Lösung der osmotische Wassereinstrom in das Darmlumen dahinter zurückbleibt. Ob
man hierbei an Filtration, Elektroosmose od. dgl. als Ursache der
Verschiebung zu denken hat, soll zunächst dahingestellt bleiben. Der
Gedanke an eine derartige Wasserverschiebung wird um so zwingender,
wenn man überlegt, warum die hypotonische Lösung mehr Wasser
abgegeben hat, als zur Erreichung der Isotonie notwendig gewesen wäre.
Es hätte nämlich dafür die Abgabe von etwa nur 80 ccm Wasser statt
der tatsächlich aufgenommenen 102 ccm genügt, sofern der Kochsalzgehalt unverändert blieb. Da andererseits die Gesamtkochsalzmenge
hier um etwa $^2/_3$ abgenommen hat, muß man schließen, daß aus hypo-
oder höchstens isotonischen Salzlösungen in ziemlich kurzer Zeit beträchtliche Anteile resorbiert werden können. Es ist bemerkenswert, daß
das Kochsalz dabei entweder gegen oder wenigstens ohne ein Konzentrationsgefälle wandert. Das ist nach dem bisher Gesagten nur verständlich, wenn man eine rein mechanische Filtration annimmt, die
neben dem osmotischen Ausgleich einhergeht und deren Entstehung bzw.
Wirksamkeit vorerst nicht erörtert werden soll. Jedenfalls kann man aus
dem Verhalten des Kochsalzes nicht ohne weiteres schließen, daß ein Salz
ohne äußere Energiezufuhr von Orten niederer zu Orten höherer Konzentration wandert. Daß aber etwas derartiges unter bestimmten Voraussetzungen auch ohne aktive Mitarbeit von Zellen und ohne eine Filtrations-
kraft zustandekommen kann, geht aus dem folgenden Abschnitt hervor.

Hier soll abschließend festgestellt werden, daß in den dem Körper zugeführten Lösungen osmotische Ausgleichvorgänge zweifellos stattfinden, und daß bei hypotonischen Lösungen ein Teil der Wasserresorption durch Osmose zwanglos erklärt werden kann. Da die Ausgleichvorgänge die aufzunehmende Lösung aber hinsichtlich diffusibler Anteile immer blut- bzw. gewebeähnlicher machen, sollte man eigentlich einen Zeitpunkt erwarten, wo die Aufnahme aufhört, weil keine osmotischen Druckunterschiede und Konzentrationsunterschiede mehr vorhanden sind. Man ist also gezwungen, für die endgültige Aufnahme weitere Vorgänge in Betracht zu ziehen.

c) Membrangleichgewicht.

Werden zwei Lösungen durch eine Membran voneinander getrennt und befindet sich auf der einen Seite ein „adialysabler" Elektrolyt, der also infolge der Größe seiner Teilchen nicht durch die Membran hindurchtreten kann, so ist nach Eintritt des Gleichgewichts der gelösten Bestandteile folgendes (nach Donnan) bemerkenswert: 1. auch die Verteilung der übrigen permeierfähigen Ionen auf beiden Seiten der Membran ist keine gleichförmige und 2. besteht auf Seiten des adialysablen Elektrolyten ein osmotischer Überdruck (sofern dieser in üblicher Versuchsanordnung am Ausgleich verhindert ist). Dieser Fall soll schematisch betrachtet werden, wobei auf der einen Seite zuerst allein der nicht permeierende Elektrolyt und auf der anderen Seite ein gut diffusibles Salz angenommen wird; der Einfachheit halber soll beiden Salzen ein Ion gemeinsam sein. Es ergibt sich als Anfangs- bzw. Endzustand (vgl. Zsigmondy):

anfangs					am Schluß				
$Na^{\cdot}$	R'		$Na^{\cdot}$	Cl'	$Na^{\cdot}$	R'	Cl'		$Na^{\cdot}$	Cl'
$[c_1]$	$[c_1]$		$[c_2]$	$[c_2]$	$[c_1 + x]$	$[c_1]$	$[x]$		$[c_2 - x]$	$[c_2 - x]$

Dabei bedeutet R den nicht dialysierenden Säurerest des Salzes und die darunter stehenden Größen die jeweilige Konzentration. Der Grundsatz der Elektroneutralität ist gewahrt, d. h. es finden sich auf jeder Seite weder freie positive noch negative Ionen in analytisch nachweisbarer Menge. Angenommen nun, die Anfangskonzentration der Salze ist beiderseits gleich, so wandern Natriumionen entgegen dem Konzentrationsgefälle, denn wenn Chlorionen übertreten, müssen sie aus elektrostatischen Gründen Natriumionen mitnehmen. Im Gleichgewicht erfolgt der Übertritt von Chlorionen entsprechend der regellosen Fortbewegung auch hier wieder rückwärts, und zwar sind die in der Zeiteinheit nach beiden Richtungen übergehenden Mengen dann gleich groß. Die Häufigkeit des Übertritts in der Membran richtet sich nach der Häufigkeit des Zusammentreffens beider Ionenarten an der Grenzfläche; sie ist demnach den Konzentrationen beider proportional. Das Mehr an Natriumionen, das im Gleichgewicht auf der Seite des nicht permeierenden Elektrolyten (eigentlich ist er ja nur teilweise adialysabel) vorhanden ist, wird durch ein Weniger der Chlorionen aufgehoben.

Wenn v_1 bzw. v_2 die Geschwindigkeiten des Übertritts in beiden Richtungen bedeuten, wobei eine Seite als innen (i), die andere als außen (a) bezeichnet wird, kann man sagen:

$$v_1 = k_1 \cdot [\mathrm{Na_i}] \cdot [\mathrm{Cl_i}] \quad \text{und ebenso} \quad v_2 = k_2 \cdot [\mathrm{Na_a}] \cdot [\mathrm{Cl_a}].$$

Im Gleichgewicht muß v_1 gleich v_2 sein, also auch $\dfrac{[\mathrm{Na_i}]}{[\mathrm{Na_a}]} = \mathrm{K}\,\dfrac{[\mathrm{Cl_a}]}{[\mathrm{Cl_i}]}$, wenn k_2/k_1 gleich K gesetzt wird. Die Konzentration der Kationen verhält sich somit umgekehrt wie die Konzentration der Anionen; im gewählten Beispiel ist also bei den Natriumionen eine Diffusion gegen das Konzentrationsgefälle erfolgt. Eine bemerkenswerte Folgerung dieser Verteilung ist die, daß die Messung des osmotischen Druckes eines nicht durch Membranen diffundierenden Elektrolyten nicht ohne Berücksichtigung dieser besonderen Verteilung erfolgen kann, weil der diffusible Anteil sich nicht etwa gleichmäßig über beide Seiten verteilt, wie man ohne Kenntnis dieser besonderen Überlegungen vermuten würde. Im genannten Beispiel würde der osmotische Druck des Kolloidelektrolyten niedriger sein als der tatsächlich gemessene Wert.

Findet sich auf einer Seite ein nicht dialysierfähiger Anelektrolyt (z. B. hochmolekulare Kohlehydrate), so entsteht natürlich keine ungleiche Ionenverteilung, von der Änderung des lösenden Raumes zunächst abgesehen, aber es ist ein osmotischer Überdruck vorhanden, der einen Wasserstrom mit Richtung auf den adialysablen Anteil unterhält.

Auf der Tatsache eines osmotischen Ungleichgewichts, das nach eingetretenem Diffusionsgleichgewicht durch den Eiweißgehalt des Blutes entsteht, baut nun STARLING seine Ansicht über den Resorptionsmechanismus auf. Danach bewirkt der osmotische Überdruck der nicht diffusiblen Eiweißkörper selbstverständlich einen Wassereinstrom zur Seite mit der größeren Teilchenzahl, aber die Wasserverschiebung muß automatisch die Gleichgewichtskonzentration der Ionen stören, d. h. die Ionenkonzentration auf der Seite des Kolloidelektrolyten sinkt, während sie auf der anderen Seite steigt. Das so entstehende Konzentrationsgefälle ruft erneut eine Diffusion von Ionen mit Richtung auf die Seite des Kolloidelektrolyten hervor, der osmotische Druck steigt hier erneut und so wiederholt sich der eben geschilderte Vorgang, bis die gesamte Lösung übergetreten ist. Dieser Wechsel von Osmose und Diffusion muß nach dieser Vorstellung in vitro nur durch die Ausbildung eines hydrostatischen Überdruckes auf seiten des Kolloidelektrolyten verhindert werden. Tatsächlich sind ja im Blut Eiweißkörper vorhanden, die nach STARLINGs Messungen einen recht beträchtlichen osmotischen Druck, nämlich etwa um 30 mm Hg entfalten, aber normalerweise nicht durch die Capillarwand hindurchtreten. Damit wäre allerdings noch kein endgültiger Beweis für diese Vorstellung erbracht, aber eine wesentliche Vorbedingung erfüllt.

d) Der Zerteilungsgrad von Giften.

Die bisher erörterten Vorgänge kann man als unmittelbar an der Giftaufnahme beteiligt ansehen. Demgegenüber gibt es weitere, nur mittelbar wirksam werdende Umstände, die nicht etwa die besondere Art der verabfolgten Gifte oder der Resorptionsorte betreffen. Sofern man die Zuführung von Giften in fester Form, wie sie vielfach üblich ist, berücksichtigt, ist hauptsächlich der Zerteilungsgrad eines Giftes zu nennen. Der Ausdruck Zerteilung soll im Gegensatz zur spontan erfolgenden „Verteilung" besagen, daß es sich um eine „passive", durch äußere Maßnahmen (Mahlen, Stoßen usw.) erzielte Änderung der Teilchengröße des Giftes handelt.

Der Zerteilungsgrad beeinflußt in sehr ausgesprochenem Maße die Resorption, weil die Lösungsgeschwindigkeit von der Größe der Einzelteilchen des betreffenden Giftes abhängt. Die in der Zeiteinheit von der Teilchenoberfläche in Lösung gehenden Mengen sind um so größer, je größer die Oberfläche ist, ein fein pulverisierter Stoff löst sich darum schneller als ein nur grob zerkleinerter. Die außerordentliche Zunahme der Oberfläche kann man sich leicht veranschaulichen, wenn man einen Würfel von 1 cm Kantenlänge in solche von 1 mm Kantenlänge aufgeteilt hat; das Verhältnis der Oberflächen ist in diesem Fall wie 1:10. Bei an sich gut löslichen Stoffen ist die praktische Bedeutung des Zerteilungsgrades gegenüber der Aufnahmegeschwindigkeit erheblich geringer als bei schwer löslichen, wie z. B. Quecksilberoxyden, Jodoform usw. Der therapeutische Unterschied von Hydrargyr. oxydat. flav. bzw. rubr. beruht auf der unterschiedlichen Teilchengröße beider Präparate. Auch in toxikologischer Hinsicht ist gerade beim Quecksilber die Teilchengröße sehr belangreich, weil selbst geringe Mengen, die versehentlich verschüttet worden sind, durch die Aufteilung in feinste Tröpfchen und wegen damit einhergehender Oberflächenzunahme zu einer die Gesundheit beeinträchtigenden Verdampfung von Quecksilber führen. — Die Extraktion wirksamer Arzneistoffe aus Drogen ist je nach dem Zerkleinerungsgrad der Droge ebenfalls eine mehr oder minder vollkommene. Wenn auch der Zerteilungsgrad die eigentliche Wirkung der Gifte nicht berührt, so geht aus den angeführten Beispielen doch hervor, welche praktisch-technische Bedeutung diesem Umstand zukommt.

e) Begleitstoffe.

Die Aufnahme von Giften kann durch natürliche und künstliche Begleitstoffe beeinflußt werden. Natürliche Begleitstoffe sind solche, die der gleichen Herkunft sind wie das eigentliche Gift und bei der betreffenden Zubereitungsart miterfaßt wurden. Die Schleimstoffe z. B., die bei Extraktion getrockneter Drogen mit Wasser etwa neben einem Glykosid, welches der Träger der eigentlichen pharmakologischen Wirkung sein mag, in Lösung gehen, sind als natürliche Begleitstoffe zu bezeichnen. Künstliche Begleitstoffe sind solche, die dem Gift am Aufnahmeort primär oder sekundär beigefügt sind oder werden, z. B. die gleichzeitige Verabreichung eines einhüllenden Mittels, wenn örtlich reizende Gifte gegeben werden.

Natürliche Begleitstoffe. Wenn die gewöhnlichen Auszugsformen der Drogen, die sog. galenischen Präparate in Anwendung kommen, muß man neben den eigentlichen Wirkstoffen immer noch mit dem Vorhandensein von Begleitstoffen rechnen; mengenmäßig überwiegen sie sogar meist. Die Frage, ob diese oder andere Begleitstoffe für die Giftaufnahme belanglos sind, muß sehr nachdrücklich verneint werden. Es ist selbstverständlich, daß alle Begleitstoffe, die ihrerseits bereits die Darmfunktion verändern, die Aufnahme gleichzeitig per os verabreichter Gifte beeinflussen; dasselbe gilt für Stoffe, die unmittelbar physikalisch oder chemisch die Durchlässigkeit der Darmwand verändern. Insbesondere sollen die Saponine erwähnt werden, weil sie sehr häufig als Begleitstoffe auftreten und namentlich auch bei Digitalispräparaten (Strophanthin und Digitoxin) nach KOFLER und KAUREK die Resorption begünstigen, oder allgemeiner gesagt, die Wirkung der Glykoside steigern.

Unter Saponinen versteht man Glykoside pflanzlicher Herkunft mit bestimmten Eigenschaften. Sie schäumen stark in wäßriger Lösung, worauf schon ihr Name hindeutet, haben unangenehmen kratzenden Geschmack und verursachen Brechreiz. Bei Injektion bzw. Resorption sind sie stark giftig (z. B. Hämolyse). Das Vorkommen der Saponine ist sehr verbreitet; meist handelt es sich um stickstofffreie, teils gut, teils schlecht wasserlösliche Stoffe (vgl. dazu KOFLER).

Den unmittelbaren Nachweis der Resorptionsförderung durch Saponine erbrachten LASCH und BRÜGEL, die eine Steigerung der alimentären Hyperglykämie nach Saponinverabreichung fanden. Auch die Aufnahme von Calcium kann durch Saponine beschleunigt werden (BERGER und Mitarbeiter). Bei der Resorptionsförderung so verschiedener Stoffe ist die Möglichkeit einer Erklärung durch unmittelbare Wirkung des Saponins auf den aufzunehmenden Stoff nicht gegeben. Statt dessen muß man sich erinnern, daß alle Saponine starke Reizmittel für die Darmschleimhaut sind. Es ist durchaus wahrscheinlich, daß die reaktive Hyperämie der gereizten Darmabschnitte die Resorption beschleunigt.

Umgekehrt wird bei bestimmten anderen Stoffen die Resorption durch Herabsetzung der Durchblutung verringert. Eine anfängliche Beschleunigung durch Hyperämie kann auch in eine Verzögerung infolge unmittelbar schädigender Wirkung auf die Darmwand umschlagen. Auf diese Weise ist wahrscheinlich eine Reihe widersprechender Angaben über fördernde oder hemmende Wirkung gewisser Stoffe zu erklären.

Künstliche Begleitstoffe. Eine resorptionsfördernde Wirkung wird für Alkohol, Gewürze, Bittermittel u. dgl. angenommen (siehe auch

Trendelenburg). In erheblichem Ausmaß wird die Darmresorption ferner durch wechselnde Füllung mit Nahrungsstoffen beeinflußt (s. Abb. 31).

Bei den im einzelnen schlecht übersehbaren Bedingungen überläßt man die Arzneimittel meist der natürlichen Resorption, ohne durch begleitende Stoffe die Aufnahme zu beeinflussen. Nur in wenigen Fällen weicht man davon ab, nämlich wenn es sich um „giftige" Stoffe handelt, deren Aufnahme man verhindern möchte, oder wenn es sich um örtlich stark reizende Stoffe handelt, die aus therapeutischen Gründen gegeben werden. Bei Vergiftungen aller Art steht die Adsorptionstherapie im Vordergrund der Maßnahmen, weil *Adsorbentien* die Aufnahme verhindern oder verzögern.

Unter Adsorption versteht man die Anreicherung eines gelösten Stoffes an der Oberfläche eines in der Lösung suspendierten, also unlöslichen Teilchens. Die Größe der Adsorption richtet sich nach der Art des Adsorptionsmittels bzw. der aufzunehmenden gelösten Stoffe, nach der Konzentration des Gelösten und nach der Oberfläche des Adsorptionsmittels. In Abb. 1 ist ein Beispiel eines Adsorptionsvorganges dargestellt.

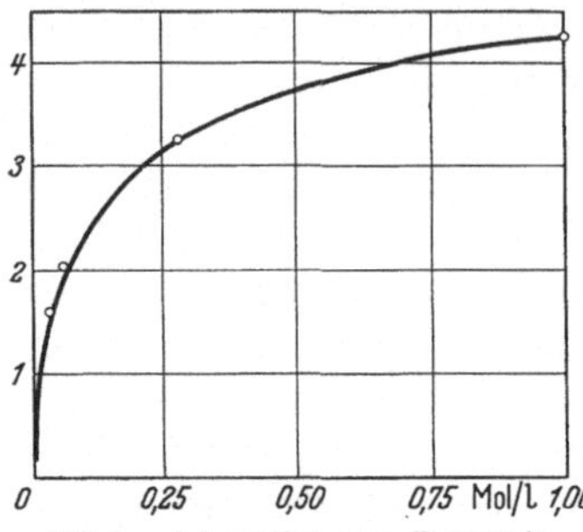

Abb. 1. Adsorption von Bernsteinsäure (in Wasser gelöst) an Kohle (vgl. Freundlich). Abszisse: Konzentration der Säure. Ordinate: Adsorbierte Menge in Millimol/g Kohle.

Für diesen Vorgang ist kennzeichnend, daß bei geringen Konzentrationen relativ mehr aufgenommen wird als bei höheren, d. h. also die Aufnahme verläuft nicht in einfacher Weise proportional der Konzentration. Zwischen Lösung und Oberfläche stellt sich meist sehr rasch ein Gleichgewicht her, dann werden in gleicher Zeit ebensoviel Moleküle gebunden, wie wieder frei werden. Je nach den Besonderheiten der an dem Vorgang beteiligten Stoffe liegt das Gleichgewicht bald mehr auf seiten der aufgenommenen, bald der in Lösung verbliebenen Mengen. Wird in der Lösung etwa durch Resorption die im Gleichgewicht herrschende Konzentration vermindert, so gibt das Adsorbens allmählich den gebundenen Anteil ab. Die Wirkung der Adsorbentien ist dann nur eine sehr stark resorptionsverzögernde.

Die Adsorption beruht auf besonderen gegenseitigen Affinitäten von Adsorbens und Gelöstem. Vielfach spielen elektrische Anziehungserscheinungen eine Rolle, wenn das Adsorbens selbst ausgesprochenen Ladungssinn hat. Das ist bei dem therapeutisch benutzten Kaolin der Fall; dieser Stoff ist in wäßriger Lösung elektronegativ und adsorbiert Kationen, z. B. Methylenblau in besonderem Maße, Anionen, wie das Eosin, dagegen schlecht oder gar nicht. Kohle verhält sich anders und adsorbiert neben elektrisch neutralen Molekülen sowohl Anionen wie Kationen.

Ein sehr anschauliches Beispiel für die resorptionshemmende Wirkung der Kohle-Adsorptionstherapie ist ein Versuch, wobei ein Apotheker

1 g Strychnin mit 15 g Kohle zu sich nahm, ohne daß eine Vergiftung eintrat (MEYER-GOTTLIEB); $^1/_{10}$ bis $^1/_5$ der Gabe sind aber unter normalen Umständen bereits tödlich.

Neben den Adsorptionsmitteln beeinflussen die sog. *Mucilaginosa* die Resorption in therapeutisch oft nutzbarer Weise. Es handelt sich dabei um organische Kolloide, die in Wasser gelöst, schleimartige Beschaffenheit annehmen. Da die Schleimstoffe einen Teil des gleichzeitig verabreichten Stoffes adsorbieren, verzögern sie die Resorption. Wenn man mit einer einmaligen Gabe eine länger dauernde, wenn auch geringere Wirkung erzielen will (Depotwirkung), kann man sich also auch dieser Stoffe neben anderen Adsorbentien bedienen. Vor allem werden die Mucilaginosa aber wegen ihrer reizabstumpfenden Wirkung verordnet. Dabei ist zu berücksichtigen, daß die Lösungen eine hohe Viscosität besitzen, d. h. schwer flüssig sind. In diesem Fall kann die Randschicht der Giftlösung, die dem Gewebe, etwa der Darmwand anlagert, stärker an Gelöstem verarmen, als wenn eine mechanische Durchmischung durch die Peristaltik in ausgiebigerem Maße möglich ist. Die Diffusionsvorgänge selbst werden nach allen sonstigen Erfahrungen vermutlich wenig beeinflußt, sofern die Konzentration des Mucilaginosums nicht allzu hoch ist. Adsorption und geringere Durchmischung wirken beide in dem Sinne, daß die betreffenden Gewebsabschnitte nur mit geringerer Giftkonzentration in Berührung kommen als bei Verwendung reiner Giftlösungen und daher weniger geschädigt werden. Wahrscheinlich wird aber auch die resorbierende Oberfläche unmittelbar durch die Begleitstoffe beeinflußt.

2. Spezielle Aufnahmebedingungen.

Neben den physiologischen Aufnahmeorten (Lunge und Magendarmkanal) spielen zahlreiche andere bei der Aufnahme von Giften eine Rolle. Es ist praktisch wichtig, die Besonderheiten der Aufnahme an den verschiedenen Stellen zu kennen.

a) Giftaufnahme durch die Lungen.

Für die Aufnahme in der Lunge kommen im allgemeinen Gase oder Aerosole, und nur gelegentlich Flüssigkeiten in Betracht. Eine Reihe der nun für die Lungenresorption zu erörternden Faktoren hat eine allgemeinere Bedeutung für die Aufnahme von Giften auch an anderen Orten.

Die Aufnahme von Gasen. Für die Aufnahme gasförmiger Stoffe in der Lunge sind folgende Dinge von besonderer Wichtigkeit:

1. Das relative Konzentrationsgefälle.
2. Die Löslichkeit des Gases im Blut.
3. Das Atemvolumen.
4. Die Lungendurchlässigkeit.
5. Das Herzminutenvolumen.

Für die Geschwindigkeit, mit der gasförmige Stoffe nach Einatmung
vom Blut aufgenommen werden, ist unter anderem die Konzentration
in der Atemluft und im Blut maßgebend. Der Unterschied beider, d. h.
das relative *Konzentrationsgefälle*, bestimmt die Richtung und Schnelligkeit des Gasaustausches. Ist die relative Konzentration (oder die Spannung) gasförmiger Gifte in der Atemluft höher als im Blut, wird weiter
Gift aufgenommen; sinkt die Spannung in der Atemluft, gibt das Blut
von dem gelösten Anteil ab. Dieser Austausch geht zu Beginn schneller
vor sich als zum Schluß, wenn die Spannungen in Blut bzw. Atemluft
sich bereits aneinander angeglichen haben. Ein relatives Maß für die
Austauschgeschwindigkeit ist auch der arterio-venöse Spannungsunter-
schied. Solange dieser groß ist, d. h. also solange der Körper mit seinen
Organen von dem im Blut gelösten Gase viel entnimmt, ist die Aufnahmegeschwindigkeit in der Lunge groß. Denn das giftarme venöse Blut
schafft wieder erneut ein hohes Konzentrationsgefälle in Hinsicht auf
die alveolare Gasspannung. Wenn der Körper sich aber der Sättigung
nähert, ist das venöse Blut weniger ausgeschöpft und die Aufnahmegeschwindigkeit verlangsamt sich in der Lunge. Diese Verlangsamung
geht so weit, daß rein theoretisch bis zum Eintritt des Spannungsgleich-
gewichts zwischen Atemluft und Blut bzw. Körper unendlich lange Zeit
vergeht. Praktisch, d. h. für die beabsichtigte Wirkung (etwa eine Narkose), wäre es allerdings gleichgültig, ob man von dem Gleichgewicht
einige wenige Prozent entfernt ist oder nicht. Aber da selbst die Annäherung an diese „Beinahe-Sättigung" zuletzt unverhältnismäßig viel
Zeit beansprucht im Vergleich zur raschen Aufnahme zu Beginn, kann
man sich mit einem Kunstgriff helfen: Man macht die Gasspannung
in der Atemluft zuerst höher, als dem eigentlichen gewünschten Gleichgewichtszustand entspricht und geht nach der nun relativ schnell er-
langten Teilsättigung auf eine Spannung in der Atemluft herunter, für
welche die Teilsättigung vollständige Sättigung bedeutet. Hiervon macht
man in der Narkosepraxis bewußt oder unbewußt ausgedehntesten
Gebrauch und kann dadurch die Narkosedauer wesentlich herabsetzen.

Es ist in diesem Zusammenhang bemerkenswert, daß der Spannungs-
ausgleich für Sauerstoff in Alveolarluft und im Blut bei einer gesunden
Lunge so rasch bzw. vollkommen vor sich geht, daß kein wesentlicher
Unterschied zwischen dem Gehalt arteriellen Blutes und solchem be-
steht, welches in vitro mit der gleichen Luft gesättigt wird (vgl. auch
BARCROFT). Die Frage, ob das Alveolarepithel aktiv am Durchtritt von
Sauerstoff beteiligt ist, konnte dabei verneint werden. Es besteht somit
keine Notwendigkeit, für andere gasförmige Gifte ein wesentlich anderes
Verhalten anzunehmen wie für den Sauerstoff. Diese Feststellung be-
deutet aber, daß bei Steigerung der Spannung des betreffenden Gases
in der Atemluft die Blutkonzentration *sofort* steigt, umgekehrt bei
Senkung sofort fällt. Die Zufuhr leicht flüchtiger Stoffe und ihre Aus-

scheidung ist also steuerbar und darin besteht ein grundsätzlicher Vorteil für Narkosezwecke.

Es wurde im vorhergehenden gesagt, daß mit zunehmender Spannung eines Gases in der Atemluft auch seine Konzentration bzw. Löslichkeit im Blut zunimmt; das ist der Inhalt des HENRYschen Gesetzes. Aber bei gleichem Partialdruck lösen sich von verschiedenen Gasen sehr verschiedene Mengen im Blut. Die besondere Löslichkeit bestimmt also neben der Gasspannung in der Atemluft die Größe der aufgenommenen Gasmenge; von chemischer Bindung sei hier abgesehen. Die *Löslichkeit eines Gases* im Blut ist insoweit von Bedeutung, als unter sonst gleichen Umständen das Lösungsgleichgewicht um so eher erreicht wird, je schwerer löslich das betreffende Gas ist. Bei leicht löslichen Gasen ist einmal die für die Diffusion wichtige alveolare Gasspannung stärkeren Schwankungen unterworfen als bei schwer löslichen. Der Gasaustausch findet nämlich kontinuierlich statt, die Erneuerung des ursprünglichen Konzentrationsgefälles aber nur entsprechend der Atemfrequenz. Demnach muß bei leicht löslichen Gasen die Diffusionsgeschwindigkeit periodisch stärker absinken als bei schwer löslichen Gasen. Andererseits wird bei schwer löslichen Gasen die Sättigung auch dann eher erreicht, wenn die Gasspannungen der verschieden löslichen Gase konstant bleiben. Die Diffusionsmenge ist dann analog dem FICKschen Gesetz bei gleichem Konzentrationsgefälle in gleichen Zeiten gleich groß oder, besser gesagt, ungefähr gleich groß; zwar sind für die Diffusion noch die besonderen Moleküleigenschaften zu berücksichtigen (Molekülgröße usw.), aber die Unterschiede können in Anbetracht der sehr verschiedenen Löslichkeit vernachlässigt werden. Bei schwer löslichen Gasen ist Sättigung mit kleineren Mengen und damit eher erreicht als bei leicht löslichen.

Die Frage der Aufnahmegeschwindigkeit und der Löslichkeit besitzt große praktische Bedeutung bei der Narkose zur Erklärung der verschiedenen Schnelligkeit, mit der Anästhesie erreicht wird. Die in der Praxis beobachtete Geschwindigkeit des Narkoseeintritts ist etwa wie folgt zu staffeln:

Zunahme →	Äther	Chloroform	Chloräthyl	Acetylen	Stickoxydul
Löslichkeitskoeffizient	15	10	2,5	0,7	0,4
Narkotische Konzentration . .	4	1,3	4	80	100

Mit Äther braucht man also lange, mit N_2O nur kurze Zeit, bis Narkose eintritt. Die Löslichkeit ist auf 37^0 und wäßrige Lösung bezogen (KOCHMANN), die narkotische Konzentration in Volumprozent der Atemluft mitgeteilt. Man sieht, daß tatsächlich das schwerer lösliche Chloräthyl schneller narkotisiert als der Äther. Andererseits ist also die narkotische Wirksamkeit des Chloräthyls größer als die des Äthers, denn es

genügt $^1/_6$ der für Äther notwendigen Blutkonzentration. Bei dem schnellen
Eintritt der Stickoxydulnarkose ist andererseits zu berücksichtigen, daß
der Partialdruck hier ein viel höherer ist als bei Äther, Chloroform usw.
Schließlich kann aber für den Zeitpunkt des Narkoseeintritts auch die
unterschiedliche Durchlässigkeit der Nervenzellen mitspielen.

Das *Atemvolumen*, welches durch Tiefe und Frequenz der Atemzüge
bestimmt ist, beeinflußt die Aufnahmegeschwindigkeit dadurch, daß
jeder Atemzug die Zusammensetzung der alveolaren Luft wieder erneuert. Bei geringer Atemfrequenz schwankt die Zusammensetzung
der Alveolarluft infolge Aufnahme ins Blut stärker als bei lebhafter

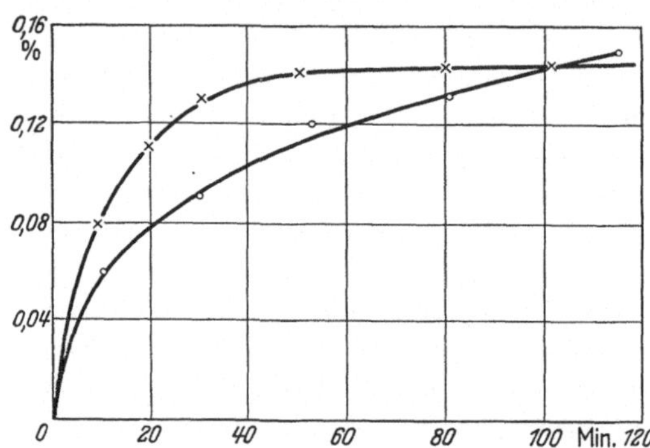

Abb. 2. Einfluß des Atemvolumens auf die Sättigungsgeschwindigkeit des Blutes mit Äther (entlehnt von
TRENDELENBURG). Abszisse: Dauer der Äthereinatmung;
Ordinate: Äthergehalt des Blutes; ×——×: Atemluft
enthält 7,5% CO_2 + 0,1 g Äther/l; o——o: Atemluft
enthält 0,2 g Äther/l.

Atmung. Andererseits ist die
Durchmischung der Alveolarluft bei einem tiefen Atemzug
besser als bei flacher Atmung;
das in der Alveole verbliebene
Gasgemisch wird mit der neu
zuströmenden Menge ver-
mischt und die Zusammen-
setzung um so stärker ge-
ändert, je größer der neu
hinzugekommene Anteil im
Verhältnis zum noch vorhandenen ist. Lebhafte durch
Muskelarbeit (Exzitations-
stadium der Narkose!) gesteigerte Atmung bewirkt somit
eine raschere Absättigung des
Blutes und schnelleren Narkoseeintritt als bei ruhiger Atmung. Allerdings
spielt dabei auch der Kreislauf mit. Beim Emphysem ist die Lungen-
ausdehnung bei der Einatmung schlecht, weil der Thorax seine Beweglichkeit verloren hat und in inspiratorischer Stellung „erstarrt" ist. Infolgedessen ist die Durchmischung in der Alveole sehr gering geworden und
eine Verbesserung der Gasspannung kann nur auf dem Wege einer höheren
Atemfrequenz erreicht werden.

Künstlich kann man das Atemvolumen durch Zumischung von
Kohlensäure zur Atemluft erhöhen, weil dadurch das Atemzentrum gereizt
wird. Das Herzminutenvolumen wird dadurch jedoch nicht oder nur
in geringem Maße gesteigert (vgl. GOLLWITZER-MEIER), nach DIEBOLD
und MERTENS sogar gesenkt. Ein Versuch von HENDERSON und HAG-
GARD zeigt, daß bei einem solchen Zusatz die Aufnahme von Äther trotz
geringerer Konzentration schneller verläuft als bei doppelter Konzentration ohne Kohlensäure (Abb. 2).

Der Grund dafür ist, daß die alveolare Ätherdampfspannung durch
das große Atemvolumen konstanter gehalten wird, als bei flacher, wenig

frequenter Atmung. Denn solange keine Sättigung eingetreten ist, nimmt das Blut fortlaufend Äther aus der Alveole auf und diese verarmt um so stärker, je langsamer die Atmung ist. Die Erneuerung der Ätherdampfspannung ist andererseits um so vollkommener, je tiefer der einzelne Atemzug ist.

Änderungen der Lungendurchlässigkeit beeinflussen selbstverständlich den Gasaustausch. Ein wichtiges Beispiel hierfür ist das Lungenödem. Der Austausch ist deswegen unvollkommen, weil zwischen Alveolargasgemisch und Blut eine wäßrige Schicht liegt, durch welche alle Gase hindurch diffundieren müssen. Dabei sinkt die Konzentration gelösten Gases in Richtung auf das Blut ständig ab; das Konzentrationsgefälle zwischen der den Lungencapillaren anliegenden Flüssigkeitsschicht und dem in den Capillaren strömenden Blut ist infolgedessen sehr niedrig. Wenn man den Gasaustausch verbessern will, muß man dieses Konzentrationsgefälle zu erhöhen suchen. Das gelingt nun in einfacher Weise, indem man die Spannung des betreffenden Gases in der Atemluft und damit auch im übriggebliebenen Alveolarraum vergrößert. Tatsächlich sieht man z. B., daß bei cyanotischen Ödemkranken eine normale Gesichtsfarbe nach Einatmung von reinem Sauerstoff zurückkehrt, weil nun das Blut wieder voll arterialisiert die Lunge verläßt.

Das Herz-Minutenvolumen ist deswegen von Belang, weil nur das durch die Lunge fließende Blut am Gasaustausch beteiligt ist. Bei gegebener alveolarer Gasspannung tritt Sättigungsgleichgewicht im Organismus um so eher ein, je größer das Minutenvolumen ist. Insofern Muskelarbeit das Ruheminutenvolumen steigert, wird die Aufnahme auch dadurch beschleunigt.

Die Tatsache, daß die Aufnahme eines Gases mit dem Herzminutenvolumen verknüpft ist, führt zu praktisch wichtigen Ergebnissen, wenn man die in einem bestimmten Zeitabschnitt aufgenommene Gasmenge und den Absorptionskoeffizienten dieses Gases kennt. Auf diesem Zusammenhang beruht das Verfahren von BORNSTEIN zur Messung der klinisch so wichtigen Größe des Herzminutenvolumens. Die in einer bestimmten Zeit aus der Atemluft verschwundene Menge eines gasförmigen Zusatzes ist der in dieser Zeit durch die Lunge geflossenen Blutmenge und der Löslichkeit des Gases im Blut proportional. Diese einfache Abhängigkeit gilt allerdings nur, solange die Aufnahmedauer innerhalb der sog. Kreislaufzeit liegt, d. h. jener Zeit, die das Blut zu einem vollständigen Umlauf durch den Körper braucht (der kürzere Coronarkreislauf kann vernachlässigt werden); kehrt gifthaltiges Blut aus der Peripherie zurück, dann sinkt die Aufnahmegeschwindigkeit, weil das Konzentrationsgefälle geringer geworden ist.

Die praktische Bestimmung des Herzminutenvolumens setzt voraus, daß das betreffende Gas chemisch nicht gebunden wird und in nicht zu geringem Ausmaß löslich ist. Davon ausgehend benutzen KROGH und LINDHARD eine Stickoxydulmethode, GROLLMANN eine Acetylenmethode, die beide auch klinische Anwendung finden. (Näheres s. auch CHRISTENSEN.)

Aufnahme von Aerosolen. Unter Aerosolen versteht man die Suspension flüssiger oder fester Teilchen in Luft, bei ersteren spricht man von Nebel, bei letzteren von Rauch. Bei Einatmung von Gasen kommen alle Lungenabschnitte mit dem betreffenden Gas in Berührung, wenn auch infolge des schädlichen Raumes der oberen Luftwege die ursprüngliche Konzentration der Atemluft in den Alveolen erst nach einer gewissen Zeit erreicht wird (im Gleichgewicht nämlich und sofern nicht wie beim Sauerstoff ein ständiger Verbrauch stattfindet). Bei Einatmung gröberer Teilchen ist das nicht mehr der Fall. Ein großer Teil von diesen, und zwar die größten werden bereits in den oberen Luftwegen (Nasenmuschel, Pharynx usw.) abgefangen.

Die Teilchen zeigen entsprechend ihrer Masse bzw. Dichte Sedimentationsvermögen und Trägheit. Die Sedimentation muß je nach Verlauf des Bronchus zu einer bevorzugten Berührung der erdwärts liegenden Schleimhautabschnitte führen. Die Trägheit bewirkt, daß bei Gabelung eines Bronchus, wenn also der Luftstrom abbiegt, die gröberen Teilchen in der alten Richtung weiterfliegen und dadurch auf die Schleimhaut aufprallen. So ist offenbar die von HEUBNER gemachte Beobachtung zu erklären, daß die „Zunge" zwischen zwei Bronchialöffnungen bei Inhalation von Farbstofflösungen jeweils ausschließlich angefärbt wurde. Möglicherweise spielen auch Wirbelbildungen mit, wenn sich bei der Ausatmung die Teilströme zu größeren vereinigen.

Auch die nicht molekulardispersen Teilchen der Nebel und Rauche haben eine gewisse Eigenbewegung (die sog. BROWNsche Bewegung), welche von ungleichmäßigen Stößen der umgebenden Luftmoleküle herrührt. Während das Teilchen mit dem Luftstrom fortgerissen wird, führt die BROWNsche Bewegung auch zu seitlicher Verschiebung und gegebenenfalls zur Berührung mit der Wandung der Atemwege.

Der Ort der Berührung von Nebelteilchen mit der Bronchialschleimhaut, Trachea usw. ist für die Inhalationstherapie von großer Bedeutung, denn diese richtet sich ja gegen Krankheiten mit sehr verschiedener Lokalisation innerhalb der Luftwege. Die genannten Faktoren wirken sich aber dahin aus, daß Teilchen bestimmter Größe und Dichte gerade eine Häufung an gewissen Abschnitten erfahren müssen. FINDEISEN hat eine theoretisch interessante Berechnung angestellt, wie sich die Teilchengröße bei gegebener Dichte auf Ort und Größe der Haftung auswirkt. Er findet, daß bei einer bestimmten Teilchengröße (die Dichte gleich 1 gesetzt, entsprechend der Inhalation wäßriger Lösungen) ein Minimum haftet und der Rest ausgeatmet wird, während gröbere Teilchen in den oberen Luftwegen (Trachea), kleinere in den feinsten Verzweigungen haften; hierbei ist natürlich auch eine Siebwirkung zu berücksichtigen, die durch ein Mißverhältnis von Teilchengröße und

Bronchusdurchmesser bedingt ist. Diese scharfe Trennung ist allerdings in der Praxis nicht zu erwarten, weil bei längerer Einatmung und bei der unterschiedlichen Teilchengröße inhalierter Nebel eine Beschränkung auf eng umschriebene Abschnitte wohl nicht möglich ist.

Bei der Aufnahme grober Teilchen mit der Atemluft (Stauberkrankungen!) ist neben der ursprünglichen Verteilung immer mit sekundärer Verschleppung durch Phagocyten zu rechnen.

Aufnahme von Flüssigkeiten bzw. Lösungen. Die oft überraschend schnell erfolgende Resorption pneumonischer Infiltrate oder von Ödemflüssigkeit zeigt an sich schon, daß die Lunge für wäßrige Lösungen ein gutes Aufnahmevermögen haben muß. In der Tat bieten die Ausdehnung ihrer Oberfläche und die gute Durchblutung vorzügliche Voraussetzungen für die Aufnahme von Lösungen jeglicher Art. Experimentell konnte gezeigt werden, daß reines Wasser außerordentlich rasch aufgenommen wird, weniger rasch blut-isotonische Kochsalzlösung; hypertonische Salzlösungen wurden sogar erst nach vorübergehender Volumvermehrung aufgenommen (vgl. HEUBNER). Das ist ein Beweis für die wesentliche Mitbeteiligung osmotischer Ausgleichvorgänge bei der Resorption von Lösungen. Bei Einbringung stark hypertonischer Kochsalzlösung in geringer Menge konnte sogar ein starkes Lungenödem hervorgerufen werden. Die Aufnahme von Eiweiß und ähnlichen Substanzen durch die Lungen ist ebenfalls erwiesen worden. Wieviel von fettartigen Röntgenkontrastmitteln resorbiert wird, wieviel ausgehustet wird, ist nicht sicher bekannt. —

Anhangsweise mag erwähnt werden, daß im oberen Abschnitt des Respirationstraktes Nasenschleimhaut bzw. Nasenmuscheln durch gutes Resorptionsvermögen ausgezeichnet sind. Das läßt sich schon durch Aufpinselung von Adrenalinlösungen an diesen Stellen zeigen: Abschwellen und Blässe der Schleimhaut beweisen die Aufnahme von Adrenalin in Mengen, die wenigstens auf die Gefäße wirksam sind. Auch Cocain — um ein weiteres bekanntes Beispiel zu nennen — und viele andere Stoffe können hier aufgenommen werden. Diese Verhältnisse würden sich also wenigstens teilweise mit der Erfahrung decken, daß oft Stellen, die mit zylindrischem Epithel bedeckt sind, im Gegensatz zum mehrschichtigen Pflasterepithel gut resorbieren.

b) Giftaufnahme im Magendarmkanal.

Über die Bedeutung von Osmose und Diffusionsvorgängen für die Darmresorption wurde bereits oben gesprochen. Die Verhältnisse sind hier in der Praxis deswegen verwickelt, weil man noch mit der Gegenwart von Bakterien und ihren Stoffwechselprodukten, ferner mit mehr oder weniger weitgehend abgebauten Nahrungsbestandteilen zu rechnen hat. Aber selbst im Experiment spielen eine ganze Reihe von Faktoren mit, die nicht immer einzeln zu erfassen sind. Auf einige dieser soll in allgemeiner Form zunächst eingegangen werden, während die durch anatomische und funktionelle Gliederung im Darmtrakt bedingten Besonderheiten anschließend besprochen werden.

α) Allgemeine Faktoren.

Zu den allgemeinen Faktoren, die für die Giftresorption im Darmkanal von Bedeutung sind, gehören unter anderem die Frage einer vitalen Triebkraft, die Wirkung von Filtrationsdruck, die Rolle der Zottenbewegung, die Beeinflussung der Darmwand.

Vitale Triebkraft. Das Vorhandensein einer vitalen („speziellen") Triebkraft sollte z. B. aus folgendem Versuch von REID zu erschließen sein: Ein Stück Dünndarm wurde aufgeschnitten und als Diaphragma so in einem Gefäß mit Kochsalzlösung aufgespannt, daß, durch die Membran getrennt, zu beiden Seiten eine völlig gleiche Lösung vorhanden war. Es zeigte sich dann, daß trotzdem eine Zeitlang Flüssigkeit von der Schleimhautseite zur Serosaseite wanderte (also trotz Fehlens von osmotischem oder hydrostatischem Überdruck). Auch die Tatsache, daß arteigenes Serum aus einer Darmschlinge resorbiert wird, obwohl hier doch die Ähnlichkeit in der Zusammensetzung von aufzunehmender Lösung und Blut eine denkbar große ist, sprach für eine vitale Leistung der Darmzellen. Diese Annahme schien um so eher berechtigt, als nach Vorbehandlung einer Darmschlinge mit Natriumfluorid oder Arsenit die Aufnahme fast völlig gehemmt war (HEIDENHAIN, REID). Es konnte sogar gezeigt werden, daß Eiweiß unter bestimmten Bedingungen (namentlich bei besonders starker Zufuhr) vom Darm aufgenommen werden kann, ohne vorher zu Aminosäuren abgebaut worden zu sein. Der Nachweis, daß es sich wirklich um das ursprünglich verabreichte Eiweiß handelt, wurde dadurch erbracht, daß derartiges Eiweiß ziemlich rasch mit dem Urin ausgeschieden wird und darin durch spezifische Präcipitinreaktionen nachgewiesen werden konnte. Schließlich zeigte COHNHEIM, daß die Darmwand normalerweise nur oder vorzugsweise in einer Richtung durchgängig ist. Der osmotische Druckausgleich in Zuckerlösungen, die in den Darm gebracht wurden, erfolgte nämlich immer nur durch Aufnahme von Zucker oder Wasser, während kein Kochsalz aus dem Blut eindiffundierte. Das war erst der Fall, wenn die Darmwand mit Natriumfluorid oder Arsenik geschädigt worden war.

HAMBURGER hat an toten Membranen und künstlichen Membranen Ergebnisse erhalten, die in qualitativer Hinsicht dem oben genannten REIDschen Versuch ähneln; indes erstrecken sich seine Versuche auf sehr lange Zeit und die Wasserverschiebung ist eine sehr geringfügige. Sie können nicht als Gegenbeweis für die Ansicht dienen, daß bei der Resorption im Darm seitens der Zellen eine spezifische Arbeit geleistet wird. Worin diese besteht, soll zunächst dahingestellt bleiben; aber es spricht vielleicht auch im Sinne dieser Ansicht, daß BRODIE bei der

Resorption von Kochsalz und von destilliertem Wasser eine Steigerung des Sauerstoffverbrauchs des Darmepithels fand. Damit soll nicht ausgeschlossen werden, daß an dem REIDschen Versuch „abnorme“ (auf Quellung beruhende) osmotische, ferner elektroosmotische Vorgänge beteiligt sind.

Filtration. Die Resorption reiner Kochsalzlösung würde in einfacher Weise bei dem S. 11 behandelten Beispiel verständlich, wenn man die passive Verschiebung von Wasser als durch Filtration zustande gekommen annehmen könnte. Bei bestehendem Überdruck müssen Lösungsmittel und Gelöstes, sofern die Membran dafür durchlässig ist, in ursprünglicher Konzentration durch die Membran hindurchtreten. Zweifellos leistet der Darm nicht unbeträchtliche Druckarbeit (Peristaltik!) und andererseits ist tatsächlich schon durch LEUBUSCHER gezeigt worden, daß die Resorption bis zu einem gewissen Grade mit steigendem Innendruck zunimmt. Andererseits wurde von verschiedenen Seiten gefunden, daß eine Resorption auch noch bei einem Druck stattfindet, der unter dem Blutdruck der Capillaren (etwa 30 mm Hg) liegt. Berücksichtigt man den viel geringeren Druck in den Lymphgefäßen, so ist allerdings eine Filtration auch noch bei viel geringerem Druck möglich; aber man kann den Betrag, der durch die Lymphbahnen abgeführt wird, sicher nicht als sehr bedeutend veranschlagen, weil Unterbindung des Ductus thoracicus die Resorption nicht wesentlich beeinflußt. Jedenfalls kann nicht in Abrede gestellt werden, daß Filtrationsvorgänge bei der Resorption im Magendarmkanal beteiligt sind.

Zottenbewegung. Es gelingt am eröffneten Darm in vivo, weniger gut oder gar nicht am künstlich überlebenden Darm mit entsprechender Vergrößerung Kontraktionen der Zotten zu beobachten. Da sich im Innern der Zotten ein Lymphraum befindet, lag der Gedanke nahe, daß mit der Zusammenziehung eine Weiterbeförderung der Lymphe verbunden ist. Der Zottenmechanismus wurde mit der Resorption in Zusammenhang gebracht, und zwar sollte bei der Erschlaffung der Zotten eine Art Saugwirkung auf den Darminhalt ausgeübt werden (vgl. v. SPEE u. a.). Die älteren und neueren Beobachtungen über die Volumänderung des zentralen Lymphgefäßes sind allerdings nicht übereinstimmend. So wahrscheinlich es ist, daß die Zottenbewegung in irgendeiner Beziehung zu den Aufnahmevorgängen steht, so wenig kann man sich auf Grund der anatomischen Verhältnisse eine eigentliche Saugwirkung vorstellen. Außerdem müßte man bei einem gerichteten Flüssigkeitstransport ganz besondere Ventilwirkungen annehmen, denn sonst müßte eine Saugwirkung sich ja in erster Linie auf den Inhalt der Lymphgefäße selbst erstrecken, während der Darminhalt erst noch Membranwiderstände zu überwinden hätte. In Anbetracht der geringen Bedeutung der Lymphgefäße für die Resorptionsgeschwindigkeit (s. oben) und der bereits genannten Umstände kann man VERZÀR nicht beistimmen, wenn er die Zottenpumpwirkung als einen der wesentlichsten Faktoren für die Resorptionsgeschwindigkeit ansieht.

Beeinflussung der Wanddurchlässigkeit. Es ist eine selbstverständliche Feststellung, daß jede Änderung in der Beschaffenheit des Darmepithels die Aufnahmevorgänge beeinflussen muß. Dabei ist es gleichgültig, ob die durch die Zellen verkörperte Membran nur passiv oder auch aktiv an dem Stofftransport beteiligt ist. Durch die Beteiligung von Eiweiß am Aufbau der Zelle wird bedingt, daß Elektrolyte von besonderer Wichtigkeit für den Zustand der Membran sind. So konnte gefunden werden (HAMBURGER), daß die Darmwand nur schwer für Kochsalz durchgängig ist, wenn sie kurze Zeit mit Magnesiumsulfat in Berührung gewesen ist. HAY fand, daß Vorbehandlung der Darmwand mit Magnesiumsulfat die Strychninempfindlichkeit bei oraler Verabreichung verringert. Nach REID ist die Zuckeraufnahme bei Kochsalzgegenwart besser als ohne diesen Zusatz. Auch die Gegenwart von Alkaloiden, wie Chinin, Atropin usw., beeinflußt die Resorption; von Saponinen gilt das gleiche. Dabei sind zum Teil Durchblutungsänderungen wirksam. Die Wirkung von Begleitstoffen, namentlich solchen mit Elektrolyteigenschaften, darf also niemals vernachlässigt werden. Die Art ihrer Wirkung mag dabei im Einzelfall sehr verschieden sein; man kann dabei ebensogut mit Änderungen des Quellungszustandes der Membran rechnen, wie mit Umladungserscheinungen, Oberflächenverdrängung usw. Insoweit die Membran ein lebendes Gebilde ist, müssen sich Ernährungsstörungen auch in der Durchlässigkeit ausdrücken. Die Beschaffenheit des aufzunehmenden Stoffes ist ebenfalls nicht unwichtig; allerdings ist es bemerkenswert, daß die mehr oder weniger große Giftigkeit einer Substanz für das Ausmaß ihrer Aufnahme nicht entscheidend ist.

β) Die Aufnahme in einzelnen Abschnitten des Magendarmkanals.

Die physiologische Aufgabe als Verdauungs- und Resorptionsorgan hat im Magendarmkanal zu einer anatomischen und funktionellen Differenzierung geführt, deren augenfälligste Erscheinungen das Vorkommen saurer bzw. alkalischer Sekrete und die Ausbildung ganz verschiedenartiger Bauweisen der Schleimhaut sind. Daraus lassen sich schon allgemein Folgerungen für das Verhalten säure- bzw. alkaliempfindlicher Gifte bei der Aufnahme per os ableiten; das KOMBÉ-Strophanthin und Adrenalin sind bekannte Beispiele für die im Magendarmkanal möglichen Giftverluste oder Zersetzungen. Man muß auch mit einer Veränderung der Löslichkeit gewisser schwer löslicher Basen und Säuren in den verschiedenen Abschnitten des Darmrohrs rechnen. Unabhängig von diesen Vorgängen ist aber jeder Abschnitt durch ein besonderes Aufnahmevermögen für die zugeführten Substanzen gekennzeichnet.

Aufnahme in der Mundhöhle. Schon wegen der geringen Verweildauer kann die Mundhöhle von eingeführten Giften nur einen verschwindenden Bruchteil resorbieren, und auch das nur bei Stoffen, die ohnehin eine gute Aufnahmefähigkeit haben. Bekannt ist, daß Nicotin, Atropin, Cocain, Pyramidon, Phenol und Nitroglycerin in der Mundhöhle aufgenommen werden (BACHEM, MENDEL). Auch therapeutisch hat man von der „perlingualen" Aufnahme Gebrauch gemacht; der Nutzen bei stenosierenden Vorgängen im Oesophagus und Magen liegt ja auf der Hand. Die Auskleidung der Mundhöhle mit vielschichtigem Pflasterepithel ist im übrigen für eine ausgiebige Giftaufnahme ungünstig.

Aufnahme im Magen. Im allgemeinen wird dem Magen keine besondere Aufnahmefähigkeit für gelöste Substanzen zugeschrieben; das gilt sowohl für Nahrungsstoffe wie für Gifte. Bei Lösungen muß man allerdings die relativ kurze Verweildauer im Magen berücksichtigen. Die Gegenwart unvollkommen verdauter Nahrung hemmt ebenfalls durch Adsorption die Giftaufnahme, und schließlich ist die Entwicklung der Schleimhautoberfläche viel geringerer als in den tieferen Darmabschnitten. Der Magen kann wohl als Behälter für große Mengen dienen, aber in unmittelbarer Berührung mit der Schleimhaut befindet sich nur ein verhältnismäßig kleiner Teil seines Inhalts. Wahrscheinlich ist auch die ausgesprochen saure Reaktion im Mageninnern der Resorption vieler Stoffe abträglich (s. S. 55).

Wenn man durch eine pylorusnahe Dünndarmfistel die Duodenalschleimhaut

Zugeführt	Menge in g	Wiedergefunden nach			
		1 Std.	2 Std.	3 Std.	4 Std.
Alkohol . .	6,0	5,2	4,9	4,5	4,4
Glucose . .	6,0	5,97	4,7	3,4	3,4
Stärke . .	6,0	5,9	5,9	5,9	5,9

mit Säure behandelt, wird die Magenentleerung reflektorisch gehemmt. Auf diese Weise konnte DELHOUGNE die Verweildauer im Magen künstlich verlängern und fand dann bezüglich der Aufnahme folgendes (s. obenstehende Tabelle).

Die mitgeteilten Werte zeigen, daß die Resorption, genügende Dauer vorausgesetzt, zwar nicht ganz regelmäßig, aber für die niedermolekularen Stoffe in nicht unerheblichen Mengen erfolgt. Daneben wurde auch die Aufnahme von Kaliumjodid, Pyramidon und Chinin nachgewiesen. TOBLER fand, daß von zugeführtem Muskeleiweiß etwa 17—20% im Magen resorbiert wurde. SCHOEN fand, daß nach Abbinden des Pylorus Cardiazol in kurzer Zeit vom Magen aufgenommen wird, erkennbar an dem Auftreten von Krämpfen. In gleicher Weise wurde die Resorption von Evipan durch WEESE nachgewiesen (rascher Narkoseeintritt).

Recht aufschlußreich sind folgende ältere Untersuchungen von BRANDL: Einem Hunde, dem der Magenausgang durch einen Ballon verschlossen war, wurde durch eine Magenfistel jeweils die gleiche Menge

(150 ccm) verschieden konzentrierter Traubenzuckerlösung für 2 Stunden eingegeben, und zwar einmal ohne, einmal bei Gegenwart von Alkohol. Es zeigte sich folgendes:

Konzentration der eingeführten Lösung in %	Ohne Gegenwart von Alkohol aufgenommene Glucosemenge		Bei Gegenwart von Alkohol (20%) aufgenommene Glucosemenge	
	absolut in g	prozentual	absolut in g	prozentual
5	0,2	2	0,7	9
10	0,9	6	2,9	19
15	2,8	12	3,9	17
20	5,8	19	4,4	15
30	9,5	21	—	—

Mit steigender Konzentration steigt also die absolute Menge des aufgenommenen Zuckers. Der prozentuale Zuwachs strebt aber entweder einem Optimum zu, wie in den Versuchen ohne Alkohol, oder er nimmt bei höher konzentrierter Lösung und bei Gegenwart von Alkohol recht bald ab. Dabei wurde immer eine starke Hyperämie der Magenschleimhaut beobachtet. Zugleich ersieht man, daß Alkohol nur sehr bedingt als resorptionsfördernd bezeichnet werden kann. Bei der 20%-Lösung von Glucose ist die Aufnahme ohne Alkohol besser als mit Alkohol.

Die bestehenden Erfahrungen kann man dahingehend zusammenfassen, daß lipoidlösliche Stoffe und Gase auch vom Magen recht gut aufgenommen werden, und daß zum mindesten bei genügender Verweildauer und Konzentration im Magen auch viele andere Stoffe resorbiert werden. Bei allen Entleerungsstörungen des Magens muß man demnach mit nicht unerheblicher Resorption rechnen, allerdings ist zu berücksichtigen, daß bei derartigen Zuständen auch die Schleimhaut fast immer pathologisch verändert ist.

Aufnahme im Dünndarm. Der Dünndarm ist durch seine große Oberflächenentwicklung (Zotten) und durch die gute Durchblutung seiner Schleimhaut zur Resorption vorzüglich geeignet. Die Peristaltik sorgt unter anderem für ständige Durchmischung des Inhalts und außerdem bewirkt der dabei entstehende Druck einen Filtrationsstrom in Richtung auf die Blut- oder Lymphgefäße. Viele Gifte erfahren durch die in den Darm ergossenen Sekrete bzw. durch die Produkte der Verdauung eine Änderung ihres Lösungszustandes. Hier sind in erster Linie die Gallensäuren zu nennen, die bereits physiologischerweise bei der Fettresorption von Bedeutung sind, ferner die im Darm aus Neutralfetten entstandenen Seifen. Durch Gallensäuren kann die Resorption von Salzen beeinflußt werden; Seifen können als Emulgatoren wirken, d. h. die Suspension von schlecht wasserlöslichen Teilchen stabilisieren.

Gase werden entsprechend ihrer Wasserlöslichkeit mehr oder weniger schnell resorbiert (vgl. SCHOEN).

Bei der Aufnahme von Salzen spielt, wie bereits hervorgehoben wurde, die Wertigkeit eine große Rolle. Teilweise ist die Aufnahme mehrwertiger Ionen (Sulfate, Magnesiumsalze) so gering, daß aus dem Blut ein osmotisch bedingter Wassereinstrom in das Darmlumen erfolgt; die dadurch hervorgerufene Beschleunigung der Darmentleerung wird therapeutisch benutzt. Immerhin ist die Aufnahme von zweiwertigen Calciumsalzen noch so erheblich, daß es auch nach Verabreichung per os zu deutlicher Hypercalcämie kommen kann. Während für Röntgenkontrastzwecke Bariumsulfat in großen Mengen schadlos gegeben werden kann, ist die Beimischung löslicher Bariumsalze (z. B. Chlorid, Nitrat) lebensgefährlich. Die mehrwertigen bzw. schweren Metalle werden fast ausnahmslos nur sehr langsam resorbiert. Da diese Gifte allerdings meist auch sehr langsam zur Ausscheidung gelangen, kann bei länger dauernder Zufuhr sehr wohl eine schwere Vergiftung eintreten.

Bei Säuren und Basen hat man bezüglich der Aufnahme ähnliche Verhältnisse wie bei den Salzen; wie bei diesen sind örtliche Veränderungen der Darmwand oft maßgeblich beteiligt. Die stark dissoziierten Säuren und Basen dringen nur schlecht durch die Darmwand hindurch.

Die elektrisch neutralen Verbindungen werden entsprechend ihrer Diffusionsfähigkeit resorbiert. Auch hierbei treten durch unmittelbare Beeinflussung des Darmepithels Besonderheiten auf. Soweit die Durchblutung der Darmgefäße durch eine Substanz geändert wird, kann die weitere Aufnahme je nachdem verbessert oder verschlechtert werden. Wieweit die Darmwand sich durch chemische Umänderung zugeführter Stoffe an der Aufnahme beteiligt, muß offen gelassen werden. Daß physiologisch derartiges vorkommt, zeigte VERZÀR; er fand, daß die Aufnahmegeschwindigkeit für Glucose größer ist, als rein physikalisch und im Vergleich mit anderen Kohlehydraten zu erwarten war.

Die Aufnahmegeschwindigkeit der Glucose ist nämlich gegenüber anderen Hexosen trotz gleicher Teilchengröße wesentlich beschleunigt. Bei Anwesenheit bestimmter Gifte (Monojodessigsäure, Phlorrhizin) hört diese Bevorzugung auf, weil die hierfür maßgeblichen Phosphorylierungsvorgänge gehemmt werden.

Jedenfalls kann die Möglichkeit, daß Gifte durch Umbau ihrer Struktur gelegentlich eine Veränderung ihrer Resorptionsgeschwindigkeit erleiden, nicht grundsätzlich von der Hand gewiesen werden.

Da der Darm schon unter physiologischen Bedingungen einem dauernden Wechsel seines Inhaltes und seiner Funktion unterworfen ist, und da andererseits beide auf die Aufnahme von Giften von weitgehendem, wenn auch meist unbekanntem Einfluß sind, kann man über die quantitative Seite der Giftaufnahme im Darmkanal weniger genaue Vorhersagen machen wie etwa bei subcutaner Zufuhr. Das kommt entsprechend in der Veränderlichkeit von Wirkungsdauer und -zeit bei Aufnahme eines Giftes per os zum Ausdruck.

Von einer Klärung über die Aufnahme hochmolekularer Stoffe (z. B. Eiweiß) und mikroskopisch sichtbarer Teilchen ist man vorerst noch entfernt.

Aufnahme im Rectum. Die rectale Resorption beschränkt sich unter physiologischen Verhältnissen auf die Aufnahme von Wasser, denn die überhaupt resorptionsfähigen Stoffe werden im allgemeinen bereits in den höher gelegenen Darmabschnitten aufgenommen. Trotzdem kann auch die Rectalschleimhaut gewisse Substanzen mehr oder weniger gut resorbieren, so daß auf diese Weise sogar in beschränktem Umfang eine künstliche Ernährung durchgeführt werden kann. Da die Rectalschleimhaut bzw. ihre Sekrete keine Verdauungsarbeit leisten, kommen für diesen Zweck nur abgebaute, also diffusionsfähige Nahrungsstoffe in Betracht, und auch von diesen fast ausschließlich Kohlehydrate. Neben Glucose ist besonders Alkohol wegen seiner leichten Resorbierbarkeit brauchbar. Die rectale Ernährung kann allenfalls den Calorienbedarf eine Zeitlang decken, dagegen ist eine ausreichende Stickstoffzufuhr auf diesem Wege kaum möglich.

Die Eigenart der Blutversorgung des Rectums hat für manche Fälle von Giftverabreichung insofern Vorteile, als die hier resorbierten Giftmengen nicht erst wie bei den übrigen Darmabschnitten mit dem Pfortaderblut der Leber zugeführt werden, sondern durch die V. haemorrhoidalis unmittelbar in das Cavablut und damit in das Herz gelangen. Dadurch kann eine schnellere und ausgiebigere Einwirkung des Giftes auf das Herz und andere Organe des großen Kreislaufs zustande kommen, weil die Leber gewissermaßen nun nicht doppelt an der Speicherung beteiligt ist. Der Betrag des Giftes, der bei Resorption im Darm vor dem allgemeinen Kreislauf weggefangen wird, fällt nämlich weg; dieser Betrag ist wegen der Masse und besonderen Beschaffenheit der Leber im allgemeinen nicht unerheblich. Sofern die Bindungsweise der meisten Gifte in den Organen als reversibel anzunehmen ist, kann dieser Umstand allerdings mehr oder weniger nur für die erste „Anflutungszeit" des Giftes von Bedeutung sein, später würde sich — unter Umständen wenigstens — doch Verteilungsgleichgewicht herstellen müssen. Je nach der besonderen Bindungsweise eines Giftes und der Art seiner Ausscheidung ist aber bei rectaler Giftzufuhr das „Gleichgewicht" weniger in Richtung der Leber verschoben als bei Resorption in höheren Darmabschnitten.

Die Möglichkeit örtlicher Schädigung der Schleimhaut des Rectums, wenn die Gifte — wie es vorzugsweise geschieht — in fester Form (Zäpfchen) zugeführt werden, wird im allgemeinen zu wenig beachtet. Bei gut löslichen Stoffen wirken nämlich bei dieser Verabreichungsweise auf die Schleimhaut hohe Konzentrationen ein, denn Verdauungssaft zur Verdünnung ist kaum mehr vorhanden.

Pathologische Veränderungen der Schleimhaut. Über den Einfluß pathologischer Veränderungen der Schleimhaut des Magendarmkanals auf die Giftresorption läßt sich allgemein aussagen, daß man sowohl mit beschleunigenden als auch mit hemmenden Wirkungen zu rechnen hat. Eine entzündliche Hyperämie, möglicherweise durch das Gift oder seine Begleitstoffe entstanden, schafft durch die bessere Durchblutung gesteigerte Resorptionsbedingungen, vorausgesetzt, daß die Grenzmembran in gewissem Sinne funktionstüchtig bleibt. Umgekehrt finden sich vielfach atrophierende Schleimhautveränderungen mit mangelhafter Vascularisation, die entsprechend schlechter zur Giftaufnahme geeignet sind. In der Absonderung reichlichen und zähen Schleimes darf man häufig wohl auch eine Schutzmaßnahme gegen eine unerwünschte Aufnahme irgendwelcher Stoffe erblicken. Epitheldefekte, geschwürige Veränderungen, Stenosen, Spasmen usw. können die Ursache abnormer Aufnahmebedingungen sein; die Änderung der Membranbeschaffenheit kann dabei ebenso von Bedeutung sein wie eine Änderung der Verweildauer der Gifte und die Ansammlung abnormer Stoffwechselprodukte.

<h3 align="center">c) Giftaufnahme durch die Haut.</h3>

Die Kenntnis der Aufnahmebedingungen in der Haut (vgl. ROTHMANN) ist wichtig, weil nicht nur rein örtlich Gifte zur Behandlung pathologischer Hautveränderungen angewandt werden, sondern weil man häufig durch die Hautdecke hindurch Krankheitsvorgängen in tiefer gelegenen Gewebsabschnitten beizukommen sucht, die auf andere Weise weniger gut beeinflußbar sind. Physiologisch spielt die Haut als Aufnahmeorgan eine untergeordnete Rolle; ihre Durchlässigkeit ist entsprechend ihrer Aufgabe als äußere Schutzhülle nach jeder Richtung sehr begrenzt. Andererseits ist zu berücksichtigen, daß die Haut anatomisch insoweit uneinheitlich ist, als sie von den Ausführungsgängen ihrer Anhangsgebilde (Haare, Schweißdrüsen und Talgdrüsen) durchbrochen wird. Hier liegen natürlich ganz andere Aufnahmebedingungen vor wie auf der eigentlichen Hautoberfläche und die mehr oder weniger große Zahl solcher Ausführungsvorgänge, die auf die Flächeneinheit entfallen, muß die „Durchlässigkeit" der Haut entsprechend beeinflussen.

Aufnahme von Gasen. Daß die Haut für Gase durchlässig sein muß, wird durch folgendes Beispiel gezeigt: Hält man die Hand in gasförmige Salzsäure (nötigenfalls muß man dazu wäßrige Säurelösung etwas erhitzen), verspürt man augenblicklich ein charakteristisches Wärmegefühl. Da offenbar eine mittelbare oder unmittelbare Reizung der Temperatursinnesnerven vorliegt und da diese unter der Epidermis im Corium verlaufen, muß die Epidermis für gasförmige Salzsäure durchlässig sein.

Wasser wird in Dampfform ständig durch die Haut nach außen abgegeben, man spricht auch von „Perspiratio insensibilis". Sauerstoff wird in geringen Mengen aufgenommen, und zwar etwa 0,7 ccm/qdm/60 Min.; das macht insgesamt noch nicht 1% des Gesamtsauerstoffbedarfs bei Ruhe aus. In gleicher Größenordnung bewegt sich etwa die Kohlensäureabgabe durch die Haut (s. unten). Die schädliche Wirkung von Hautverbrennungen größeren Ausmaßes auf den Gesamtorganismus kann also nicht in dem Ausfall der Hautatmung begründet sein. Der Durchtritt der Gase durch die Haut ist ein reiner Diffusionsvorgang und als solcher konzentrationsabhängig. Die Wanderung der Gase folgt in Richtung des Spannungsgefälles. Wird daher die Kohlensäurespannung an der Außenseite der Haut erhöht, etwa in einem Kohlensäurebad, so kehrt sich der physiologische Weg um und es wird Kohlensäure aufgenommen.

Schon KROGH hatte gefunden, daß Kohlensäure die Haut von innen nach außen durchdringen kann. HEDIGER fand, daß auch in umgekehrter Richtung Kohlensäure durch die Haut geht, indem er den CO_2-Gehalt von Lösungen fortlaufend bestimmte, die in Glasgefäßen auf die Haut geklebt wurden; er bestätigte zugleich die Beobachtung von KROGH, wie aus nebenstehender Tabelle hervorgeht.

Versuchsdauer in Minuten	CO_2-Gehalt in Vol.-%	Versuchsdauer in Minuten	CO_2-Gehalt in Vol.-%
0	8,7	0	0
30	7,0	15	1,9
60	6,5	30	2,7
90	5,9	45	3,6
120	5,6	60	3,8

Dabei ist zu berücksichtigen, daß die Temperatur der Lösung nicht ganz gleichmäßig blieb, sondern im Bereich von 39—33° absank. Läßt man die Lösung lange genug auf der Haut, so stellt sich ein Gleichgewicht bei etwa 3,8 Vol-% CO_2 ein, entsprechend einem Partialdruck, wie er etwa in der Alveolarluft herrscht. Der Gehalt vieler Kohlensäurebäder ist größer und man kann also mit Recht einen Teil der therapeutischen Wirkung auf die Kohlensäureaufnahme durch die Haut beziehen.

Aufnahme von Wasser. Wenn die Haut längere Zeit, namentlich mit warmem Wasser in Berührung ist, kann man Quellung, Runzelung und weißliche Verfärbung beobachten. Hierbei handelt es sich um Wasseraufnahme *in* die Haut. Die Epidermis besteht aus Hornschicht und einer Schicht lebender Zellen. Kennzeichnend für diese ist der Gehalt an bestimmten Lipoiden, namentlich an Cholesterin und Glyceriden höherer Fettsäuren. Das Sekret der Talgdrüsen, das auf der Haut eine dünne Schicht bildet, setzt sich ähnlich zusammen. Cholesterinester besitzen die Fähigkeit, mit Wasser Emulsionen zu bilden und können recht beträchtliche Wassermengen binden. Eine Durchlässigkeit für Wasser besitzt aber die Haut nicht in nennenswertem Umfang; andernfalls wäre es nicht möglich, Patienten in bestimmten Fällen oft wochenlang im Wasserbad liegen zu lassen, ohne daß es zu nennenswerten Störungen des Wasserhaushaltes käme. Bei dem Salzgehalt des Körpers müßte man ja sonst eigentlich hydropische Quellungen erwarten. Andererseits kann man vielleicht daraus schließen, daß die Wasserdampfabgabe weniger durch die Epidermis hindurch, als vielmehr durch die

Ausführungsgänge der Hautanhangsgebilde erfolgt. Eine derart geringe Wasserdurchlässigkeit ist übrigens nicht nur bei der Haut vorhanden, sondern sie findet sich in etwa auch bei verschiedenen Schleimhäuten (z. B. im Magen).

Aufnahme von Salzen. Stark dissoziierte Elektrolyte werden normalerweise überhaupt nicht durch die Haut aufgenommen. Bei etwaigen positiven Angaben bleibt immer zu prüfen, wieweit eine wirklich intakte Haut untersucht wurde, denn für Wundflächen z. B. gelten natürlich ganz andere Voraussetzungen. Auch mechanische Einflüsse, etwa scharfes Einreiben, sind für die Aufnahme bedeutungsvoll, denn dadurch kann der betreffende Stoff in die Ausführungsgänge bzw. Drüsen gelangen und findet hier günstigere Resorptionsbedingungen.

Der Grund für das Unvermögen starker Elektrolyte in die Haut einzudringen, liegt offenbar darin, daß die Haut der Sitz elektrischer Potentiale ist, die das verhindern. Immerhin müssen gegenüber dem Darmepithel etwa Unterschiede bestehen, insoweit auf der Haut alle Ionen, auch die einwertigen, am Durchtritt gehindert werden. Wahrscheinlich liegt das an der besonderen Struktureigentümlichkeit der Haut, wobei insbesondere die Zusammensetzung aus einer Schicht toter und noch tätiger Epithelzellen bemerkenswert ist.

Dieser Widerstand der Haut gegen das Einwandern von Salzen kann aber durch Anwendung äußerer Energie durchbrochen werden. Wenn man nämlich von der Hautoberfläche aus einen elektrischen Gleichstrom durch den Körper schickt, übernehmen die Ionen des auf die Haut gebrachten Salzes zum Teil den Elektrizitätstransport und können auf diese Weise in die Haut eindringen. Hierauf beruht das Iontophorese genannte Verfahren, welches in der Klinik ziemliche Verbreitung gefunden hat.

Bei der Ausführung der Iontophorese unterscheidet man die indifferente und die differente Elektrode. Erstere wird großflächig gewählt und an beliebiger Körperstelle unter Zwischenschaltung einer Kochsalzlösung angelegt; die letztere ist kleinflächig, um die Stromdichte zu vergrößern und wird an den gewünschten Ort unter Zwischenschaltung einer giftgetränkten Schicht (Zellstoff u. dgl.) verbracht. Soll ein Kation (positiv) aufgenommen werden, also etwa Strychnin, Cocain oder Histamin, muß als differente Elektrode die Anode (positiver Pol) gewählt werden, bei Anionen die Kathode, denn andernfalls würde das aufzunehmende Ion an der Elektrode angereichert werden, ohne einzudringen.

Mit diesem Verfahren hat man es in der Hand, eine auf andere Weise nicht erreichbare örtliche Verteilung bzw. Anreicherung eines Arzneimittels zu erzielen. Wie außerordentlich die Aufnahme dadurch beschleunigt werden kann, zeigt auch folgender Versuch: Wäßrige Lösungen von Strychninnitrat vergiften Kaninchen von der Haut aus erst nach vielen Stunden (etwa 24 Stunden); wird aber die Iontophorese angewandt und die Anode mit Strychninlösung beschickt, so tritt je nach Stromdichte bereits nach wenigen Minuten Krampfausbruch ein. Wird in anderer

Richtung unter sonst gleichen Bedingungen durchströmt, bleibt jede Wirkung aus.

Aufnahme organischer Verbindungen. Anelektrolyte, die stark hydrophil sind, d. h. sich vorwiegend in Wasser lösen (Zucker z. B.), werden aus wäßriger Lösung nicht durch die Haut aufgenommen, wesentlich besser dagegen lipoidlösliche Stoffe. Darauf beruht es auch, daß manche schwachen Elektrolyte, wie Salicylsäure, aufgenommen werden. Diese Säure ist nämlich größtenteils undissoziiert und in diesem Zustand gut lipoidlöslich. Ähnliches gilt für die Salze sehr schwacher Säuren und Basen, weil diese in Lösung hydrolytisch zerfallen und dabei immer gewisse Mengen freier Säuren bzw. Basen entstehen. Auf diese Weise können also auch aus Salzlösungen merkliche Mengen aufgenommen werden.

Unter Hydrolyse versteht man die Erscheinung, daß die Lösungen der Salze von schwachen Basen mit starken Säuren (z. B. Ammoniumchlorid) mehr oder weniger sauer, die Lösungen der Salze von starken Basen mit schwachen Säuren (z. B. Natriumacetat) mehr oder weniger alkalisch reagieren. Die Ursache für diese Erscheinung liegt darin, daß bereits reines Wasser eine gewisse Menge Wasserstoff- bzw. Hydroxylionen enthält und daß diese Ionen zu den Dissoziationsprodukten der genannten Salze ungleiche Affinität besitzen.

Zu den lipoidlöslichen Stoffen, die gut in die Haut eindringen, gehört unter anderem das Phenol. Diese Eigenschaft hat zur Zeit der Antisepsis eine verhängnisvolle Folge gehabt, nämlich das gehäufte Auftreten von Carbolgangrän, da Phenol (Carbolsäure) zellabtötend wirkt. Auch Äther und Chloroform dringen durch die Haut. In toxikologischer Hinsicht ist das leichte Eindringungsvermögen von Gelbkreuz (Dichlordiäthyl-sulfid) von außerordentlicher Bedeutung, seine Verwendung als Kampfstoff beruht hauptsächlich darauf.

Fette werden nicht ohne weiteres resorbiert, wohl aber, wenn sie gründlich in die Haut eingerieben werden. Sie gelangen dann mechanisch in die Ausführungsgänge von Talgdrüsen usw. und finden in den zarten Drüsenepithelien ganz andere Aufnahmebedingungen als in der eigentlichen Epidermis. Dadurch kann es auch zur Aufnahme von Stoffen kommen, die mit den Fetten vermischt, ebenfalls beim Einreiben in die Tiefe gelangen, aber von der Oberfläche oder in wäßriger Lösung nicht eindringen. Allerdings ist auch zu berücksichtigen, daß Fette der Haut leicht anhaften, während die Haut von Wasser schlecht benetzt wird. Wäßrige Lösungen werden aus dem Grunde kaum oder jedenfalls schlechter in die Ausführungsgänge der Haut eindringen können. Bei der Anwendung der grauen Salbe muß man mit dem Einpressen von quecksilberhaltigem Fett in die Follikel und Talgdrüsen rechnen; offenbar kann das Quecksilber hier auch in eine resorptionsfähige Form umgewandelt werden.

Wie wichtig tatsächlich die Hautanhangsgebilde für die Aufnahme von Giften sind, lehren auch klinische Erfahrungen. Danach beeinflussen hyperkeratotische Zustände die Aufnahmefähigkeit der Haut kaum, indem die Gifte durch die Hornmassen zu den Drüsengängen vordringen können. Fehlen die Hautdrüsen infolge vorangegangener Atrophie (Sklerodermie), so ist zugleich die Aufnahmefähigkeit aufs schwerste beeinträchtigt (ROTHMANN).

Bereits im vorhergehenden wurde angedeutet, daß die normale Aufnahmefähigkeit der Haut für Gifte geändert wird, wenn pathologische Veränderungen der Haut vorliegen. Neben exfoliativen Prozessen sind Excoriationen, Ulcerationen usw. zu nennen, bei denen die Aufnahmebedingungen günstiger als in der Norm liegen. So ist z. B. an die gelegentlichen Jodoformvergiftungen zu erinnern, die bei Behandlung ausgedehnter Wundflächen auftraten.

d) Giftaufnahme bei Injektion in das Gewebe.

Die unmittelbare Injektion von Giften in das Gewebe ist dann angezeigt, wenn es sich um Stoffe handelt, die bei den zum Teil recht angreifenden Bedingungen des Magendarmkanals einer Zerstörung anheimfallen oder nur schlecht resorbiert werden. Außerdem fallen bei der unmittelbaren Gewebsinjektion alle jene Faktoren weg, die wie wechselnde Acidität, unterschiedliche Füllung mit Nahrung, unkontrollierbare Lösungsbedingungen, kürzere oder längere Verweildauer in einem bestimmten Abschnitt usw. die Giftwirkung per os immer zu einem verhältnismäßig stark veränderlichen und weniger genau vorhersehbaren Vorgang machen. Bei Injektion einer homogenen Giftlösung in das Gewebe vereinfachen sich die Aufnahmebedingungen außerordentlich, so daß man in vielen Fällen auch viel sichere Wirkungen erzielen kann.

Als Lösungsmittel kommen neben Wasser kaum andere Stoffe in Frage; bei der gelegentlichen Verwendung von Öl (Ol. camphoratum z. B.) handelt es sich zwar um einen an sich indifferenten Stoff, aber infolge der langsamen Resorption größerer Fettdepots kommt es nicht selten zu Abszedierungen, die durch eine Fremdkörperentzündung eingeleitet werden.

Da bei der Injektion die Lösung in unmittelbare Berührung mit Zellen tritt, die physiologisch keine Anpassungsvorrichtungen an stärkere Veränderung der Umweltbedingungen besitzen, wie etwa die Darmepithelien in Gestalt besonders eingerichteter Zellmembranen oder Cuticularsäume, sind bei wäßrigen Lösungen vor allem zwei wichtige Eigenschaften zu beachten: 1. der osmotische Druck und 2. die Wasserstoffionenkonzentration.

Der osmotische Druck. Die Zellen sind gegenüber Abweichungen vom osmotischen Druck verschieden widerstandsfähig, auch innerhalb der gleichen Art.

Das geht aus dem Verhalten der roten Blutkörperchen gegenüber hypotonischer Kochsalzlösung hervor. Diese führt zur Hämolyse, dabei zeigt sich nach MOND bei Rinderblutkörperchen folgendes unterschiedliche Verhalten (s. folgende Tabelle).

Anisotonische Lösungen haben allgemein charakteristische Volumänderungen der Zellen zur Folge: Hypertonische Lösungen führen infolge osmotischen Wasserentzugs zu Schrumpfung, hypotonische Lösungen zu Volumvermehrung der Zellen. Je nach dem Ausmaß dieser Veränderungen sind damit unter Umständen irreversible Schädigungen verbunden.

SCHLEICH hat zuerst darauf hingewiesen, daß stark hypotonische Lösungen örtliche Anästhesie hervorrufen, ein Zeichen für eine, wenn auch vorübergehende Schädigung sensibler Endapparate.

% NaCl-Gehalt der Suspensionsflüssigkeit	%-Anteil der hämolysierten Zellen
0,58	2
0,49	13
0,40	55
0,31	92

Bei den geringen Mengen, die im allgemeinen injiziert werden, machen aber selbst erhebliche Abweichungen vom osmotischen Druck des Blutes bzw. der Körperzellen kaum jemals irgendwelche Erscheinungen (von geringfügigen Schmerzen usw. abgesehen), weil die Resorption und die Anpassung sehr schnell erfolgen. Daß hierbei die allgemeinen Gesetzmäßigkeiten auch für die besonderen Verhältnisse der Resorption aus dem Gewebe zutreffen, zeigen Versuche von WESSELY, der die subconjunctivale Resorption beobachtete. Kaninchen wurde jeweils 1 ccm Kochsalzlösung oder Wasser unter die Conjunctiva injiziert und das Verhalten der NaCl-Konzentration in der durch Auspressen wiedergewonnenen Flüssigkeit untersucht, nachdem sich gezeigt hatte, daß bei diesem Verfahren nur unwesentliche Beimengungen stattfinden. Nebenstehende Ergebnisse wurden erzielt.

Eingeführt	Versuchszeit in Min.	%-Gehalt an NaCl
Aq. dest.	10	0,34
Aq. dest.	25	0,78
0,8% NaCl	15	0,82
0,8% NaCl	30	0,80
5 % NaCl	15	2,40
5 % NaCl	25	1,30
20 % NaCl	20	9,00
20 % NaCl	80	2,20
20 % NaCl	180	1,15

Ähnlich wie bei der Darmresorption erkennt man auch hier aus den angeführten Werten, daß alle eingeführten Lösungen danach streben, sich dem osmotischen Druck des Blutes anzupassen; hypotonische Lösungen werden konzentrierter, hypertonische Lösungen verlieren an Konzentration. Dafür kommen zwei Wege in Betracht: Die Lösung kann, sofern sie hypotonisch ist, Wasser abgeben oder Kochsalz aufnehmen, die hypertonische Lösung kann Wasser aufnehmen oder Kochsalz abgeben. Der Verlauf der Aufnahmegeschwindigkeit der einzelnen Lösungen gestattet eine Entscheidung, ob bzw. wann Diffusion oder Osmose besonders in Erscheinung treten. Darüber geben weitere Versuche Auskunft (WESSELY), bei denen die Zeit bestimmt wurde, in welcher die durch die Injektionsflüssigkeit bedingte gut sichtbare Vorwölbung der Conjunctiva verschwunden war; um den Einfluß von Osmose und Diffusion noch deutlicher voneinander abzugrenzen, wurde außerdem noch die Resorptionsgeschwindigkeit isotonischer Lösungen verschiedenartiger Stoffe verfolgt. Das Ergebnis zeigt die folgende Tabelle.

Wie bei dem Versuch auf S. 23 ist Aq. dest. als „unendlich hypotonische" Lösung sehr ·rasch verschwunden, während stärker hypertonische Lösungen primär sogar Volumzunahme zeigen und erst allmählich zur Aufnahme gelangen. Die mit * gekennzeichneten Lösungen sind untereinander isotonisch, der große Unterschied in der Aufnahmegeschwindigkeit des Harnstoffes einerseits, des Zuckers und der Kochsalzlösung andererseits beweist aber, daß den besonderen Eigenschaften der gelösten Teilchen neben der Osmose große Bedeutung zukommt. Die besonders starke Verzögerung der Aufnahme der 20%-NaCl-Lösung weist darauf hin, daß offenbar lokale Schädigungen mit der Zeit bei Verabreichung so hoch konzentrierter Lösungen auftreten, denn sonst müßte die endgültige Aufsaugung nach Absinken des Kochsalzgehaltes in einer, etwa den Zeiten bei von vornherein niedrigem Gehalt entsprechenden Geschwindigkeit vor sich gehen.

Eingeführt	Resorptionsgeschwindigkeit in Stunden
Aq. dest.	$^1/_2$—$^3/_4$
0,8 % NaCl	$2^1/_2$—3
2,5 % NaCl	5
4,0 % NaCl*	$7^1/_2$
7,2 % Harnstoff*	$2^1/_2$
19,5 % Glucose*	$6^1/_2$
35 % Rohrzucker*	7
Arteigenes Serum	12
20 % NaCl	20

Die Aufnahme isotonischer Lösung ist keine alleinige oder vorwiegende Folge der bestehenden Gewebsspannung, denn sonst müßte sich diese bei den hypertonischen Lösungen, die ja zum Teil eine vorübergehende Volumvermehrung erfahren, in besonderem Maße bemerkbar machen. Im ganzen gesehen, verläuft die Resorption aus dem Gewebe unter gleichen osmotischen Ausgleichvorgängen wie im Darm.

Die Wasserstoffionenkonzentration der Giftlösung. Stärkere Abweichungen von der Normalreaktion sind bedenklicher als Anisotonie, weil dann leichter irreversible Zellschädigungen auftreten. Das Gewebe hat ungefähr eine Wasserstoffionenkonzentration von 10^{-7} Mol im Liter (etwas weniger).

Logarithmiert man diese Zahl, so erhält man: $-\log [\text{H}^{\cdot}] = 7$, wenn $[\text{H}^{\cdot}]$ die Konzentration der Wasserstoffionen im Liter bedeutet; den negativen Logarithmus der Wasserstoffionenzahl bezeichnet man als p_H. Wenn p_H kleiner als 7, reagiert die Lösung sauer, über 7 alkalisch.

Saure Lösungen wirken bei Berührung mit dem Gewebe schädlicher als ·alkalische; dafür sind folgende Gründe maßgebend: Wenn auch die Gewebe durch das natürliche Vorkommen von Säuren und Basen gewisse Mengen saurer oder alkalischer Valenzen binden können, ohne daß es zu einer wesentlichen Änderung der aktuellen Acidität — diese Fähigkeit nennt man Pufferungsvermögen und das Ausmaß desselben

Pufferkapazität — kommt, so sind im Zellstoffwechsel Säuren zur Neutralisation zugeführten Alkalis stets in größerer Menge zur Verfügung (Kohlensäure, Milchsäure) als Alkali zur Bindung von Säuren. Ferner kann der Lösungszustand der meisten Eiweißkörper wohl durch Säuren, aber nicht durch Alkalien eine Dispersitätsverminderung erfahren, weil bei Gewebsreaktion die Eiweißkörper zum größten Teil auf der alkalischen Seite ihres „isoelektrischen" Punktes gelöst sind (s. darüber später). Schließlich kann auch der eigentlich denaturierende (auf chemischem Wege) Einfluß der Säuren möglicherweise stärker sein als derjenige der Alkalien. Saure Lösungen verursachen bei Injektion stärkere Schmerzempfindungen als alkalische, wie an einer Reihe von Injektionen abgestufter Acidität gezeigt werden konnte (v. GAZA).

Bedeutung der Lymphgefäße für die Giftaufnahme. Bei der bisherigen Erörterung der Giftaufnahme aus dem Darm z. B. wurde der Weite der Blutgefäße eine ausschlaggebende Bedeutung beigemessen, es fragt sich, ob das erlaubt ist und ob wirklich alle Stoffe auf dem Blutwege zur Aufnahme gelangen. Namentlich bei Gewebsinjektion muß an die Möglichkeit der Aufnahme in das Lymphsystem gedacht werden, das nach den bisherigen Kenntnissen frei in die Gewebsspalten hineinmündet.

Daß die Resorption sicher nicht allein oder nur vorwiegend vom Lymphstrom besorgt wird, beweisen folgende Versuche: 1. MAGENDIE konnte zeigen, daß Kaliumjodid aus einer Extremität, die nur durch ihre Blutgefäße mit dem Rumpf des Versuchstieres in Verbindung stand, aufgenommen wird, denn es war sehr bald im Urin nachweisbar; 2. MUNK konnte umgekehrt zeigen, daß bei Ableitung der gesamten Kopflymphe aus dem Halslymphstamm nach außen eine Strychnininjektion unter die Kopfhaut genau so wirksam war, als wenn die Lymphe nicht abgeleitet worden wäre; in der aufgefangenen Lymphe selbst war aber sicher weniger als $^1/_{10}$ bis $^1/_7$ der zugeführten Strychninmenge vorhanden (entsprechend der Grenze der Nachweisbarkeit), denn der Nachweis fiel negativ aus.

Demnach kommt tatsächlich nicht den Lymphbahnen, sondern den Blutgefäßen die wesentliche Rolle für die Giftaufnahme zu; ihre Wirkung ist dann so zu verstehen, daß einmal durch die mehr oder weniger starke Einraffung ihrer Wandung der Stoffaustausch reguliert wird und daß durch die unterschiedliche Durchblutung das Konzentrationsgefälle bald mehr, bald weniger verschlechtert oder aufrechterhalten wird.

Wieweit mechanische Einflüsse bedingt durch die größere oder geringere Spannung, unter der das injizierte Depot steht, mitspielen, ist nicht sicher anzugeben, denn die Spannung ist je nach Injektionsstelle sehr verschieden. Rückschließend auf die Verhältnisse der Darmresorption, muß man eine schnellere Resorption vermuten, wenn die injizierte Lösung unter höherem Druck steht; hierbei dürften dann die Lymphwege nicht unbeteiligt sein.

Gewebsstruktur und Giftaufnahme. Die Bedingungen für die Aufnahme subcutan injizierter Mittel sind keineswegs überall die gleichen. Je nach der Körperregion, wo injiziert wird, ist die Subcutis mehr oder weniger straff. Dadurch wird einmal mechanisch die Menge der Injektionsflüssigkeit begrenzt und andererseits ist wohl die Höhe des entstandenen Druckes für die Resorptionsgeschwindigkeit von Bedeutung. Durch unvorsichtiges, gewaltsames Vorgehen kann es unter Umständen zu unerwünschten Gewebszerreißungen kommen. Das Ausmaß der örtlichen Gefäßversorgung bestimmt weitgehend die Schnelligkeit der Aufnahme; fettreiches oder narbiges Unterhautgewebe resorbiert langsam, weil es schlecht vascularisiert ist.

Die intramuskuläre Injektion von Giften bietet gegenüber der subcutanen insofern veränderte Verhältnisse, als das Zwischenmuskelgewebe viel reichlicher durchblutet ist. In der Tat lehrt die praktische Erfahrung, daß die Aufnahme bei dieser Form der Verabreichung eine raschere ist als von der Subcutis aus. Ein wichtiger Nachteil besteht dagegen darin, daß in dieser Tiefe wichtige Gebilde liegen, die bei unsachgemäßem Vorgehen geschädigt werden können. Da in vielen Fällen die Unterschiede in der Resorptionsgeschwindigkeit von der Subcutis und vom Zwischenmuskelgewebe sehr groß sind, kann man auf die intramuskuläre Injektion nicht immer verzichten, wenn es sich um subcutan stark reizend wirkende Gifte handelt, die aus sonstigen Gründen aber nicht in anderer Weise verabreicht werden können. Besonders gefährdet sind bei intramuskulärer Injektion Nervenstämme, bei der am meisten geübten Technik der N. ischiadicus. Dazu braucht nicht einmal eine unmittelbare Berührung des Nerven erfolgt zu sein; die allmähliche Ausbreitung des betreffenden Giftes kann gelegentlich doch zu Schädigung führen (Schmerzen, Muskellähmung und Atrophie). Zu besonderer Vorsicht zwingt die intramuskuläre Anwendung von Chinin, weil hier auch Muskelabscesse beobachtet wurden, also die Folge einer Schädigung des gesamten Binde- und Muskelgewebes (Gefahr von Senkungsabscessen und umfangreichen Einschmelzungen!). Neben der Überschreitung einer schädlichen Konzentrationsgrenze ist oft saure Reaktion der Giftlösung an den unerwünschten Folgen beteiligt.

Durchblutung und Giftaufnahme. Neben der unterschiedlichen Vascularisation ist die stark wechselnde Durchblutung der peripheren Gefäßgebiete für die Giftaufnahme sehr wichtig, vor allem auch deswegen, weil man die Durchströmung hier sehr leicht beeinflussen kann, ohne schädliche Folgen befürchten zu müssen. Derartige Umstellungen kann man auf physikalischem und auf chemischem Wege erreichen.

In einfachster Weise kann man die örtliche Durchblutung durch thermische Reize verändern. Die Haut nimmt nämlich in der Wärmeregulation des Organismus eine bevorzugte Stellung ein, und ebenso prompt, wie sich die Hautgefäße bei niedriger Außentemperatur

kontrahieren, ebensogut erweitern sie sich in der Wärme mit dem Ziel:
Einsparung calorischer Energie im ersten, Vermeidung von Hyperthermie im letzten Fall.

Injizierte Menge von 10% Milchzuckerlösung	Urinmenge nach 2 Std. in ccm	Zuckerausscheidung nach 2 Std. in g	Bemerkungen
15	140	0,46	—
15	154	0,53	20′ Heißluft
12	244	0,37	—
12	117	0,47	23′ Heißluft
10	195	0,33	—
10	197	0,53	30′ Heißluft
20	158	0,79	—
20	129	0,09	Kühlbad
20	135	0,68	—
20	160	0,24	Kühlbad

Die gleiche Reaktion zeigen die Hautgefäße auch bei nur örtlicher Einwirkung von Wärme oder Kälte, obwohl in diesem Fall der Gesamtorganismus unmittelbar nicht in Mitleidenschaft gezogen ist.

Wenn man die Ausscheidungsgröße als Maß für die Aufnahmegeschwindigkeit ansieht (über die Berechtigung dieser Annahme s. auch S. 70), geben vorstehende Versuche (nach KLAPP) einen Einblick in die Wirkung örtlicher Wärme- bzw. Kälteanwendung; die Injektionen erfolgten am Arm und am Bein (zum Teil bei Hunden).

Milchzucker wird bei parenteraler Einverleibung nicht angegriffen (im Gegensatz zur Aufnahme per os), die ausgeschiedenen Mengen entsprechen also in etwa der Resorptionsgeschwindigkeit. Die Versuche ergeben, daß in der Tat die Resorption durch Wärme gefördert und durch Kälteanwendung gehemmt wird. Die im Dienst der Wärmeregulation des Gesamtorganismus stehenden reflektorischen Vorgänge haben auf die Resorption subcutan injizierter Giftlösung demnach einen be-

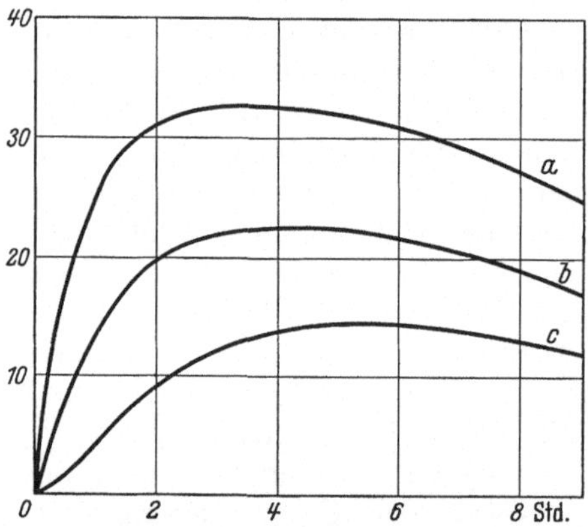

Abb. 3. Resorption von subcutan injiziertem Trypanblau (nach OKUNEFF). Abszisse: Resorptionsdauer; Ordinate: Relative Farbstoffkonzentration im Blut. *a* örtliche Erwärmung; *b* normal (Mittel aus 2 Versuchen); *c* örtliche Kühlung.

deutenden Einfluß. Wegen der Wichtigkeit dieser Tatsache sei die
thermische Resorptionsbeeinflussung noch an einem Beispiel gezeigt,
wo die Giftaufnahme unabhängig von der Ausscheidung unmittelbar
im Blut nachgewiesen wurde. Und zwar handelt es sich um die Aufnahme subcutan injizierten Trypanblaus (OKUNEFF). In Abb. 3 finden
sich die Versuchsergebnisse unter Normalbedingungen und bei Anwendung
eines Wärme- bzw. Kühlkissens, die dem Versuchstier an der Stelle auf
die enthaarte Haut gelegt wurden, wo injiziert wurde.

Das Ergebnis entspricht vollkommen den Versuchen mit Milchzucker-resorption. Man darf annehmen, daß sich die thermische Beeinflussung nicht nur in einer Änderung der Gefäßweite und der damit einhergehenden Umstellung in der Durchblutung äußert, sondern man muß auch mit einer, wenn auch vielleicht nicht hochgradigen Änderung der Gewebs-temperatur rechnen; dementsprechend müssen alle an der Resorption beteiligten Vorgänge, Diffusion, osmotischer Ausgleich usw. beschleu-nigt bzw. verlangsamt werden.

Eine andere Form physikalischer Resorptionsbeeinflussung übt die praktische Medizin seit langem, nämlich die Hochlagerung bei entzünd-lichen Vorgängen an den Extremitäten; das geschieht in der Absicht, die Aufnahme toxischer Stoffwechselprodukte von Bakterien zu ver-ringern. Die hämodynamischen Verhältnisse liegen dabei etwas ver-wickelt. Bei hängendem Arm z. B. sind die Venen fraglos „gestaut“, das bedeutet aber nicht, daß die Durchblutung auf die Dauer abgenom-men hat, sondern nur, daß die Füllung vermehrt ist, bis die Wandspan-nung Einhalt gebietet; diese Anfüllungszeit geht wohl mit kurzer Min-derung des Stromvolumens einher. Bei erhobenem Arm muß dagegen die Durchblutung dauernd etwas vermindert sein, weil das Blut neben sonstigen Widerständen zusätzlich den hydrostatischen Druck der Blut-säule zu überwinden hat, da eine „Heberwirkung“ der Venen wegen der zwischen Arterie und Vene liegenden Widerstände nicht in Frage kommt. Für die praktische Prüfung des mechanischen Einflusses der Hochlagerung ist noch zu berücksichtigen, daß subcutan injizierte Lösungen in den Gewebsspalten Ortsveränderungen erleiden könnten, zumal die Lösungen wohl meist spezifisch schwerer als Wasser sind. — Eine andere Art mechanischer Resorptionsbeeinflussung ist schließlich noch die Um-schnürung, die zu Stauungshyperämie führt (BIERsche Stauung).

Bei allen Arten physikalischer Resorptionsbeeinflussung, die bisher genannt wurden, muß man allerdings auch noch einen weiteren Um-stand berücksichtigen, und zwar die örtliche Änderung des Stoffwechsels. Mangelhafte Durchblutung führt notwendig zu einem verminderten Sauerstoffangebot und infolge fehlender Abfuhr zu vermehrter Kohlen-säurespannung (evtl. auch Zunahme der Milchsäure). Dadurch kann die aktuelle Reaktion in gewissem Umfang eine Verschiebung erleiden und es ist denkbar bzw. wahrscheinlich, daß die Entzündungen und auch die Aufnahmevorgänge nicht unbeeinflußt bleiben.

Die örtliche Durchblutung kann ferner auf chemischem Wege will-kürlich verändert werden. Adrenalin wirkt verengernd auf die Gefäße der Subcutis und kann dadurch die Resorption gleichzeitig injizierter Mittel außerordentlich lange verzögern. Von dieser Wirkung wird des-wegen bei der Lokalanästhesie Gebrauch gemacht, weil einmal die Dauer der Schmerzlosigkeit zunimmt und weil etwaige resorptive Neben-wirkungen der Anaesthetica dadurch ausgeschaltet werden können. Die großen Erfolge der Lokalanästhesie sind ohne diese örtliche Resorptionsverzögerung nicht denkbar. Ein Versuch von OKUNEFF zeigt, in welcher Weise die Resorption von Trypanblau durch Adrenalin beeinflußt werden kann (Abb. 4).

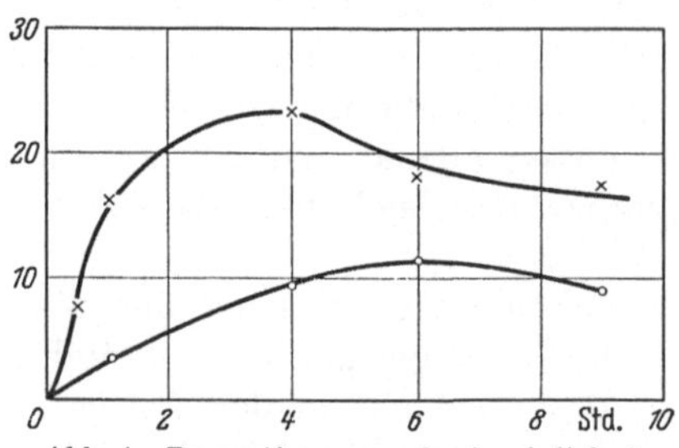

Abb. 4. Resorption von subcutan injiziertem Trypanblau (nach OKUNEFF). Siehe auch Abb. 3. ×——× Normal; o——o mit Adrenalinzusatz.

e) Giftaufnahme aus serösen Höhlen.

Bei den serösen Höhlen interessiert besonders die Gasaufnahme, weil zu diagnostischen und therapeutischen Zwecken häufig Gasfüllungen der Bauchhöhle bzw. der Brusthöhle vorgenommen werden. Beim Pneumothorax hat diese Frage zudem eine praktische Bedeutung, weil die Zeit bis zur notwendigen Wiederauffüllung von der Natur des eingefüllten Gases abhängt.

Aufnahme von Gasen. TESCHENDORF hat die Aufnahme verschiedener Gase in halbquantitativer Weise röntgenologisch verfolgt, nachdem er Kaninchen jeweils die gleiche Menge (100 ccm) der Gase in die Bauchhöhle gefüllt hatte. Er erhielt die in der Tabelle mitgeteilten Werte; daneben sind noch einige auf die physikalischen Eigenschaften der Gase sich beziehende Zahlen mit aufgeführt, nämlich der Absorptionskoeffizient ($\alpha^{0^\circ}_{760}$) und die Dichte (D, Luft = 1).

Im allgemeinen ist demnach die Resorptionsdauer um so kürzer, je größer der Absorptionskoeffizient des betreffenden Gases ist. Der Ab-

Gas	Resorptionsdauer in Stunden	$\alpha^{0^\circ}_{760}$	D	$\dfrac{\alpha}{\sqrt{D}}$
Stickstoff . . .	80	0,023	0,97	0,024
Wasserstoff . .	25	0,021	0,07	0,082
Methan	25	0,055	0,55	0,073
Sauerstoff . . .	24	0,049	1,11	0,047
Kohlenoxyd . .	17	0,035	0,97	0,036
Äthan	8	0,095	1,04	0,095
Stickoxydul . .	2	1,305	1,52	1,058
Kohlensäure . .	1	1,797	1,52	1,457

sorptionskoeffizient ist ein Maß der Löslichkeit eines Gases in Wasser bei 0° und 760 mm Hg Druck des Gases; er gibt an, wieviel Volumina eines Gases von einem Volum Wasser unter den genannten Bedingungen gelöst werden. In der letzten Reihe findet sich ein Zahlenausdruck errechnet, der einem empirisch gefundenen Gesetz von EXNER über die Durchtrittsgeschwindigkeit von Gasen durch Flüssigkeitslamellen entspricht. Eine Beziehung der beiden letzten Zahlenreihen zu den beobachteten Resorptionszeiten ist nicht eindeutig herstellbar, andererseits sind neben der Löslichkeit noch andere Bedingungen für die Aufnahme maßgebend. Auffallend ist, daß Sauerstoff und Kohlenoxyd besser resorbiert werden als das stärker lösliche Methan. Das liegt daran, daß diese Gase nicht nur physikalisch, sondern auch chemisch vom Blut gebunden werden, und zwar durch das Hämoglobin. Es ist weiterhin auffallend, daß die Aufnahme des Stickstoffs in so besonders langsamem Zeitmaß erfolgt. Berücksichtigt man aber, daß das Blut in der Lunge bereits mit einer Stickstoffatmosphäre von nur $^1/_5$ geringerem Druck in Ausgleich steht, als in der Bauchhöhle anfänglich vorhanden ist, so ist selbstverständlich, daß diese Erniedrigung des Konzentrationsgefälles auch die Aufnahme aus der Bauchhöhle beeinträchtigen muß, weil die Diffusionsgeschwindigkeit davon abhängt. Davon abgesehen, ist die Löslichkeit in erster Linie der ausschlaggebende Faktor für die Gasresorption.

Es muß natürlich auch in umgekehrter Richtung eine Gasdiffusion aus dem Blut in die gashaltige Bauchhöhle stattfinden, und zwar muß sich dabei der prozentuale Anteil des Fremdgases fortlaufend verringern, während sich allmählich Sauerstoff, Kohlensäure und Stickstoff entsprechend ihrer Spannung im Blut anreichern müssen.

Verschiedene Untersuchungen zeigen, daß im Organismus eingeschlossene Gasvolumina, gleich welcher Art, allmählich einen Sauerstoff-

Gasprobe entnommen aus	Prozentgehalt an	
	Kohlensäure	Sauerstoff
Pneumothorax . .	6,5	3—6
Bauchhöhle . . .	5—7	5—7
Subcutangewebe .	7	3—6

bzw. Kohlensäuredruck bekommen, welcher der Spannung der beiden Gase im Gewebe entspricht. CAMPBELL fand, daß der Kohlensäuregehalt schon in einer Stunde etwa konstant werden kann, beim Sauerstoff dauert es länger bzw. schwankt der Sauerstoffgehalt dauernd. Das liegt an der ständig wechselnden Durchblutung der Gewebsabschnitte, die das Gasdepot umgeben. Im großen und ganzen sind aber alle Werte, die in verschiedenster Weise bestimmt wurden, sich recht ähnlich. Das zeigt eine Aufstellung nach MEYER (abgerundet) s. obenstehende Tabelle.

Am ehesten sollte man bei Stickstofffüllung einen Gleichgewichtszustand erwarten, bei dem im gleichen Zeitabschnitt ebenso viele Gasmoleküle ins Blut übertreten, wie umgekehrt aus dem Blut etwa in die Bauchhöhle einwandern, also ein Gasraum bestehen bleibt. Auch hier findet man, wie bei den Resorptionsvorgängen im Darm, die merkwürdige Tatsache der Bevorzugung einer bestimmten Wanderungsrichtung. Es ist in diesem Fall allerdings wohl wahrscheinlich, daß die natürliche Bauchdeckenspannung dem gasförmigen Inhalt der Bauchhöhle einen, wenn auch nur geringen Überdruck im Vergleich zur Sauerstoff- bzw. Stickstoffspannung der Atmosphäre verschafft. Auf diese Weise wird das Gleichgewicht bis zur endgültigen Aufnahme dauernd verschoben. Hierbei handelt es sich demnach in gewissem Umfang um einen Filtrationsvorgang, der neben der Diffusion abläuft.

Die Aufnahme von Salzen. Über die Aufnahme von Salzlösungen aus der Bauchhöhle unterrichtet der folgende Versuch von CLARK, wobei jeweils 100 ccm blutisotonischer Lösung injiziert und nach einer Stunde die aufgenommenen Mengen ermittelt wurden (s. die Tabelle).

Mit Ausnahme des Kochsalzversuches folgt daraus, daß die Resorption gemäß der Diffusibilität der einzelnen Substanzen erfolgt. Das Kochsalz bildet aber offenbar nur deswegen eine Ausnahme, weil das Konzentrationsgefälle wegen des Eigengehaltes des Blutes an NaCl gegenüber den anderen Versuchen eine Erniedrigung erfährt. Gleichzeitig läßt sich aus den Versuchen entnehmen, daß auch das Lösungsmittel um so langsamer verschwindet, je geringer die Aufnahmegeschwindigkeit für das Gelöste ist. Das ist offenbar deswegen der Fall, weil das nicht resorbierte Salz einen Teil des Lösungsmittels osmotisch festhält.

Lösung	Prozentuale Aufnahme von		Diffusionskonstante für 10—12° und 0,1 m
	Substanz	Wasser	
Na-Chlorid . .	36	23	0,90
Na-Nitrat. . .	77	33	0,83
Na-Jodid . . .	77	31	0,80
Na-Acetat . .	67	24	0,67
Na-Phosphat .	58	14	—
Na-Sulfat . .	53	14	0,49
Mg-Sulfat. . .	32	10	0,34
Glucose . . .	44	0	0,25

Da aber die Abnahme an Lösungsmittel in allen Fällen geringer ist, als der Menge aufgenommener Substanz entspricht, muß der Rest anders zurückgehalten worden sein; dafür könnte man die aus dem Blut eindiffundierten Salze verantwortlich machen, obwohl darüber im genannten Fall analytische Belege fehlen. Andererseits ist daran zu erinnern, daß der Darm für Lösungsmittel und Salze bevorzugt in einer Richtung durchgängig ist; vielleicht kann man für das Bauchfell Ähnliches annehmen, dann wäre auch mit der an sich wenig wahrscheinlichen Möglichkeit einer Änderung des osmotischen Druckes der eingeführten Lösung zu rechnen.

Ältere Versuche von COHNHEIM zeigen aber in der Tat, daß Austauschvorgänge nicht nur mit Richtung in das Blut, sondern auch umgekehrt verlaufen. Er hatte Zuckerlösungen verschiedener Konzentration in die Bauchhöhle von Kaninchen eingeführt und fand, daß nach gewisser Zeit überall Kochsalz in einer Konzentration nachweisbar wurde, wie sie etwa im Blut vorhanden ist. Fraglos gilt diese wechselseitige Durchlässigkeit aber nicht in gleichem Maße für alle Gewebe, wie andere Versuche zeigen (s. S. 24).

Die Frage, was letzten Endes die endgültige Aufsaugung verursacht, soll hier nicht mehr ausführlich behandelt werden (s. S. 13). Nur soll hervorgehoben werden, daß Filtrationsvorgänge (s. unten) offenbar keine sehr große Bedeutung haben, denn aus der Glucoselösung wurde überhaupt kein Wasser aufgenommen. Das allein spricht schon dafür, daß bei allen Resorptionsvorgängen ein verwickeltes Nebeneinander verschiedenartigster Vorgänge gleichzeitig abläuft. Nach der Ansicht von STARLING soll der auf seiten des Blutes herrschende osmotische Überdruck der nicht diffundierenden Eiweißkörper die Resorption verursachen; bei der Zuckerlösung müßte dieser Vorgang dann wenigstens zeitweilig verdeckt sein. Es ist nicht einmal wahrscheinlich, daß die Möglichkeit der Anwendbarkeit einfacher Gesetzmäßigkeiten in Gestalt osmotischer Wasserverschiebungen und von Diffusionsvorgängen in jedem Fall den Tatsachen entspricht. Es ist denkbar, daß durch das Zusammenwirken mehrerer Vorgänge ein scheinbar einfaches Geschehen vorgetäuscht wird.

Man muß sich ferner erinnern, daß das Aufnahmevermögen auch des Peritoneums nicht auf gewöhnliche Salzlösungen beschränkt ist, sondern daß auch Eiweißlösungen und Serum, eine dem Blut doch denkbar ähnliche Lösung, aufgenommen werden. Wieweit bei der Eiweißaufnahme unmittelbare Einwirkungen der Zellen auf das Eiweißmolekül stattfinden, ist nicht bekannt. Möglicherweise ist dieser Vorgang schon der Aufnahme grober Teilchen durch Phagocyten gleichzusetzen und gewinnt dadurch natürlich eine andere biologische Bedeutung. Die lymphogene Resorption spielt sicherlich hier eine große Rolle.

Bedeutung der Filtration. Bis zu einem gewissen Grade bewirkt Steigerung des intraabdominellen Druckes Zunahme der Resorption aus der Bauchhöhle. Bei einem Druck von 10—12 cm Wasser ist die Aufnahme ein Mehrfaches von der bei 2 cm Druck. Bei einem Druck von 30 cm Wasser tritt Abnahme der Resorptionsgeschwindigkeit ein; es ist bemerkenswert, daß dieser Druck gerade in der Höhe dem Druck in den Blutcapillaren bzw. im Beginn des venösen Schenkels der Blutbahn entspricht (HAMBURGER). Der Grund, warum im Bauchraum schon bei geringerer Drucksteigerung Resorptionsverminderung einsetzt, als im Darm dazu notwendig ist, liegt offenbar darin, daß der Druck hier allseitig auf die Gefäße namentlich der Mesenterialwurzel wirken kann und sie zusammenpreßt. Im Darm ist bei Drucksteigerung im Lumen der Druck einseitig von der Mucosa her auf die Gefäßwand gerichtet; erst mit der Dehnbarkeitsgrenze der Darmwand bildet sie ein genügendes Widerlager, um zur Kompression von Gefäßen zu führen. Dabei ist zudem auch die Längsstreckung der Gefäße zu berücksichtigen.

f) Sonstige Wege der Giftaufnahme bzw. -zufuhr.

Es ist hier nicht der Ort, allen Möglichkeiten der Giftaufnahme, die irgendwie einmal in Frage kommen, nachzugehen, vielmehr sollen nur einige wichtigere Punkte kurz berührt werden; soweit das Grundsätzliche in den vorstehenden Abschnitten behandelt wurde, trifft es auch hier zu, ohne daß sich weitere Ausführungen als notwendig erweisen.

Urogenitaltrakt. Die Giftaufnahme im Urogenitaltrakt hat bei Spülungen mitunter zu unerwünschten Nebenerscheinungen Anlaß gegeben. Weder Blase noch Uterus befassen sich unter physiologischen Verhältnissen mit der Stoffaufnahme. Auch unter pathologischen Bedingungen ist die Blasenschleimhaut im allgemeinen und sofern keine Verletzungen vorliegen, wenig für gelöste Stoffe durchgängig. Die Vergiftung mit Harnbestandteilen wäre sonst eine unausbleibliche Folge. Diese Undurchlässigkeit ist aber keine vollkommene und namentlich gegen lipoidlösliche und sonstige gut diffusible Stoffe nicht. Daß z. B. Alkohol sowohl aus dem Blaseninnern in die Blutbahn übergeht, wie auch umgekehrt aus dem Blut unmittelbar, also unter Umgehung der Niere, in den Blaseninhalt übergeht, zeigen folgende Versuche (s. Abb. 5) nach NICLOUX und NOWICKA. In einem Fall wurde die alkoholische Lösung in die Blase eingeführt und die Gehaltsabnahme bestimmt, im anderen Falle wurde die Nierenausscheidung durch Abbindung der Ureteren verhindert. Der Harn erreicht dabei erst allmählich den Alkoholgehalt, der dem des Blutes entspricht, weil dieser nur durch Diffusion (mechanische Durchmischung im Blaseninnern wird aber wohl beteiligt sein) und nicht durch Verteilung auf dem Blutwege sich herstellt.

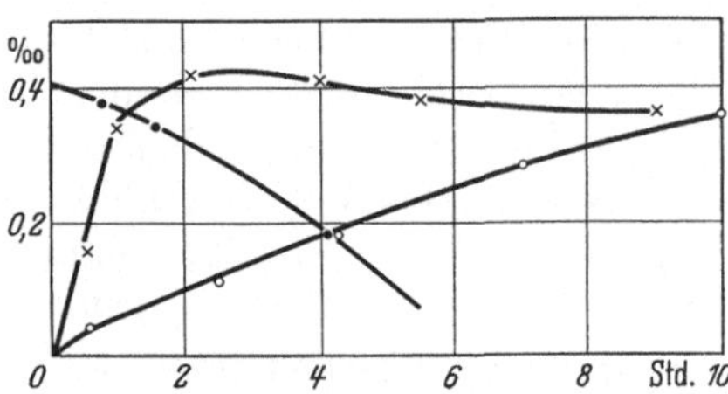

Abb. 5. Austausch von Alkohol zwischen Blut und Harn (entlehnt bei WIDMARK). Abszisse: Versuchsdauer; Ordinate: Alkoholgehalt. ×——× Blutalkoholgehalt, o——o Harnalkoholgehalt nach Aufnahme per os und bei abgebundenen Ureteren. ●——● Harnalkoholgehalt nach Alkoholeinführung in die Blase.

Vergiftungen mit Perkain sind von der Blasenschleimhaut unschwer zu erreichen (MOELLER). Verletzungen, die beim Katheterisieren entstehen, können die Ursache für die Aufnahme sonst nicht durchgängiger Stoffe sein.

Abgesehen von Giften, die durch die Tuben in die Bauchhöhle gelangen, sind Vergiftungen durch den normalen Uterus selten. Der seiner Schleimhaut entblößte, besonders der puerperale Uterus, bietet dagegen dem Eindringen von Giften wenig Widerstand.

Placenta. Bei Arzneibehandlung gravider Frauen ist die Möglichkeit des Giftübergangs auf den Feten zu berücksichtigen. Da die Placenta für die normalen Stoffwechselprodukte durchgängig sein muß, ist sie es notwendigerweise auch für viele Gifte. Ein Schutzmechanismus gegen den Übertritt körperfremder Substanzen besteht hier ebensowenig wie im Darm. Von praktischer Bedeutung ist die Tatsache, daß Narkotika ziemlich leicht auf den Feten übergehen, dasselbe gilt auch für viele Alkaloide, darunter auch das Morphin (NICLOUX). Die gelegentlich bedrohlichen Asphyxien des Neugeborenen bei Anwendung des „Dämmerschlafes" beruhen auf dem Übergang von Morphin auf den kindlichen Organismus. Die Verteilung erfolgt wiederum nach anscheinend sehr einfachen Gesetzmäßigkeiten, wie Versuche von OLOW zeigen. Er gab Frauen kurz vor der Geburt eine gewisse Menge Äthylalkohol und untersuchte gleich nach der Geburt Proben des mütterlichen Blutes und Nabelschnurblut. Dabei ergaben sich folgende Verhältnisse (s. Abb. 6).

Das fetale Blut sättigt sich erst langsam mit Alkohol, während das mütterliche Blut seinen Höchstgehalt an Alkohol zeitlich eher erreicht. Der Ausgleich ist erst nach etwa 60 Minuten erreicht. Da die Kurve aus Fällen gebildet worden ist, deren Alkoholgehalt sehr starken Schwankungen unterlag, ist das Hauptgewicht auf die Unterschiede zwischen mütterlichem und fetalem Blut zu legen, während der „Konzentrationsverlauf" nur mit Vorbehalt zu verwerten ist. Trotzdem wird die Bedeutung des im „Nebenschluß" kreisenden kindlichen Blutes ähnlich wie bei dem Beispiel des Milzblutes (s. S. 49) hinsichtlich der Geschwindigkeit der Stoffverteilung durchaus ersichtlich.

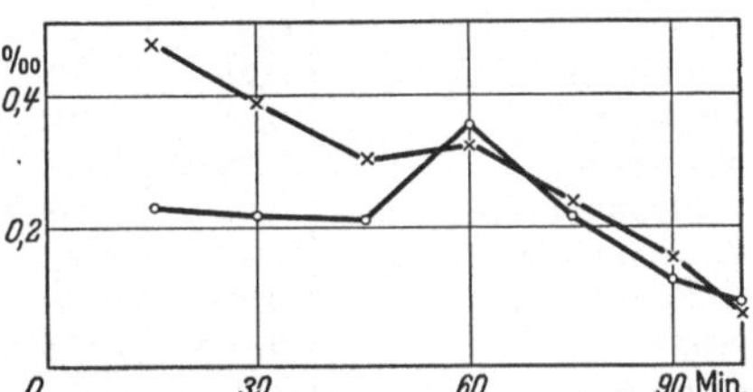

Abb. 6. Alkoholgehalt im mütterlichen und fetalen Blut (vgl. OLOW). Abszisse: Zeit nach Alkoholgabe; Ordinate: Alkoholgehalt im mütterlichen (× — ×) bzw. fetalen (o — o) Blut. (Jeweils das Mittel aus einer unterschiedlichen Zahl von Fällen.)

Das Verhalten der Metalle ist nicht einheitlich, daß aber Schwermetalle durch die Placenta zum Feten gelangen können, ist sicher erwiesen.

Blutbahn, Rückenmarkskanal. Die Einbringung von Giften in den Rückenmarkskanal sowie in die Blutbahn ist kein Vorgang, der im eigentlichen Sinne zur Giftaufnahme gehört. Nur wegen des praktischen Zusammenhangs mit den bisher erwähnten Fällen der Giftaufnahme sollen intralumbale und intravenöse Giftzufuhr als weitere Methode der Giftbeibringung angeführt werden. In beiden Fällen wird augenblicklich dem Erfolgsorgan eine maximale Giftmenge zugeführt, deren Wirkung nur noch eine Verteilungsfrage ist. Die intravenöse Zufuhr ist in vielen Fällen am Platze, wenn ein Mittel örtliche Reizwirkungen entfaltet oder wenn es im Verdauungskanal zersetzt wird. Neben der aus technischen Gründen meist üblichen intravenösen Injektion wird vielfach auch die intraarterielle Injektion für besondere Zwecke (Arteriographie) ausgeführt.

3. Folgerungen und Ergebnisse.

Aus den besprochenen Tatsachen geht hervor, daß überall besondere Aufnahmebedingungen herrschen. Infolgedessen ist auch die Aufnahmegeschwindigkeit der Gifte je nach ihrer Verabreichungsart sehr verschieden groß. Für die Wirkungsstärke der Gifte ist es aber ein wesentlicher Unterschied, ob sie kurze Zeit in hoher oder längere Zeit in niedriger Konzentration im Blut kreisen. Die Aufnahmegeschwindigkeit hängt aber nicht nur von den Aufnahmeorten ab, die wenigstens eine einigermaßen gleichförmige Funktionsweise besitzen, sondern in besonderer Weise auch von den Eigenschaften der Gifte selbst. Auf diese Weise ist das Gabenverhältnis der Gifte bei verschiedener Verabreichungsart ein für das betreffende Gift charakteristisches; seine Resorbierbarkeit, Zerstörbarkeit usw. kommen darin zum Ausdruck. Für einige bekannte Gifte zeigt die folgende Tabelle dieses Gabenverhältnis; aufgeführt ist die tödliche Dosis für Kaninchen in g/kg. Es bedarf kaum des Hinweises, daß dieses Verhältnis nicht für andere Wirkungen ohne weiteres übertragen werden kann.

Substanz	Tödliche Dosis in g/kg bei Kaninchen		
	per os	subcutan	intravenös
Veronal	0,3	0,35	0,35
Pernokton	0,38	0,18	0,007
Digitalin	0,02	0,015	0,003
Scillaren	0,0009	0,0007	0,00045
k-Strophanthin, kryst.	0,02	0,0005	0,00025
Atropinsulfat	1,45	0,6	0,07
Coffein	0,36	0,28	0,16
Strychnin	0,004	0,0005	0,0004
Chinin	1,5	0,2	0,07

(Nach Angaben von KOCHMANN, LENDLE, SOLLMANN, RHODE.)

Demnach ist es nicht möglich, die zu einer bestimmten Verabreichungsart gehörige Giftgabe nach einem allgemein gültigen Verhältnis auf andere Zufuhrarten umzurechnen.

Schon bei in vieler Hinsicht so ähnlichen Mitteln, wie Veronal und Pernokton, stellt es sich heraus, daß im ersten Fall die tödliche Dosis trotz verschiedener Art der Giftzufuhr fast gleich bleibt, während im letzgenannten erhebliche Unterschiede vorhanden sind.

III. Verteilung der Gifte.

Die „Verteilung" der Gifte umfaßt einerseits alle Vorgänge, die nach der Giftaufnahme zum Übertritt des Giftes in die einzelnen Organe und Organbestandteile (Gifttransport) führen, andererseits den fertigen Zustand einer bestimmten Verteilungsform. Die Kenntnis, welche Umstände hierbei von Bedeutung sind, ist deswegen von Belang, weil man aus therapeutischen Gründen oft wissen möchte, wohin eine Substanz gelangt bzw., wenn man die Vermeidung bestimmter Wirkungen beabsichtigt, wohin sie nicht gelangt. Es ist ferner für die Klärung des Wirkungsmechanismus der Gifte von Bedeutung, zu sehen, wieweit der Wirkungsort oder Angriffspunkt mit dem Hauptspeicherungsgebiet zusammenfällt. Das Verständnis der so mannigfaltigen Giftwirkungen und ihrer zum Teil sehr ausgesprochenen Elektivität (d. h. ihrer Wirkung nur auf eine oder wenige Funktionen) würde ja in einfachster Weise ermöglicht, wenn sich zeigen ließe, daß am Hauptangriffspunkt zugleich der größte Giftgehalt nachweisbar wäre. Es wird sich allerdings zeigen, daß diese Annahme zwar naheliegt und deswegen auch des öfteren gemacht worden ist, aber daß sie doch eine unberechtigte Erweiterung der selbstverständlichen Tatsache darstellt, daß nur aus der Wechselwirkung hinreichender Giftmengen mit dem lebenden Substrat eine Giftwirkung überhaupt zustande kommen kann. Die erwähnte Vorstellung ist eine rein mechanische, die der wechselnden Empfindlichkeit des Lebenden und seinem verschiedenartigen Verhalten keine Rechnung trägt.

1. Einfluß der Durchblutung.

Wenn ein Organ völlig aus dem Kreislauf ausgeschaltet ist, eine bei normaler Funktionsweise allerdings nur theoretisch mögliche Annahme, ist eine Giftverteilung durch Transport überhaupt ausgeschlossen; nur aus den Randbezirken können Gifte durch Diffusion allmählich in das Organinnere gelangen. Daraus folgt, daß die Durchblutungsgröße für das Ausmaß der Giftsättigung in einem Organ von großer Bedeutung ist. Wenn das Gift nicht ausgeschieden oder zerstört wird (theoretische Annahme), ist die endgültige Sättigung allerdings von der Durchblutung unabhängig, weil dafür nur die Bindungseigenschaften der einzelnen Organe und die Gifteigentümlichkeiten ausschlaggebend sind; das setzt voraus, daß die Giftbindung reversibel ist. Bei stattfindender Entgiftung ist dagegen das besser durchblutete Gewebe gegenüber schlecht versorgten Gebieten häufig relativ übersättigt, d. h. es nimmt mehr Gift auf, als dem Unterschied im Bindungsvermögen beider Gewebe entspricht.

	% $CO-Hb$ nach Versuchsdauer in Minuten				
	5	10	20	40	60
Blut . . .	20	39	56	61	63
Milzpulpa .	—	0	29	52	58

Daß nicht nur das Ausmaß der Durchströmung für die Organe wichtig ist, sondern daß ein besonderer Stromverlauf auch für das Blut selbst eigentümliche Unterschiede der Giftaufnahme bedingt, zeigt folgendes Beispiel: BARCROFT setzte Katzen einer Luft aus, die 0,14% Kohlenoxyd enthielt, das bekanntlich mit dem Hämoglobin eine chemische Bindung eingeht. Fortlaufend wurde der Gehalt an Kohlenoxydhämoglobin bestimmt, und zwar im gewöhnlichen Blut und in dem der Milzpulpa. Es wurde folgendes gefunden (s. obenstehende Tabelle).

Da Kohlenoxyd im wesentlichen nur vom Blut gebunden wird, muß das Milzblut in der Zeiteinheit weniger oft durch die Lunge fließen, denn sein Gehalt ist geringer als der des übrigen Blutes. Das ist nur vorstellbar, wenn es im Nebenschluß fließt oder zeitweise in der Milz liegen bleibt, also gewissermaßen „gespeichert" wird. Tatsächlich lehren röntgenologische und unmittelbar in vivo gemachte Beobachtungen, daß die Milz beträchtliche Volumschwankungen erfährt. Bei Verkleinerung wird Blut ausgepreßt, bei Vergrößerung „gespeichert". Es bestehen experimentelle Gründe, daß auch andere Organe, wenigstens zeitweise solche Speicherfunktionen übernehmen können. Es ist einleuchtend, daß die Entspeicherung größerer Blutmengen nach Eintritt des vorläufigen Verteilungsgleichgewichtes die Giftverteilung wieder in rückläufigem Sinne, also aus dem Gewebe ins Blut, beeinflussen muß und dadurch relativ entgiftend wirkt, wenn es sich um andere, nicht ausschließlich an das Hämoglobin gebundene Gifte handelt.

Zerlegt man in der Vorstellung Verteilung und Entgiftung — hier kommt natürlich nur Entgiftung durch Ausscheidung in Frage — in mehrere Abschnitte, so ergibt sich etwa folgendes: 1. Abschnitt der Verteilung mit relativer Übersättigung der besser durchbluteten Gebiete; 2. Abschnitt des Ausgleichs; 3. Abschnitt der relativen Übersättigung der schlechter durchbluteten Gebiete infolge Einsetzens der Entgiftung; aus gut durchbluteten Gebieten wird das Gift schneller ausgewaschen (höheres „Ausscheidungsgefälle"). VEIT und VOGT haben dies Verhalten bei der Verteilung einiger Gifte innerhalb des Zentralnervensystems zum Teil verwirklicht gefunden. Dieses Organ setzt sich aus zellreicheren und zellärmeren (statt dessen reicher an Fasern) Gebieten zusammen, wobei die Durchblutung in den zellreicheren Gebieten eine bessere ist als in den faserreichen. Zellreich sind beispielsweise die Rindengebiete in Groß- und Kleinhirn, ferner die Medulla oblongata. In der folgenden Tabelle sind die Ergebnisse von VEIT und VOGT jeweils in Vielfachen der im Rückenmark der Versuchstiere aufgefundenen Giftmenge mitgeteilt:

Abschnitt des Z.N.S.	Relative Giftmenge bei Verabreichung von					
	Chinin		Veronal		Chloralhydrat	
Rückenmark	1	1	1	1	1	1
Oblongata	1,8	1,2	2,2	1,1	1,5	0,9
Kleinhirnrinde	2,0	0,9	2,3	1,1	1,5	0,6
Mittelhirn	1,7	0,9	2,4	0,9	} 1,8	0,8
Zwischenhirn	2,1	1,1	2,3	1,0		
Caudata	2,1	1,1	1,9	0,9	—	0,5
Großhirnfasermasse . .	1,1	1,1	1,4	1,2	1,2	0,9
Großhirnrinde	2,7	1,1	2,4	1,0	1,7	0,6
Versuchsdauer	8—63′	105—360′	1 h	9½ h	10′	70′

Injiziert wurde jeweils intraperitoneal, und zwar Chinin: 25—50 mg/kg; Veronal: 0,2—0,25 g/kg; Chloralhydrat: 0,45—0,50 g/kg.

Aus den Werten der Tabelle ergibt sich ganz eindeutig ein erster Verteilungsabschnitt mit Bevorzugung der zellreichen, besser durchbluteten Gebiete; bei längerer Versuchsdauer folgt hierauf ein Abschnitt des Ausgleichs, der entweder der Ausdruck eines gleichartigen Bindungsvermögens oder bereits ein Hinweis auf die Sättigungsumkehr ist, weil die am besten durchbluteten Gewebsabschnitte nun am ersten das

Gift abgeben. Tatsächlich wird mitunter beobachtet, daß, namentlich beim Chloralhydrat, anfänglich giftarme Gebiete jetzt relativ giftreicher geworden sind.

Ähnliches fanden VEIT und VOGT auch noch bei anderen Alkaloiden, nämlich: Scopolamin, Atropin, Mezcalin, Apomorphin, Bulbocapnin und Strychnin. Immer wurden zuerst die zellreichen Gebiete von der Verteilung bevorzugt, worauf bei längerer Versuchsdauer Ausgleich erfolgte.

Aber auch ganz abgesehen von dem Einfluß der Durchblutung sind die obigen Versuche deswegen von Bedeutung, weil daraus hervorgeht, daß die verschiedenartige Wirkung der aufgezählten Mittel, die in mancher Hinsicht elektiv genannt werden kann, nicht auf einer unterschiedlichen Verteilung im Zentralnervensystem beruht. Jedenfalls gilt diese Feststellung für Abschnitte solcher Größe, wie sie hier untersucht wurden. Ob nicht im Einzelfall die besondere Giftwirkung doch auf Anreicherung in Gebieten geringerer Größe (etwa Zellen) beruhen kann, dürfte experimentell kaum mit Sicherheit zu entscheiden sein. Bis zum Beweis des Gegenteils ist es aber auch nach den soeben mitgeteilten Befunden das Wahrscheinlichere, daß die Besonderheit der Giftwirkung der genannten Stoffe auf der besonderen Empfindlichkeit gewisser Zellen des Zentralnervensystems beruht, die auf gleiche Giftkonzentrationen eben stärker ansprechen als andere.

Es ist anzunehmen, daß andere Organe mit zeitlich verschiedener Durchblutungsgröße weniger gut zu einem Vergleich des Sättigungsverlaufes geeignet sind als das Zentralnervensystem, welches eine sehr gleichmäßige Blutversorgung besitzt. Starke Unterschiede in der „Affinität" der Gewebe zum Gift oder, bezogen auf das letztere, Unterschiede der Organotropie müssen die Verhältnisse ebenfalls so stark verwischen, daß der Einfluß der Durchblutung kaum mehr erkennbar ist.

Wenn ein Gift von einem bestimmten Organ in gesteigertem Maße gebunden wird, spricht man von Giftspeicherung. Giftspeicherung tritt unabhängig von dem Ausmaß der Blutversorgung auf als Ausdruck einer besonderen Haftfestigkeit des Giftes im Speicherorgan (s. u.).

Die Transportfunktion des Blutes ist demnach zwar eine selbstverständliche Voraussetzung für die weitere Verteilung der Gifte nach ihrer Aufnahme, sie ist aber nur in besonders gelagerten Fällen (s. rectale Resorption) die Ursache für eine auch praktisch anwendbare Form der Giftverteilung.

2. Verteilung nach Löslichkeit.

Wenn man physikalisch von Verteilung spricht, meint man damit die unterschiedliche Löslichkeit eines Stoffes in zwei aneinander grenzenden Phasen (unter Phasen werden gegenseitig nicht mischbare, in sich homogene Stoffe verstanden). Verteilungsgleichgewicht herrscht, wenn in der Zeiteinheit ebenso viele Moleküle des Gelösten aus der einen in die andere Phase übertreten, wie umgekehrt. Das Verhältnis der gelösten Stoffmengen weicht im Gleichgewicht im allgemeinen von 1 ab, da die Löslichkeit in beiden Phasen verschieden groß ist. Das Verhältnis ist aber unter sonst gleichen Bedingungen konstant und unabhängig von der Konzentration, es wird daher auch Teilungskoeffizient (oder -quotient) genannt. Das folgende Beispiel (s. die Tabelle) diene zur Erläuterung (HERZ und ROTHMANN).

Unter bestimmten Bedingungen treten Abweichungen auf, insbesondere wenn eine Phase aus Wasser besteht und ein schwacher Elektrolyt sich verteilt; mit zunehmender Konzentration verringert sich der Dissoziationsgrad und verschiebt das Teilungsverhältnis zugunsten etwa des organischen Lösungsmittels, das die zweite Phase bildet. Wenn die gelösten Teilchen in den Phasen verschiedene Größen haben (durch Aneinanderlagerung von zwei oder mehr Molekülen), ist der Teilungskoeffizient auch nicht gleichmäßig, weil die Bildung von Doppelmolekülen konzentrationsabhängig ist (vgl. S. 7).

Aceton-Konzentration in Millimol in		Verteilungskoeffizient
Wasser	Trichloräthylen	Trichloräthylen : Wasser
0,16	0,19	1,21
0,35	0,36	1,03
0,65	0,72	1,10
0,94	1,03	1,09
1,39	1,56	1,13

Formal kann man auch den Adsorptionsvorgang als Verteilung behandeln, indem etwa Wasser und Kohle als zwei Phasen auftreten. Da aber in diesem Fall die Verteilung nur zwischen Wasser und Kohleoberfläche stattfindet, muß man berücksichtigen, daß es sich sachlich um etwas von Lösung Verschiedenes handelt.

Im Organismus bestehen nebeneinander wahrscheinlich drei oder vier Phasen, nämlich Wasser und Fett, die man deutlich voneinander trennen kann, und vielleicht hochmolekulare Kohlehydrate und Eiweiße. Bei den beiden letzteren ist man nicht sicher, wieweit tatsächlich eine geschlossene Phase vorliegt, denn mikroskopisch ist eine Entscheidung nicht einfach. Stärkekörperchen und Eiweißgranula können ja unterschiedliches Brechungsvermögen besitzen, ohne daß eine homogene Bildung vorliegt. Außerdem ist gerade die biologische Bedeutung dieser Strukturen offenbar nicht groß in dem Sinne, daß sie unmittelbar an den Lebensvorgängen beteiligt wären. Es handelt sich vielmehr um Anhäufung von Reservestoffen bzw. regressiven Stoffwechselprodukten (Abfälle). Im wesentlichen ist der Organismus einheitlich und stellt eine wäßrige Phase dar, in der nach Art einer Emulsion kleine Fremdphasen (Fett, Kohlehydrate, Eiweiß) eingestreut sind; man spricht in diesem Fall auch vom Wasser als der äußeren Phase.

Ob die unter bestimmten, meist sehr unbiologisch gewählten Bedingungen erzielbare Phasenumkehr künstlicher Modelle im Lebenden vorkommt, ist mehr als zweifelhaft wegen des im Vergleich zu anderen Bestandteilen überwiegenden Wassergehaltes der meisten Lebewesen.

Es soll nun an einigen praktischen Beispielen untersucht werden, wie sich die Gifte tatsächlich im Organismus verteilen, um zu sehen, wieweit hierbei eine reine Verteilung im physikalischen Sinne oder nur Konzentrationsausgleich zu finden ist.

Organ	%-Gehalt an Wasser	Relativer Gehalt an			
		Chloroform	Äther	Atebrin	Salyrgan
Blut, arteriös	79	100	—	—	1
Blut, venös	79	90	84	—	1
Lunge	79	—	—	100	4
Herz	79	70	94	30	12
Niere	83	77	80	37	100
Leber	70?	81	81	23	15
Milz	77	39	66	77	32
Großhirn	83	93	100	2	3
Kleinhirn	82	98	98	2	—
Muskel	74	44	61	2	—
Fettgewebe	30	241	310	—	—

(Nach NICLOUX, HANSEN, HECHT, MÜLLER.)

Die Chloroformwerte stammen vom Hund in tiefer Narkose; die Ätherwerte von bis zum Atemstillstand narkotisierten Kaninchen; die Atebrinwerte von einer Katze 1 Std. nach Injektion von 15 mg Atebrindihydrochlorid/kg i.m.; die Salyrganwerte von einem Hund 2 Std. nach 10 mg Salyrgan/kg i.v.

Zum Verständnis dieser Tabelle ist noch darauf hinzuweisen, daß der in der Tabelle aufgeführte Giftgehalt natürlich nur einem zeitlichen Ausschnitt aus dem Verteilungsgeschehen entspricht und daß das hier mitgeteilte Verhältnis im Giftgehalt der einzelnen Organe kein zeitlich konstantes ist. Aber davon abgesehen sind doch die wesentlichen Umstände zu erkennen. Zuerst ist auffallend, daß der Atebrin- und Salyrgangehalt der einzelnen Organe ein sehr viel unterschiedlicherer ist als bei den beiden Narkoticis; bei den letzteren liegt der Giftgehalt der Organe überall in gleicher Größenordnung mit Ausnahme des Fettgewebes.

Vergleicht man den Wassergehalt der einzelnen Organe untereinander — die Werte sind natürlich mit mehr oder weniger Recht nur als Anhaltspunkte zu verstehen wegen des verschiedenen Ernährungszustandes und der verschiedenen Tierarten —, so sind die Unterschiede im allgemeinen recht gering, jedenfalls zu gering, um die besondere Form der Verteilung beim Atebrin und Salyrgan zu erklären. Die Blutversorgung kann als ursächlicher Umstand nicht in Frage kommen, denn das Zentralnervensystem ist relativ besser durchblutet als das Herz, trotzdem letzteres mehr von Atebrin und Salyrgan aufnimmt als das Gehirn (vgl. die Durchblutungsgröße der Organe bei HÜRTHLE).

Chloroform und Äther verteilen sich offenbar ganz ihrer Löslichkeit entsprechend. Deshalb findet man im Fettgewebe einen höheren Gehalt an beiden Stoffen (Verteilung), während die übrigen Organe, wie bereits gesagt, annähernd gleichen Giftgehalt (Konzentrationsausgleich) haben; die besondere Flüchtigkeit dieser Stoffe mag gewisse Abweichungen der analytischen Daten noch erklären. Allerdings sind diese Abweichungen beim Muskelgewebe und bei der Milz im Gegensatz zu den übrigen Organen doch schon so groß, daß es sich hier offenbar um die Auswirkung einer geringeren Durchblutung bzw. der Blutspeicherung (vgl. vorstehenden Abschnitt) handelt.

In Organen, die schlecht durchblutet werden, verarmt das Blut bei geringer Stromgeschwindigkeit stärker als bei schnellem Durchlauf, ferner ist eben die in der Zeiteinheit herangeführte Giftmenge geringer; schließlich ist infolge mangelnder Capillarisation das Diffusionsgefälle verschlechtert. Gerade der Muskel zeichnet sich durch eine stark wechselnde Durchblutung aus; erst während seiner Tätigkeit füllen sich zahlreiche Capillaren, die in der Ruhe verschlossen sind. In der Ruhe ist somit der Diffusionsweg vom Blutgefäß bis zur Muskelfaser durchschnittlich größer, weil in einem bestimmten Bezirk viele Capillaren uneröffnet bleiben und ein größerer Gewebsanteil zum „Randbezirk" wird.

Wenn infolge Speicherung der Giftgehalt des Blutes geringer ist als im frei strömenden Blut, muß selbstverständlich der Giftgehalt der Organe, in denen das Blut gespeichert wird, ebenfalls geringer sein als in anderen Organen. — Es ist außerdem bemerkenswert, daß der Giftgehalt im Zentralnervensystem bei der Äther- bzw. Chloroformnarkose keineswegs sehr verschieden ist vom Gehalt der übrigen Organe.

Atebrin ist das Salz einer organischen Base, Salyrgan das Salz einer organischen Säure oder, wie man sich gelegentlich ausdrückt, das eine Gift ist „basisch", das andere „sauer". Es scheint demnach, daß die Elektrolytnatur der Gifte die Verteilung in besonderer Weise beeinflußt. Als Ergebnis der mitgeteilten Untersuchungen kann man — teilweise allerdings vorwegnehmend — zusammenfassen: Verteilung im physikalischen Sinne, d. h. reiner Löslichkeitsausgleich findet nur bei indifferenten Giften statt, während Elektrolyte und chemisch reaktionsfähige Stoffe sich entsprechend der besonderen Affinität zum Gewebe verteilen.

3. Verteilung nach chemischen bzw. elektrochemischen Affinitäten.

Eine Verteilung nach rein chemischen Affinitäten gehört im Organismus selbst zu den selteneren Fällen. Denn es ist begreiflich, daß reaktionsfähige Substanzen meist schon bei ihrer Aufnahme genügend Gelegenheit finden, um mit den Aufnahmeorganen Bindungen einzugehen. Doch sind die Kohlenoxydvergiftung und die Blausäurewirkung Beispiele dafür, daß solche Fälle immerhin vorkommen können. Es handelt sich aber im wesentlichen um pharmakologische Vorgänge spezieller Art, die hier nicht zu erörtern sind.

Viel zahlreicher sind die Bedingungen untersucht, unter denen salzartige Stoffe von den Zellen aufgenommen werden. Es zeigt sich, daß bereits bei den einzelnen Zellarten in dieser Hinsicht Unterschiede zu beobachten sind. Das tritt meist so in Erscheinung, daß bei bestimmten Bedingungen „saure" Gifte wenig oder gar nicht, „basische" Gifte dagegen reichlich aufgenommen werden oder umgekehrt. Es ist aber wichtig, daß man diese Bedingungen so ändern kann, daß vorher wenig oder gar nicht aufgenommene Stoffe nun gut aufgenommen werden, daß umgekehrt die vorher reichlich gebundenen nun wenig oder gar nicht mehr zur Aufnahme gelangen. Die Ursache liegt in der Höhe der Wasserstoffzahl der die Zelle umgebenden Flüssigkeit. Ein Versuchsbeispiel mag die unterschiedliche Aufnahme von Säuren und Basen durch Hefezellen zeigen (AXMACHER):

Substanz	Eingesetzt in mg/15 cm³	Aufgenommen in mg bei		
		$[H^{\cdot}] = 3{,}3 \cdot 10^{-2}$	$[H^{\cdot}] = 10^{-7}$	$[H^{\cdot}] = 3 \cdot 10^{-12}$
p-Toluidin	7,75	0	0,07	2,95
Anilin-HCl	9,39	0	0	2,67
Salicylsäure . . .	10,0	9,95	7,05	0
Nitrobenzoesäure .	12,5	7,02	3,46	2,81

Die Unterschiede der Reaktion sind absichtlich viel größer gewählt, als sie im Organismus jemals zu beobachten sind, um die Abweichungen deutlicher hervortreten zu lassen. Es zeigt sich, daß Basen bzw. ihre Salze besser bei alkalischer Reaktion aufgenommen werden und Säuren oder ihre Salze besser bei saurer Reaktion. Was für die einzelnen Zellen gilt, hatte ZIPF an einem intakten Organ zeigen können, nämlich an der überlebenden Schildkrötenleber, die bei Durchströmung mit physiologischer Salzlösung unter geeigneten Bedingungen stundenlang funktionsfähig bleibt.

Der Durchströmungsflüssigkeit wurde eine Base (Cocain) oder eine Säure (Salicylsäure) zugesetzt und durch entsprechende Wahl des Puffergemisches saure, neutrale oder alkalische Reaktion hergestellt; als Puffergemisch diente eine Lösung von sekundärem und primärem Natriumphosphat bzw. Kaliumphosphat, deren $[H^{\cdot}]$ um so größer ist, je größer der Anteil des primären Phosphats ist. Nach der Durchströmung wurde der Giftgehalt der Lösung bestimmt.

Das Ergebnis war folgendes:

Lösung	pH der Lösung		Gehalt in mg		Aufnahme bzw. Abgabe (−) in %
	vorher	nachher	vorher	nachher	
Mit Cocain	7,3	7,3	27	19	30
Ohne Cocain	8,2	7,8	0	Spur	—
Mit Cocain	8,2	7,9	15,4	4,2	73
Ohne Cocain	3,2	4,1	0	14,7	− 77
Mit Salicylat	7,3	7,2	40	36	10
Ohne Salicylat . . .	7,9	7,7	0	Spur	—
Ohne Salicylat . . .	5,4	6,1	0	0	0
Mit Salicylat	5,4	5,8	40	24,4	39

Es zeigt sich also entsprechend den Versuchen, die vorher beschrieben
sind, daß das basische Cocain bei alkalischer Reaktion besser aufgenommen wird als bei neutraler; es wird umgekehrt wohl von saurer,
aber nicht von alkalischer Lösung wieder ausgewaschen. Salicylsäure
wird bei neutraler Reaktion weniger gut aufgenommen als bei saurer;
mit alkalischer Lösung wird zwar nur wenig wieder ausgewaschen, aber
die im Organ befindliche Menge ist an sich sehr gering. Möglicherweise
wäre bei stärker alkalischer Reaktion noch mehr ausgetreten, denn auch
bei Hefezellen (s. oben) zeigte sich im Neutralpunkt noch eine bemerkenswert starke Bindung.

Man kann also für die Art der Bindung von Elektrolyten sowohl
für das ganze Organ wie für die einzelnen Zellen einen gleichen Mechanismus voraussetzen. Ob in vivo Änderungen der Reaktionsbedingungen
vorkommen, die ebenso groß sind wie in den Versuchen, kann wohl mit
Recht bezweifelt werden, denn die Pufferungsfähigkeit des Blutes und
des Gewebes verhindert das. Dieses Vermögen geht aus den p_H-Werten,
vor und nach Durchströmung sehr schön hervor, und das läßt erkennen,
daß das lebende Gewebe immer bemüht ist die Normalreaktion wieder-
herzustellen. Trotzdem kann man aus den künstlichen Bedingungen des
Versuches entnehmen, wie die Bindung im normalen Gewebe vor sich
gehen muß. Die Dissoziation schwacher Basen wird in alkalischer, die
schwacher Säuren in saurer Lösung zurückgedrängt. Man könnte nun
schließen, daß gerade die undissoziierten Moleküle besonders leicht in
die Zelle eindringen können. Die Lipoidtheorie der Zellmembran deutet
diesen Befund sogar in ihrem Sinne, d. h. sie nimmt an, daß überhaupt
erst das ungeladene Molekül durch die Lipoidhaut in das Zellinnere eintreten kann. Dazu ist zu bemerken, daß diese Annahme zwei unbe-
wiesene Dinge voraussetzt, nämlich einmal, daß die Gifte in das Zellinnere eindringen und zweitens, daß die Zellmembran sich wie eine Lipoidhaut verhält.

Bevor hierzu Stellung genommen wird, sollen andere Erfahrungen
mitgeteilt werden, die zur Klärung der Bindungsweise der elektrolytartigen Gifte dienen können. Rohde konnte zeigen, daß angesäuerte
Gelatine saure Farbstoffe stärker speichert als basische, während alkalische Gelatine sich umgekehrt verhält. Bethe fand, daß dieses Verhalten nicht nur für den Gelzustand gilt; er zeigte, daß sowohl die Anreicherung in einem Eiweißsol wie auch der Durchtritt durch eine Per-
gamentmembran z. B. bei saurer Reaktion für saure Farbstoffe beschleunigt erfolgt.

Unter einem Sol versteht man eine bei gewöhnlicher Temperatur flüssige
kolloidale Lösung, die bei Steigerung der Konzentration oder Erniedrigung der
Temperatur in eine starre Lösung, ein Gel übergeht. Es handelt sich aber nicht
um Ähnliches wie beim Erstarren eines Glas-Schmelzflusses, denn gelöste Teilchen
können sich noch gut im Gel bewegen.

Aus diesen Tatsachen geht jedenfalls so viel hervor, daß die Bindung der Elektrolyte durch die Zelle mit der Frage des Eintritts in die Zelle und der Beschaffenheit ihrer Grenzmembran unmittelbar überhaupt nichts zu tun hat. Vielmehr muß nun einmal die Rolle des Eiweiß betrachtet werden. In saurer Lösung (bezogen auf den isoelektrischen Punkt des Eiweiß) ist das Eiweiß als Base vorhanden, in alkalischer als Säure. Nimmt man einmal den Fall der Aufnahme eines sauren Farbstoffes — Farbstoffe werden aus analytischen Gründen für solche Versuche gern benutzt —, so ist dieser als Sulfosäure z. B. in beiden Fällen dissoziiert; andere, wie sulfosaure Farbstoffe werden kaum benutzt. Es ist leicht verständlich, daß in saurer Lösung der Farbstoff als Sulfosäure mit dem basischen Eiweiß in Bindung (Salzbildung) tritt, daß er aber in alkalischer Lösung nicht mit dem sauren Eiweiß reagiert; andernfalls müßte ja bei alkalischer Reaktion entweder die schwächere Säure, nämlich das Eiweiß, die stärkere Säure, nämlich die Sulfosäure aus ihrer Alkalibindung verdrängen oder es müßte die aus elektrostatischen Gründen schlecht mögliche Bindung von saurem Farbstoff an Eiweißsäure erfolgen. Die Bindung saurer Gifte an Eiweiß, soweit sie die Salze mäßig oder sehr starker Säuren sind, und die Abhängigkeit der Bindung von der Reaktion ist als einfache Salzbildung gut zu verstehen. Für die basischen Gifte gilt diese Überlegung nicht einfach in umgekehrten Sinne, denn es handelt sich meist um die Salze sehr schwacher Basen. Bei alkalischer Reaktion — hierbei ist die Aufnahme basischer Gifte durch Eiweiß gut — liegt zwar das Eiweiß als Säure vor, aber die Dissoziation der Giftbase ist soweit zurückgedrängt, daß eine salzartige Bindung einfacher Art nicht zustande kommen kann. Es ist aber denkbar, daß die mit steigender Alkalinität der Lösung zunehmende Ionisierung des Eiweiß als Anion doch in anderen elektrischen oder chemischen Wechselbeziehungen zur Giftbase zum Ausdruck kommt. Wahrscheinlich wird durch die alkalische Reaktion die Dispersität der Giftbase vermindert. Es ist vorstellbar, daß positiv geladene Teilchen der Base, sofern vorhanden, von negativem Eiweiß gebunden werden können. Man könnte dann bei der Giftbase von entliehener Ladung sprechen, insoweit diese Teilchen nicht ihrer Dissoziation, sondern der Wechselwirkung mit dem Lösungsmittel oder gelösten Salzen möglicherweise ihre Ladung verdanken.

Es ergibt sich aus den experimentellen Unterlagen, daß alle Gifte, die zugleich Elektrolyte sind, offenbar auf Grund besonderer elektrischer Affinitäten vom lebenden Gewebe gebunden werden, sofern sie überhaupt in dazu geeigneten Bedingungen sich befinden; diese Bindung erfolgt in erster Linie an Eiweiß. Wenn man unter diesem Gesichtspunkt nochmals die Bindung von Atebrin und Salyrgan in den Organen betrachtet (s. S. 53), ist allerdings von einem typischen Unterschied nichts zu sehen etwa in dem Sinne, daß ein Organ dieses, ein anderes Organ jenes Gift auf Grund ihrer verschiedenen Ladung elektiv aufnimmt. Bei der fast neutralen

Reaktion des Warmblüterorganismus und bei dem zusammengesetzten Bau der Organe sind solche Unterschiede nicht zu erwarten. Es bestehen allerdings bemerkenswerte quantitative Unterschiede im Bindungsvermögen; während die Lunge und die Milz viel Atebrin aufnehmen, ist das beim Salyrgan nicht der Fall. Es ist wahrscheinlich, daß neben anderen Moleküleigenschaften des Giftes für diese eigentümliche Verteilungsform die elektrische Ladung der Zelle oder ihrer Membran einerseits, die Ladung des Giftes andererseits nicht zuletzt verantwortlich zu machen sind.

4. Die Aufnahme der Gifte in die Zelle (Permeabilität).

Die Bindung von Giften durch Organe und einzelne Zellen ist noch kein Beweis dafür, daß das Gift auch in das Zellinnere eindringt. Dieser letzte Schritt der Giftverteilung bedarf noch einer kurzen Betrachtung. Insoweit die Zelle wie das Blut im wesentlichen auch eine wäßrige Phase ist, handelt es sich zwar im physikalischen Sinne (s. oben) nicht vorwiegend um eine Verteilung, sondern um einen Konzentrationsausgleich, gegebenenfalls auch um einen phagocytären Vorgang. Zunächst fragt sich, ob der Konzentrationsausgleich in Richtung auf das Zellinnere kontinuierlich erfolgt oder ob zwischen Zellinhalt und Umgebung eine Membran mit besonderen Eigenschaften liegt.

a) Die Zellmembran.

Wenn bisher mehrfach von einer Zellmembran gesprochen wurde, so ist diese Bezeichnung in dem Sinne zu verstehen, daß die Zelle sich gegenüber dem Eindringen gewisser Gifte so *verhält*, als ob sie von einer Membran umgeben wäre. Irgendwelche histologischen Anhaltspunkte dafür, daß alle Zellen durch eine besonders strukturierte, dauernd bestehende Membran gewissermaßen eingehüllt seien, bestehen nicht. Die sehr wechselnde Oberfläche frei beweglicher Zellen im Vergleich zu ihrer Ruheform, etwa die Pseudopodienbildung von Amöben, beweist im Gegenteil, daß die eigentümliche Fähigkeit membranartige Eigenschaften zu bilden, allen Teilen des Protoplasmas zukommen muß. Allerdings kommt es auch vor, daß innerhalb eines Gewebsverbandes und einzeln die Zellen selbst histologisch als Membran erscheinende Strukturen ausbilden können. Da jenseits der Grenzen mikroskopischer Sichtbarkeit Strukturen vorhanden sein können, muß der Nachdruck auf das Verhalten der Zellen gelegt werden; hier spricht folgendes für das Bestehen einer besonderen Membran (vgl. auch BAYLISS):

1. Das osmotische Verhalten;
2. Konzentrationsdifferenzen zwischen Zelle und Umgebung;
3. Verhalten bei Bestimmung der Leitfähigkeit;
4. Verhalten bei Verletzung.

Zellen verhalten sich unter bestimmten Bedingungen wie ein Osmometer mit einer semipermeablen, d. h. nur für Wasser durchlässigen, Membran. Änderung der molaren Konzentration der umgebenden Lösung rufen entsprechende Änderungen im Zellvolumen hervor. In hypertonischen Lösungen schrumpfen die Zellen infolge osmotischen Wasserentzugs, in hypotonischen schwellen sie an, wobei es zu Zerstörung der normalen Struktur kommen kann (z. B. Hämolyse). SIEBECK zeigte an Nierenepithelien, daß das auch für Zellen gilt, die aus einem Gewebsverband stammen. Daß es sich hier nicht um Quellungs- oder Entquellungsvorgänge handelt, geht daraus hervor, daß die verschiedenen Salze unabhängig von ihrer Stellung in der „lyotropen" Reihe (diese ist ein Maß für die Wirksamkeit der Salze auf Quellungsvorgänge) nur auf Grund der jeweiligen Konzentration wirken.

Bestimmte Konzentrationsunterschiede zwischen Zelle und umgebender Lösung (Blut) lassen sich nur so deuten, daß man eine Zelloberfläche annimmt, die normalerweise für die betreffenden Stoffe nicht durchgängig ist. Sehr charakteristisch ist der Unterschied im Kalium- bzw. Natriumgehalt zwischen Erythrocyten und Blutplasma (ABDERHALDEN), siehe nebenstehende Tabelle.

	Prozentgehalt in	
	Plasma	Erythrocyten
Kalium . .	0,026	0,52
Natrium .	0,44	~ 0

Auch zwischen Muskelzellen und Blutplasma bestehen bemerkenswerte Unterschiede im Elektrolytgehalt. Die genannten Unterschiede sprechen zugleich dafür, daß die Zellmembran in beiden Richtungen beschränkt durchlässig sein muß, denn sonst würde z. B. aus den Erythrocyten Kalium austreten und umgekehrt Natrium in sie einwandern.

Durch Leitfähigkeitsbestimmungen konnte gezeigt werden, daß ein großer Teil der Salze im Zellinnern in frei diffusibler Form vorliegen muß (HÖBER). Dieses Ergebnis konnte nur durch Anwendung einer besonderen Methode erhalten werden. Wenn man statt dessen mit niederfrequentem Wechselstrom die Leitfähigkeit zu bestimmen sucht (etwa mit der bekannten Methode von KOHLRAUSCH), bekommt man infolge Polarisation sehr niedrige Werte, so daß man auf einen Widerstand schließen muß, der den Elektrolyten die Bewegung im Spannungsgefälle erschwert.

Wenn man mittels eines Mikromanipulators eine bestimmte Eizelle ansticht, dann läuft das Zellinnere aus und es bleibt eine geschrumpfte Hülle zurück. Es ist bemerkenswert, daß das ausgeflossene Plasma weder mit noch ohne Kern befruchtungsfähig ist, während die Außenschicht befruchtungs- und teilungsfähig bleibt (CHAMBERS). Das spricht also für eine weitgehende Differenzierung des Endo- bzw. Ektoplasmas. Eine noch weitergehende Differenzierung der Zelloberfläche geht aus Versuchen von JENSEN mit Orbitolithen hervor (s. auch S. 101).

Die genannten Befunde sind Veranlassung, das Bestehen einer Zellmembran wenigstens im funktionellen Sinne als gegeben zu betrachten.

b) Eintritt von Giften in die Zelle.

Wenn es sich um gefärbte Stoffe handelt, kann der Eintritt in die lebende Zelle mikroskopisch verfolgt werden. Die Vitalfärbung hat deshalb viele wertvolle Aufschlüsse über die Permeabilität gebracht. Eine der wichtigsten Feststellungen ist die, daß die Zelle sowohl saure als auch basische Farbstoffe aufnehmen kann, allerdings gelingt die Vitalfärbung am ehesten mit basischen, seltener mit sauren Farbstoffen (vgl. v. TSCHERMAK). Es gibt Zellen, die nur basische Farbstoffe aufnehmen; wenn sie aber saure Farbstoffe aufnehmen, kann man sie in jedem Fall — die Bedingungen des Organismus vorausgesetzt — auch mit basischen Stoffen anfärben. Die Aufnahme ist nicht von der besonderen chemischen Konstitution der Gifte abhängig, sondern von physikalisch-chemischen Eigenschaften (SCHULEMANN). Im allgemeinen erstreckt sich die Vitalfärbung nicht diffus über die ganze Zelle, sondern bestimmte Abschnitte werden „elektiv" gefärbt. Die Aufnahme basischer und saurer Farbstoffe ist deutlich verschieden von einer nur oberflächlichen Bindung an der Zellaußenseite.

Aus der Tatsache des Eindringens gewisser Farbstoffsulfosäuren kann man folgern, daß die Zellmembran nicht aus einer geschlossenen Lipoidhülle aufgebaut sein kann, denn Sulfosäuren sind als starke Elektrolyte in Lipoiden unlöslich. Nimmt man eine in qualitativer Hinsicht weitgehend gleichförmige Verteilung aller Zellbestandteile als wahrscheinlich an, kann man das Vorkommen auch von Eiweißteilchen an der Zellaußenseite voraussetzen. Dieser Umstand würde jedenfalls erklären, warum basische und elektrisch neutrale Moleküle leichter in die Zelle eindringen können als saure. Denn da die gelösten Teilchen sich zwischen den Eiweißmolekülen hindurchwinden müssen, übt das bei gewöhnlicher Blutreaktion negativ geladenen Eiweiß auf den Durchtritt saurer Stoffe aus elektrostatischen Gründen einen hemmenden Einfluß aus.

Ein grundsätzlich wichtiges Ergebnis der Versuche über Vitalfärbung besteht darin, daß die Anwesenheit eines Giftes in der Zelle keineswegs in jedem Falle zu sichtbaren Wirkungen oder gar Schädigungen führen muß. Ein isoliertes Froschherz kann z. B. in stark angefärbtem Zustand geraume Zeit in anscheinend normaler Weise schlagen, wenn geeignete Farbstoffe gewählt werden.

Die Aufnahme von ungefärbten Stoffen kann man abgesehen von analytischen Methoden auch aus dem osmotischen Verhalten der Zellen erschließen. Das plasmolytische Verfahren beruht darauf, daß man durch Einbringen der Zellen in hypertonische Lösungen Plasmolyse infolge osmotischen Wasserentzugs hervorruft (bei pflanzlichen Zellen mit gesonderter Cellulosehülle) und beobachtet, ob und in welcher Zeit sich die

Plasmolyse zurückbildet. Die Schnelligkeit, mit der die etwaige Rückbildung stattfindet, ist ein Maß für die Einwanderungsgeschwindigkeit des gelösten Stoffes. Man kann auch die Zelle in isotonische Lösungen eines einzelnen Stoffes bringen. Dringt dieser Stoff in die Zelle ein, so zeigt die Zelle Volumvermehrung, weil die Außenlösung dann osmotisch unwirksam geworden ist; im Zellinnern befinden sich dagegen noch zusätzlich osmotisch wirksame Elektrolyte. Bei solchen Versuchen ließ sich feststellen, daß der Durchtritt stark dissoziierter Elektrolyte durch die Zellmembran im allgemeinen schwierig ist. Das gilt in besonderem Maße für freie Säuren und Basen. BETHE fand z. B., daß mit Neutralrot (einem gut eindringenden und wenig schädlichen Vitalfarbstoff), entsprechend der etwa neutralen Reaktion des Zellinnern, orangerot gefärbte Medusen auch nach längerem Verweilen in verdünnten Säurebzw. Alkalilösungen keinen Farbumschlag nach rot oder gelb zeigten, obwohl das Verhalten der Medusen dadurch deutlich beeinflußt wurde (s. auch S. 100). Auf den Unterschied im Ionengehalt von Erythrocyten und Blutplasma wurde oben bereits hingewiesen.

Auf die Bedeutung der Teilchengröße und der Lipoidlöslichkeit für die Aufnahme von elektrisch neutralen Verbindungen wurde schon an anderer Stelle eingegangen (s. S. 6). Dort wurden auch die Gründe für das besondere Verhalten von Elektrolyten bzw. Anelektrolyten dargelegt.

c) Beeinflussung der Permeabilität.

Die Giftdurchlässigkeit der Zelloberfläche ist den verschiedensten inneren und äußeren Einflüssen unterworfen, also keine unveränderliche Eigenschaft. Von äußeren Einflüssen seien insbesondere der Elektrolytgehalt der umgebenden Lösung, deren Wasserstoffionenkonzentration und die Anwesenheit von Giften (namentlich narkotischen) erwähnt. Daß die Zelle aktiv an der Durchlässigkeit beteiligt ist, geht auch daraus hervor, daß nach ihrem Tode die Permeabilität allgemein vergrößert ist. Passiv ist die Durchlässigkeit also nur in dem Sinne, daß kein Unterschied in der Nützlichkeit oder Schädlichkeit der eintretenden Substanzen gemacht wird. Die Art der Aufnahme von Giften unterscheidet sich ebenso wie die Stoffabgabe bei lebenden Zellen sehr eindeutig von leblosen Systemen.

Ein sinnfälliges Beispiel für die Bedeutung äußerer Umstände bei der Zelldurchlässigkeit ist folgendes (BAYLISS): Scheiben von Daucus carota (Mohrrübe) lassen ihren Farbstoff nicht bei Einlegen in Leitungswasser austreten, wohl aber, wenn man statt dessen eine annähernd isotonische (1,8%) Kochsalzlösung benutzt. Gibt man zur Kochsalzlösung Calciumchlorid zu einem Gehalt von 0,17%, bleibt der Austritt des Farbstoffes aus. HARVEY fand, daß starke Basen in mit Neutralrot gefärbte Seeigeleier eindringen können, wenn die Zellen mit Chloroform narkotisiert werden.

Schon die sich vielfach widersprechenden Angaben über die Aufnahme physiologischer und körperfremder Substanzen deuten in gewissem Sinne darauf hin, daß der Austausch Zellinneres $\rightleftarrows$ Umgebung funktionellem Wechsel unterliegt.

Die zu derartigen Untersuchungen häufig benutzten Erythrocyten sind aber vielleicht nicht das geeignetste Objekt, denn bereits durch ihren Kernverlust sind sie als eine Zellart besonderer biologischer Bedeutung gekennzeichnet.

Für die Schnelligkeit, mit der die Durchlässigkeit der Zellmembran sich ändern kann, gibt es ein Beispiel histologischer Art: Sofort nach Befruchtung einer Eizelle durch einen Samenfaden können weitere nicht mehr eindringen. Es ist wahrscheinlich, daß sich in submikroskopischem Bereich derartige Umstellungen auch finden. Bekannt ist jedenfalls, daß auch die Elektrolytdurchlässigkeit nach der Befruchtung geändert ist (v. TSCHERMAK).

Einer der wichtigsten Befunde über funktionellen Wechsel der Zellpermeabilität ist der, daß der Zustand der Erregung mit einer Änderung der Durchlässigkeit verbunden ist. EMBDEN und ADLER fanden, daß die Phosphorsäureabgabe des direkt gereizten Froschmuskels größer ist als die des ruhenden. Derartige Permeabilitätsänderungen wurden unter den verschiedensten Reizbedingungen und an den verschiedensten Objekten mehrfach beobachtet. Allerdings wurde nicht immer die gleiche Änderung der Durchlässigkeit gefunden. So sahen ERNST und FRICKER bei indirekter Muskelreizung, die sicherlich dem physiologischen Ablauf näherkommt, keine Zunahme der Phosphatabgabe des Muskels. Manches spricht dafür, daß umgekehrt sogar eine Erniedrigung der Permeabilität mit der Erregung einhergeht. Somit soll der Nachdruck auf der Feststellung liegen, daß die Durchlässigkeit in einem bestimmten Abschnitt der Tätigkeit überhaupt Schwankungen unterliegt.

5. Speicherung von Giften.

Vergleicht man die tödlichen Gaben herzwirksamer Glykoside am Gesamttier mit denen, die im Herz-Lungenpräparat das Herz vergiften, so findet man, daß durchweg das Herz etwa 10% der Gesamtglykosidmenge verbraucht (ROTHLIN). Da nach besonderen Feststellungen von WEESE die Lunge kein Glykosid bindet, kann man unter Berücksichtigung des Gewichtsverhältnisses des Herzens zum Gesamtorganismus sagen, daß das Herz etwa das 20fache des seinem Eigengewicht entsprechenden Giftanteils bindet. Diese Erscheinung nennt man Giftspeicherung. Wenn man von Giftspeicherung spricht, kann es sich nur um die Feststellung eines Tatbestandes und nicht um eine Erklärung handeln, aber wegen der praktischen Bedeutung dieses Begriffes soll er kurz behandelt werden.

Giftspeicherung wird zweckmäßigerweise jede Form der Giftverteilung genannt, die trotz Unterschiedes der Giftanteile der Organe nicht auf unterschiedlicher Löslichkeit beruht; man könnte auch von physiologischer bzw. physikalisch-chemischer Verteilung im Gegensatz zur physikalischen Verteilung sprechen. Die Ursachen für die Speicherung sind besondere chemische, elektrische oder allgemeiner gesagt, physikalisch-chemische Affinitäten. Es besteht somit sachlich kein Gegensatz zu den bereits im Abschnitt 3 besprochenen Erscheinungen.

Insbesondere findet der Ausdruck Giftspeicherung Anwendung für die Aufnahme von nicht in echter Lösung befindlichen Giften, also von Kolloiden, und für die nachträgliche Änderung der Dispersität vorher gelöster Gifte im Zellinnern. Es hat sich herausgestellt, daß an der Aufnahme kolloider Metalle z. B., die in die Blutbahn injiziert werden, besondere Zellen beteiligt sind, die deshalb auch Speicherzellen genannt werden. Diese Zellen kommen in vielen Organen vor und bilden zusammen das Reticuloendothel. Bei gewissen in die Zellen eingedrungenen Farbstoffen war unter dem Einfluß von Salzen usw. eine Ausflockung (vgl. SCHULEMANN) zu beobachten, die häufig als granuläre Speicherung beschrieben wird und nicht mit der Färbung vorgebildeter zelleigener Granula zu verwechseln ist.

Die Speicherung gewisser Stoffe kann vollkommen reaktionslos verlaufen. Man kann nach längerer Behandlung mit Silbersalzen eine Silberspeicherung, die sog. Argyrosis, beobachten, die trotz hochgradiger Verfärbung der Haut und innerer Organe keine Symptome macht. Ähnlich ist bei der fast physiologisch zu nennenden Ablagerung von Ruß und Gesteinsstaub in den bronchialen Lymphknoten innerhalb gewisser Grenzen keine Rede von schädlichen Wirkungen.

Die Speicherungsorte sind je nach den Besonderheiten des gespeicherten Stoffes verschieden. Man kennt unter anderem eine Speicherung von Alizarin, dem Wurzelfarbstoff des Krapps, in den Knochen, insbesondere den Wachstumszonen bei jungen Tieren. Eine ähnliche Bevorzugung des Skelets fanden FIKENTSCHER und Mitarbeiter nach Injektion von Uroporphyrin. Bei chronischer Bleivergiftung findet sich häufig als charakteristisches Merkmal der Bleisaum am Zahnfleisch bedingt durch Fällung unlöslicher Bleiverbindungen. Längere Wismutbehandlung (Luestherapie) führt gelegentlich zum Wismutsaum, während die Argyrie durch mehr flächenhafte Ausdehnung in der Mundschleimhaut gekennzeichnet ist.

Bei der Speicherung spielen fraglos phagocytäre Vorgänge eine große Rolle. Es ist sicher, daß viele Fremdstoffe wegen ihrer Größe auf diesem Wege und nicht durch die Poren der Zellmembran aufgenommen werden. SCHULEMANN sieht sogar fließende Übergänge von der Aufnahme gut diffusibler Teilchen zur Aufnahme mikroskopisch wahrnehmbarer. Wenn man berücksichtigt, in wie spezifischer Weise die phagocytäre Kraft von Immunseren gesteigert ist, muß man allerdings auf Vorgänge schließen, die mit der relativ rohen Beeinflussung der Zellpermeabilität auf anderem Wege nur wenig gemein haben; dadurch wird die Phagocytose zu einem ganz besonderen Vorgang gestempelt.

IV. Ausscheidung der Gifte.

Die weitgehende anatomische und funktionelle Differenzierung der Organe bedingt für die Gesamtheit der Ausscheidungsvorgänge ein sehr buntes Bild, das den Eindruck erwecken könnte, als ob vielerlei spezifische Ausscheidungsmechanismen vorhanden seien. Das ist nun zweifellos nur in gewissem Sinne richtig. Die besondere Lage und Funktionsweise eines Organs bedingt vielmehr in einem Fall, daß die rückläufig die Zelle verlassenden Gifte nach außen gelangen können, während sie im anderen Fall ans Blut abgegeben werden. Niemand wird aus der Tatsache, daß gewisse Gifte während einer vorübergehenden Tätigkeit der Brustdrüse auch in der Milch erscheinen, folgern, daß die Brustdrüse ein eigentliches Ausscheidungsorgan für die betreffenden Stoffe ist.

Andererseits würde man manche Organe, deren Ausscheidungen nur an die innere Oberfläche des Körpers, also vorzugsweise in den Darm, gelangen, für bestimmte Gifte als ausgezeichnete Ausscheidungsorgane bezeichnen können, wenn nicht in tiefer gelegenen Darmabschnitten immer wieder von neuem Gelegenheit zur Rückresorption vorhanden wäre. Die biologische Bedeutung als Ausscheidungsorgan ist vielfach ganz anders zu werten, als die tatsächliche Ausscheidungsleistung; erst die endgültige Entfernung aus dem Körper gilt als der eigentliche Gradmesser. Der mehr oder weniger ausgesprochen innere Kreislauf mancher Gifte erhält eine praktische Bedeutung auch dadurch, daß man an den Orten der Ausscheidung nicht selten mit besonders starker Giftwirkung rechnen kann wegen der vorübergehenden Anreicherung ausgeschiedener Stoffe; manche örtliche. Schädigungen könnten dadurch erklärt werden.

Es ist nicht wahrscheinlich, daß bei der Ausscheidung der Gifte grundsätzlich andere Kräfte und Vorgänge von Bedeutung sind wie bei ihrer Aufnahme. Aber die Betrachtung des Giftabstroms erweitert die Vorstellung über die Art und Weise, wie die Zelle oder der Organismus den Stoffaustausch mit der Umwelt vollziehen, und lehrt aufs Neue, daß neben physikalisch deutbaren Vorgängen das Leben eine selbstregulative Tätigkeit entfaltet, die vorerst nicht einfach erklärbar ist. Daneben hat die Erörterung der Ausscheidungsvorgänge, wie sich noch zeigen wird, eine große praktische Bedeutung.

1. Ausscheidung durch die Lunge.

Alle flüchtigen, d. h. niedrig siedenden Gifte, die also auch aus ihrer wäßrigen Lösung leicht verdampfen, werden bevorzugt in der Lunge ausgeschieden. Hier sind genau die gleichen Bedingungen wie bei einer Lösung, d. h. das gifthaltige Blut grenzt nur durch eine dünne Zell-

schicht getrennt unmittelbar an Luft. Durch die Atmung wird die
Alveolarluft ständig erneuert und es wird dauernd mit dem Blutstrom
eine höhere Giftkonzentration zugeführt, als sie in dem abfließenden
Blut herrscht. So ist das relative Konzentrationsgefälle in Richtung auf
die Alveolarluft immer das bestmöglichste. Es ist in ärztlicher Hinsicht
wichtig, daß man in diesen Ausscheidungsmechanismus in sonst nicht
erreichbarer Weise von außen eingreifen kann, nämlich durch die künstliche Atmung. In vielen Fällen ungewollter Narkosevertiefung mit bereits eingetretenem Atemstillstand kann man bei noch leidlich funktio-
nierendem Kreislauf den für die Gleichmäßigkeit des Konzentrationsgefälles nach außen so wichtigen Faktor, die Erneuerung der Alveolarluft,
künstlich herbeiführen. Damit wird also nicht nur für die Zufuhr des
primär wichtigen Sauerstoffs gesorgt, sondern jene Ursache, die die Be-
friedigung des Sauerstoffbedarfs hemmt, beseitigt. Für die Ausscheidungsvorgänge in der Lunge sind hauptsächlich folgende Umstände maßgebend:
1. Das Herzminutenvolumen; 2. das Atemvolumen; 3. die Konzentration des flüchtigen Giftes und 4. sein Siedepunkt.

Liegt aus irgendeinem Grunde ein Versagen des Herzmuskels vor,
so wird der Kreislauf insuffizient, d. h. der Umlauf ist verlangsamt. Das
führt selbst bei künstlicher Atmung dazu, daß die Ausscheidung langsamer
verläuft als bei großem Minutenvolumen, wo in gleicher Zeit die gifthaltige Blutmenge mehrfach in der Lunge zum Austausch gelangt. In
diesem Fall kann eine beschleunigte Ausscheidung des flüchtigen Giftes
nur durch ein Mittel erreicht werden, welches das Herz antreibt und dadurch das Minutenvolumen steigert, kaum aber durch eine Steigerung
der Atmung (wenn nicht die Herzleistung noch relativ gut ist). Ist der
Kreislauf aus einem anderen Grunde verschlechtert, etwa infolge narkotischer Lähmung des Vasomotorenzentrums und damit einhergehender
Verringerung des Blutangebotes an das Herz, muß ein zentral erregendes
Mittel versucht werden, wenn man die Giftausscheidung durch die Lunge
steigern will.

Sofern die Atmung spontan abläuft, geht die Ausscheidung flüchtiger
Gifte von selbst vonstatten. Aber auch dann kann es erwünscht sein,
diesen Vorgang zu beschleunigen. In einfachster Weise kann man das
Atemvolumen durch Steigerung des natürlichen Atemreizes, nämlich Erhöhung der Kohlensäurespannung im Blut durch Beimischung von
Kohlensäure zur Atemluft, heraufsetzen. Denn je frequenter und tiefer
die Atmung ist, um so vollständiger ist die Erneuerung der Aveolarluft
und das wirkt sich in einer Erhöhung des Konzentrationsgefälles für das
flüchtige Gift aus. Ist die Anwendung von Kohlensäure aus bestimmten
Gründen unerwünscht oder unmöglich, kann das Atemvolumen durch ein
das Atemzentrum erregendes Mittel gesteigert werden. In der Leistungs-
fähigkeit des Kreislaufs findet aber die Nützlichkeit der Atemvolum-
steigerung eine bestimmte Grenze.

Je höher die Konzentration eines flüchtigen Stoffes im Blut ist, um so länger dauert selbstverständlich die Ausscheidung, um so größer ist allerdings auch die Ausscheidungsgeschwindigkeit. Denn je mehr Giftteilchen im Blut sind, um so mehr werden in der Zeiteinheit durch die Alveolenwand austreten. Die Löslichkeit der Gifte als solche ist, vorausgesetzt, daß gleiche Konzentrationen verglichen werden, ohne Einfluß auf die Ausscheidungsgeschwindigkeit, wohl aber der Siedepunkt.

Ein Beispiel für die Bedeutung des Siedepunktes für die Ausscheidung flüchtiger Gifte in der Lunge soll die folgende Tabelle geben; es wurde fortlaufend der Äther- bzw. Chloroformgehalt des Blutes nach einer tiefen Narkose, wie sie zu chirurgischen Zwecken üblich ist, bestimmt (nach NICLOUX).

Zeit nach Beendigung der Narkose	Narkotikumgehalt des Blutes in % bei	
	Chloroformnarkose	Äthernarkose
0 Minuten . .	0,06	0,159
3 Minuten . .	—	0,108
5 Minuten . .	—	0,080
15 Minuten . .	—	0,058
30 Minuten . .	0,023	—
1 Stunde . .	0,018	0,021
2 Stunden . .	—	0,004
3 Stunden . .	0,008	—
7 Stunden . .	0,002	—

Während Äther bei 35^0, also unterhalb der Bluttemperatur siedet, ist das beim Chloroform erst bei 61^0 der Fall. Obwohl die (molare) Ausgangskonzentration des Äthers ungefähr dreimal größer ist als beim Chloroform, ist die Ausscheidung eher beendet; dabei löst sich Äther beinahe 10mal besser in Wasser als Chloroform, und das gilt in etwa also auch für Blut. Der Vorteil der leicht flüchtigen Narkotika für den Arzt besteht also in dem schnellen Abklingen der Narkose. In besonders rascher Weise erfolgt das Aufwachen bei Verwendung der Gasnarkotika; wegen des ihnen auch eigentümlichen schnellen Narkoseeintritts stellen sie in dieser Richtung ideale Narkotika dar.

Es ist bereits früher auseinandergesetzt worden, daß die Dauer bis zum Narkoseeintritt mit zunehmender Löslichkeit des Narkotikums verlängert wird; das ist jedoch nur eine technische Unannehmlichkeit. Insoweit man bei einem Gefahrenpunkt mit den Gasnarkotika schnell aus der gefährlichen Zone in unschädliche Narkosegrade gelangen kann, sind sie den anderen Mitteln demnach in dieser Hinsicht vorzuziehen.

Die oben für Äther bzw. Chloroform angeführten Siedepunkte beziehen sich auf Normaldruck (760 mm Hg). Bei niederem Luftdruck ist der Dampfdruck größer oder, was dasselbe bedeutet, der Siedepunkt erniedrigt. Es ist demnach zu erwarten, daß bei niedrigem Luftdruck die Ausscheidung flüchtiger Stoffe durch die Lunge schneller vonstatten geht als bei hohem, wobei Umstellungen des Kreislaufs und der Atmung mitspielen. Im allgemeinen sind die Schwankungen des Barometerstandes zu gering, um einen praktisch merklichen Einfluß auszuüben. Das ist anders, sobald die Bedingungen des Hochgebirges betrachtet werden. Ein Versuch über die Alkoholausscheidung unter solchen Verhältnissen im Vergleich zur Ebene sei mitgeteilt (BIEHLER):

Kaninchen erhielten mit der Schlundsonde 2 ccm reinen Alkohol/kg in 20% Lösung. Ihre Ausatmungsluft wurde auf Alkohol untersucht und es ergab sich als Mittel aus 3 bzw. 4 Versuchen (s. folgende Tabelle).

Also trotz des noch nicht sehr starken Höhenunterschiedes und trotz geringer Versuchsdauer fast eine Verdopplung der Ausscheidung bei rund 1500 m Höhe. Da Alkohol außerdem noch (sogar hauptsächlich) ver-

Ort bzw. Barometerstand (durchschnittlich)	Versuchsdauer in Stunden	Ausscheidung in % der zugeführten Menge
Münster 757 mm	12	4,5
Davos 635 mm	10	8,0

brannt und in geringer Menge auch in den Harn ausgeschieden wird, ist die Gesamtwirkung zwar nicht in besonderem Maße verändert. Immerhin genügt die Steigerung der Entgiftung, um den Blutalkoholspiegel niedriger zu halten, d. h. aber, daß die berauschende Wirkung trotz gleicher Gaben in großen Höhen geringer ist als in der Ebene.

Es ist nicht wahrscheinlich, daß bei so geringem Höhenunterschied eine Steigerung des Herzminutenvolumens an der Mehrausscheidung des Alkohols wesentlich beteiligt ist; in

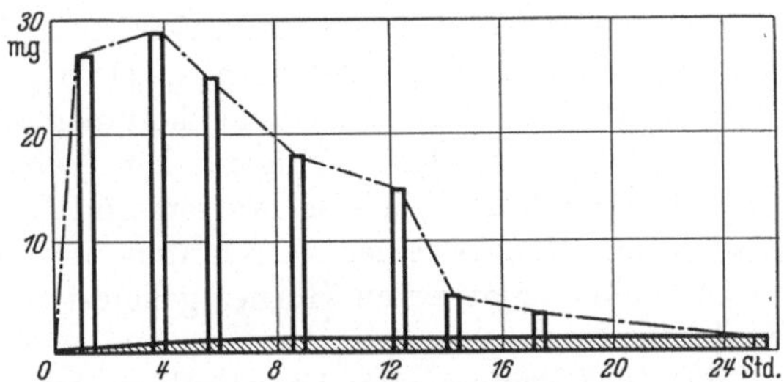

Abb. 7. Ausscheidung von rectal zugeführtem Thymianöl (PAFFRATH u. BENECKE). Abszisse: Versuchsdauer; Ordinate: Ausscheidungsgröße pro 30′ in der Lunge (☐) und im Harn (▨).

großen Höhen muß man aber auch diesem Umstand Beachtung schenken. Eine Zunahme des Atemvolumens ist aber wohl nicht unbeteiligt.

Für die Größe des Dampfdruckes darf der Einfluß des Partialdruckes nicht mit dem Atmosphärendruck verwechselt werden. Brenztraubensäure siedet z. B. bei etwa 60⁰, wenn der Atmosphärendruck auf 12 mm Hg erniedrigt wird. Obwohl die Partialspannung bei gewöhnlichem Druck in der Luft gleich Null ist, siedet Brenztraubensäure dann noch weit über 100⁰ nicht (vgl. dagegen BARCROFT).

Die Ausscheidung an sich nicht besonders flüchtiger Stoffe durch die Lunge gewinnt in dem Augenblick Bedeutung, wenn ihre anderweitige Ausscheidung auch gering oder sogar kleiner ist als in der Lunge. Dann kann die Menge, welche bei Beobachtung genügend langer Zeitabschnitte durch die Lungen ausgeschieden wird, sehr erheblich sein. Das zeigen Versuche von PAFFRATH und BENECKE über die Ausscheidung von Thymianöl in der Lunge.

Das Thymianöl wurde rectal zugeführt und die Ausatmungsluft in bestimmten Abständen für bestimmte Zeiten auf den Gehalt an ätherischem Öl analysiert.

Der Verlauf der Ausscheidung ist in Abb. 7 dargestellt:

Die Ausscheidung durch die Lungen war mehr als zehnmal größer als die durch die Nieren, dabei war nach einem Tag die zugeführte Menge ätherischen Öls ausgeschieden. Wenn es aber darauf ankommt, etwa aus therapeutischen Gründen hohe Konzentrationen eines Giftes in der Lunge zur Ausscheidung zu bringen, wird man wohl doch flüchtigere Stoffe wählen müssen.

2. Ausscheidung durch die Nieren.

Wie die Lunge für flüchtige, ist die Niere für die übrigen Gifte das hauptsächliche Ausscheidungsorgan. Es ist an die wichtige Tatsache zu erinnern, daß der Organismus befähigt ist, sowohl einen konzentrierten wie auch verdünnten Harn zu liefern, je nach der Flüssigkeitsmenge, die er aufgenommen hat. Dabei muß die Gesamtmenge vieler harnpflichtiger Stoffe entsprechend ihrem fortlaufenden Anfall im intermediären Stoffwechsel unter beiden Umständen in etwa gleich sein, wenn es nicht zu Störungen vieler Organfunktionen kommen soll. Die Niere muß also über regulative Fähigkeiten verfügen. Ein Beispiel für dieses Anpassungsvermögen sind der klinische Wasser- und Durstversuch, wobei im ersten Fall große Mengen eines verdünnten, im zweiten Fall geringe Mengen eines hochkonzentrierten Harnes geliefert werden, eine normale Nierenfunktion vorausgesetzt.

Von der Prüfung der Ausscheidung von Giften kann man deswegen einen besonderen Einblick in die Nierenfunktion erwarten, weil es sich dabei um Stoffe handelt, die nicht wie die Harnbestandteile in irgendwelchen Beziehungen zum Nierenstoffwechsel selbst stehen (von Ausnahmen abgesehen).

a) Konzentration und Menge der Gifte im Harn.

Die Frage, wieviel von einem Gift in einer bestimmten Zeit ausgeschieden wird und in welcher Verdünnung das geschieht, interessiert aus verschiedenen Gründen. Es ist z. B. für eine an sich bereits geschädigte Niere nicht gleichgültig, in welcher Konzentration ein Gift mit ihr in Berührung kommt. Andererseits kann eine gewisse Minimalkonzentration erforderlich sein, wenn infektiöse Vorgänge der ableitenden Harnwege bekämpft werden sollen oder wenn das Nierenbecken zu röntgenologischen Zwecken mit einem Kontrastmittel angefüllt werden soll.

Ein praktisch wichtiges Beispiel der letzten Art ist in Abb. 8 dargestellt (nach BRONNER und KLEINOFEN):

Bei zwei Patienten wurde die Jodausscheidung nach Verabreichung von Perabrodil (Dijod-Pyridinderivat) verfolgt, einmal, wenn diese vorher und während des Versuchs keine Flüssigkeit zu sich nehmen durften,

und einmal, wenn sie kurz vor dem Versuch je ein Liter Tee getrunken
hatten. Im ersten Fall wurde ein an Jod hochkonzentrierter, im zweiten
Fall ein, namentlich im Anfang
stark verdünnter Harn ausgeschieden. Die praktisch wichtige Folgerung war aber die, daß im letzten
Fall die röntgenologische Darstellung des Nierenbeckens wegen der
zu geringen Perabrodilkonzentra-
tion nicht möglich war. Die Ge-
samtharnmengen verhielten sich
wie 1:3, die ausgeschiedenen Jodmengen wie 1:1,08; unabhängig
von der Konzentration wurden
also fast die gleichen Jodmengen
ausgeschieden. Es fragt sich nun,
wieweit hier ein gesetzmäßiges
Verhalten der Niere gegenüber
Giften vorliegt, eine Frage, die
ja in sehr einschneidender Weise
die Nierenfunktion überhaupt berührt.

Die nachfolgende Aufstellung
nach CUSHNY zeigt sehr eindrucks-
voll, daß die Niere entgegen den
stattfindenden Ausgleichvorgängen
bzw. Diffusionsungleichgewicht entstehen
läßt.

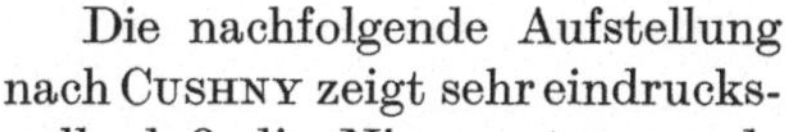

Abb. 8. Perabrodilausscheidung im Harn nach
intravenöser Zufuhr (Mittel von 2 Personen; vgl.
BRONNEER u. KLEINOFEN). Oben: Harnmenge;
Mitte: In den Harn ausgeschiedene Jodmenge;
unten: Jodkonzentration im Harn. Diureseversuch:
oben; Mitte; o——o unten. Durst-
versuch: oben; Mitte; ×——× unten.

an sonstigen Orten im Organismus
mit der Harnbereitung ein Osmose-

Während die molare Konzentration
des Blutes relativ gleichmäßig ist,
schwankt die des Harns in weiten Grenzen, häufig ist sie ein Vielfaches der-
jenigen im Blut, mitunter aber auch,
wie Gefrierpunktsmessungen lehren, beträchtlich geringer. Die Tatsache, daß
die Niere einen gegenüber dem Blut ver-

Substanz	%-Gehalt im	
	Blutplasma	Harn
Eiweiß	8	0
Glucose . . .	0,1	0
Harnstoff. . .	0,03	2
Natrium . . .	0,3	0,35
Kalium . . .	0,02	0,15
Sulfat	0,002	0,18
Chlor	0,37	0,6

dünnten Harn liefern kann, wird bei der „Filtrationstheorie" noch eine
Rolle spielen. Auch das große Sauerstoffbedürfnis, das die Niere im
Gefolge ihrer Arbeitsleistung aufweist, scheint für eine spezifische Ex-
kretionsleistung zu sprechen.

Der Verlauf der Perabrodilausscheidung ist nicht etwas für diesen
Stoff Spezifisches. Verfolgt man etwa die Borsäureausscheidung, so
findet man trotz unterschiedlicher Wasserausscheidung mengenmäßig
dasselbe, wie aus folgendem Versuch (nach ROST) hervorgeht.

Es handelt sich hier um die Gesamtausscheidung in 12 Stunden nach Verabreichung von 3,0 g Borsäure per os bei jeweils derselben Versuchsperson und bei willkürlich gewählter Flüssigkeitszufuhr. Auch hier beobachtet man Unabhängigkeit der ausgeschiedenen Giftmenge von der Größe der Diurese (s. die Tabelle).

Diese Regelmäßigkeit der Ausscheidung würde zu erklären sein, wenn man annimmt, daß die ausgeschiedene Giftmenge sich ausschließlich nach der im Blut herrschenden Konzentration richtet und sekundär nicht mehr verändert wird (also keine Rückresorption in den Nierenkanälchen). Man muß somit erwarten, daß bei Giftaufnahme per os die Kurve der ausgeschiedenen Giftmenge in Abhängigkeit von der verflossenen Zeit ein Maximum mit auf- und absteigendem Ast zeigt; so verläuft nämlich, wie auch später noch gezeigt werden wird, die Konzentration des Giftes im Blut. Tatsächlich ist

Harnmenge in ccm	Borsäure in g ausgeschieden
768	1,48
1028	1,55
720	1,44
2624	1,50
2671	1,44

der Verlauf der Ausscheidungsmenge[1] im Gegensatz zur Harnmenge sehr regelmäßig, wie man auch aus Versuchen von ANTEN sehen kann (Abb. 9).

Es handelt sich hier um den Durchschnitt aus dem Verhalten drei verschiedener Versuchspersonen, die je 0,5 g Kaliumjodid per os zu sich nahmen. Unabhängig von der wechselnden Harnmenge sind die im Harn erscheinenden Jodmengen offenbar

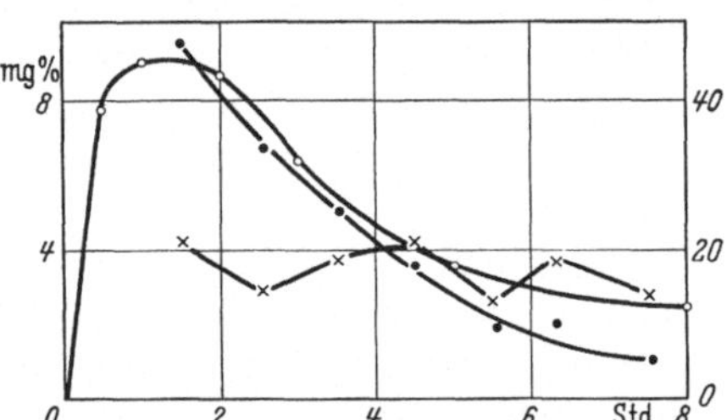

Abb. 9. Ausscheidung von Kaliumjodid in den Harn (Mittel von 3 Personen. Nach ANTEN). o——o stündliche Harnmenge in cm³; ×——× stündlich ausgeschiedene Kaliumjodidmenge in mg (nach 0,5 g KJ per os).

Abb. 10. Salicylsäureausscheidung nach rectaler Zufuhr (vgl. BLUME u. NOHARA). o——o Salicylsäuregehalt im Blut in mg-% (Ordinate links); ×——× stündliche Harnmenge in cm³; ●——● stündlich im Harn ausgeschiedene Salicylsäuremenge in mg. ×——× ●——× Ordinate rechts.

der im Blut vorhandenen Konzentration entsprechend. Noch überzeugender geht das aus Versuchen von BLUME und NOHARA hervor, in denen die Salicylsäureausscheidung im Harn nach Verabreichung per rectum gleichlaufend mit der Giftkonzentration im Blut verfolgt wurde (Abb. 10).

---

[1] Die Kurven der Ausscheidungsgeschwindigkeit in Abb. 9 und 10 erlauben durch fortlaufende Addition der entsprechenden Werte die unmittelbare Feststellung der gesamten Ausscheidungsmenge.

Dadurch, daß zur Zeit der mengenmäßig größten Giftausscheidung aus
irgendwelchen anderen Gründen eine Diurese einsetzen kann, wird zwar
die Giftkonzentration im Harn unter Umständen dann gerade am
geringsten (von den Anfangs- und Endzuständen abgesehen), aber die
Abhängigkeit der in der Zeiteinheit ausgeschiedenen Giftmenge von der
Konzentration im Blut bleibt erhalten. Giftmenge im Harn und Blutkonzentration laufen meist parallel, Giftkonzentration im Harn und im
Blut laufen meist unabhängig.

Unter gewissen Umständen hört diese Unabhängigkeit aber doch auf,
nämlich bei Stoffen, die auf Grund ihrer Löslichkeit und ihrer Diffusions-
eigenschaften leicht durch die Zellen hindurchtreten können. Für diese,
an Zahl allerdings selteneren Fälle ist der Alkohol ein Beispiel. Nach
Untersuchungen von WIDMARK entspricht die Alkoholkonzentration des
Harns immer ziemlich genau
der des Blutes, wobei zu berücksichtigen ist, daß die
Erythrocyten weniger Alkohol
auf die Volumeinheit gerechnet aufnehmen können als
das Blutplasma. Dadurch
kommt eine geringe scheinbare Konzentrationszunahme

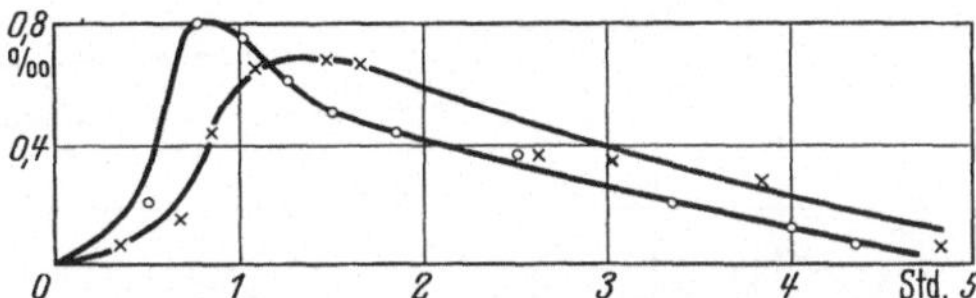

Abb. 11. Verhalten der Alkoholkonzentration im Blut
bzw. Harn nach oraler Zufuhr (nach WIDMARK). Abszisse:
Versuchsdauer; Ordinate: Alkoholkonzentration im Blut
(o——o) und im Harn (×——×).

im Harn zustande; aber sonst verläuft die Alkoholkonzentration im Harn
immer genau parallel der im Blut, wie man aus Abb. 11 ersieht.

Da die Diurese im allgemeinen nicht diesen regelmäßigen Verlauf
nimmt, findet man bei Stoffen, die sich wie der Alkohol verhalten, daß
die ausgeschiedene Menge mit der Harnmenge schwankt, während die
Harnkonzentration der im Blut parallel verläuft. Die Verhältnisse liegen
also hier gerade umgekehrt wie bei den oben besprochenen Giften.

b) Mechanismus der Giftausscheidung in der Niere.

Nachdem soeben hinsichtlich ihrer Konzentration und Menge im Harn
zwei verschiedene Typen von Giften unterschieden werden konnten, sei
nochmals ein Blick auf CUSHNYs Tabelle der normalen Harnbestandteile
geworfen. Hier ist offenbar häufig ein dritter Ausscheidungstyp verwirklicht, bei dem weder Menge noch Konzentration in einem eindeutigen
Verhältnis zur Blutkonzentration der betreffenden Substanz stehen, von
einzelnen Stoffen abgesehen; dies Verhalten war ja Veranlassung, von
einer spezifischen Nierenarbeit zu sprechen.

Versucht man nun auf Grund der Verhältnisse bei der Giftausscheidung zu Vorstellungen über die Art und Weise der Harnausscheidung
in der Niere zu gelangen, so weisen alle diese Befunde der Niere offenbar
in viel größerem Ausmaß eine rein passive Rolle zu, als das Verhalten
der normalen Harnbestandteile. Offenbar ist wirklich ein Unterschied

vorhanden, indem die Niere durch eigene Arbeitsleistung Menge und Konzentration eines Teils der normalen Harnbestandteile von sich aus reguliert.

Für einen besonderen Energieaufwand der Niere bei Bereitung des Harns spricht auch ein Versuch von STARLING und VERNEY: Sie durchströmten eine Warmblüterniere zeitweilig in gesondertem Kreislauf mit blausäurehaltigem Blut. Es zeigte sich dann, daß der Harnstoff, Chloride und Sulfate in einer dem Blut völlig entsprechenden Konzentration im Harn erschienen, während vorher und nachher bei Durchströmung mit normalem Blut charakteristische Unterschiede vorhanden waren. Bei Gegenwart von Blausäure war also der Harn ein bloßes eiweißfreies Filtrat.

Gegenüber körperfremden Stoffen bleibt diese Regulationsmöglichkeit meist ungenutzt, wahrscheinlich werden aber auch einige physiologische Harnbestandteile rein passiv ausgeschieden. So verhält sich die Ausscheidung von Kreatinin wie der zuerst geschilderte Gifttypus; das zeigt

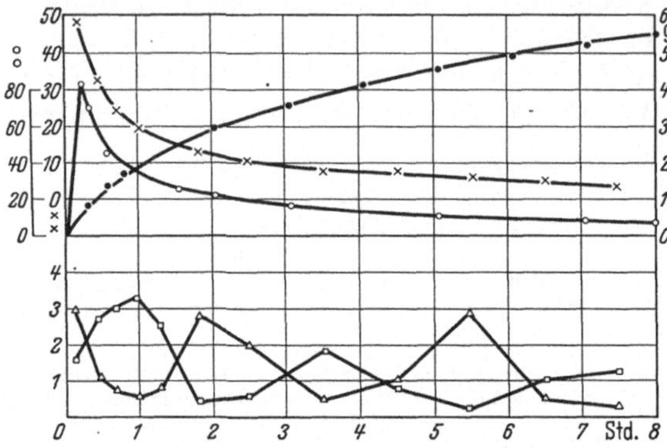

Abb. 12. Kreatininausscheidung nach intravenöser Zufuhr (vgl. DOMINGUEZ u. MITA). o——o Kreatiningehalt des Blutes in mg-%; ×——× Ausscheidungsgeschwindigkeit des Kreatinins in mg/Min. in der Niere; •——• mit dem Harn ausgeschiedene Gesamtmenge des Kreatinins in g; △——△ Geschwindigkeit der Harnabsonderung in cm³/Min; □——□ Kreatiningehalt des Harns in %; Nach 1 bzw. 4 Std. je 0,4 l Wasser per os.

der folgende Versuch nach intravenöser Kreatininbehandlung (DOMINGUEZ und MITA) (Abb. 12).

Man findet unabhängig von der Diurese, die durch zweimalige Wasserzufuhr verändert wurde (vgl. auch MARSHALL), ein regelmäßiges Verhalten der ausgeschiedenen Kreatininmenge; sie läuft der Blutkonzentration völlig parallel bei starken Schwankungen der Kreatininkonzentration im Harn. Auch bei der Chloratausscheidung findet EICHLER ein Verhalten, als ob diese proportional der Konzentration im Körper erfolgt.

Für eine in gewissem Sinne passive Rolle der Niere bei der Harnabsonderung spricht auch die Tatsache, daß die Harnmenge innerhalb bestimmter Bereiche mit steigendem Blutdruck zunimmt (DREYER und VERNEY) und daß unterhalb eines Minimaldruckes die Ausscheidung versiegt. Es ist bemerkenswert, daß die Durchblutungsgröße der Niere dagegen in keinem unmittelbaren Zusammenhang mit der Diurese steht (JANSSEN und REIN). Das sieht so aus, als ob die Harnabsonderung ein Filtrationsvorgang ist, wobei der Glomerulus auf Grund seiner besonderen Durchblutungsbedingungen als der Ort der Filtration anzusehen ist (s. ferner unten). Es ist dann auch verständlich, daß ein gewisser Minimaldruck für die Harnabsonderung notwendig ist, weil einmal das Glomerulusfilter einen Reibungswiderstand bildet und weil es für Eiweiß normalerweise undurchlässig ist. Da die Eiweißkörper des Blutes einen meßbaren osmotischen Druck besitzen, muß der Filtrationsdruck diesen überwinden. Man muß sich also vorstellen, daß die Wasserabscheidung beginnt, wenn der Filtrationsdruck eine gewisse Höhe erreicht hat und daß Salze und sonstige Lösungsbestandteile des Blutplasmas, sofern sie durch das Glomerulusfilter hindurch können, mitgehen.

Da aber die Sulfatkonzentration im Harn ein Vielfaches der im Blut beträgt, muß eine erhebliche Rückresorption von Wasser stattfinden, und aus der Größe des Konzentrationsunterschiedes müßte ferner noch folgen, daß die in den Glomerulis ursprünglich gelieferte Filtratmenge wesentlich größer ist als die Menge endgültigen Harns. Wenn man sich erinnert, welche Mengen von Verdauungssekret sich täglich in den Verdauungskanal ergießen und wieder resorbiert werden müssen, hat eine solche Vorstellung auch für die Niere nichts Befremdendes.

Neben der Wasserrückresorption findet auch bei vielen normalen Harnbestandteilen und einigen Giften eine Rückresorption statt; je nach dem Ausmaß der Ausgleichsvorgänge kann die Harnkonzentration der betreffenden Stoffe der Blutkonzentration weitgehend angenähert sein. Es liegen Gründe vor, daß hierbei von der Niere auch besondere Arbeit geleistet werden kann.

Es fragt sich nur, wie die Tatsache, daß die Niere einen gegenüber dem Blut verdünnten Harn liefern kann, mit einem Filtrationsvorgang in Einklang gebracht werden kann. Es ist nicht notwendig, diesen Vorgang bereits in den Glomerulus zu verlegen; es besteht kein zwingender Gegengrund gegen die Annahme, daß die Niere in diesem Fall Kochsalz z. B. wieder rückresorbiert oder unter gewissen Umständen auch noch Wasser zusätzlich in den Kanälchen zu dem Glomerulusfiltrat ausscheidet. Man kann an elektroosmotische Wasserverschiebung denken. Es ist zu berücksichtigen, daß der Elektrolytgehalt des Glomerulusfiltrats auf die Funktion der Kanälchenepithelien wirkt und daß dadurch sehr verwickelte Umstellungen, „abnorme" Osmoseerscheinungen unter anderem zustande kommen können.

Die Filtrations-Rückresorptions-Theorie in der Form, wie sie von Cushny entwickelt wurde, kann also wohl als brauchbare Grundlage jeder Vorstellung von der Nierenfunktion betrachtet werden. Es spricht besonders dafür, daß mit neuen Methoden von Wearn und Richards gezeigt werden konnte, daß die Zusammensetzung der im Glomerulus abgesonderten Flüssigkeit tatsächlich weitgehend einem Blutfiltrat entspricht.

Wenn man sich von der Vorstellung frei macht, daß in dieser Theorie die Erklärungsmöglichkeit für jede bei der Harnabsonderung zu beobachtende Teilerscheinung völlig enthalten sein soll, wird man sie als nützlich empfinden, auch wenn man sich bewußt ist, daß das Nebeneinander aller Teilvorgänge zu verwickelt ist, um ganz durchsichtig zu sein.

c) Die Diurese.

Die willkürliche Änderung der Diurese hat ihre praktische Bedeutung. Man kann ihr Zustandekommen nur verstehen, wenn man das Wasserbindungsvermögen sowohl des Blutes als auch des Gewebes berücksichtigt. Nicht jede Verdünnung des Blutes führt zu vermehrter Harnabsonderung. Wenn man reines Wasser in großen Mengen intravenös injiziert, wird z. B. keine Diuresesteigerung beobachtet (THOMPSON); offenbar bindet das Gewebe sofort das überflüssige Wasser, weil es nun gegenüber dem Blut hypertonisch ist. Auch subcutane Zufuhr von destilliertem Wasser macht keine nennenswerte Diurese, wohl aber bereits 10 ccm/kg per os (GINSBERG). Wenn man iso- oder hypertonische Salzlösungen infundiert, setzt dagegen eine Harnflut ein. Schon PONFICK fand, daß der Zusatz von Eiweiß das Auftreten der Diurese verhindert. Für einen etwa notwendig gewordenen Blutersatz ist diese Feststellung von großer Wichtigkeit. Merkwürdigerweise tritt beim Trinken isotonischer Salzlösungen keine Diurese ein, wohl aber bei Aufnahme von reinem Wasser (ADOLPH), also gerade umgekehrt wie bei der intravenösen Injektion; allerdings ist die Aufnahme isotonischer oder gar hypertonischer Lösungen im Darm auch an sich langsamer als die sehr verdünnter Lösungen. Aber da bei isotonischen Lösungen überhaupt keine Diuresesteigerung einsetzt, muß offenbar das Gewebe eingreifen.

Die pharmakologische Beeinflussung der Harnabsonderung kann sowohl extrarenal (durch Einwirkung auf die Beschaffenheit des Blutes oder der Gewebe) als auch durch unmittelbare Beeinflussung der Niere zustande kommen. Im letzteren Fall kann die Filterdurchlässigkeit (im Glomerulus) verändert werden oder die Rückresorption geändert werden. Dabei ist auch mit einer unmittelbaren Beeinflussung der Kanälchenepithelien zu rechnen.

Die Frage, ob man durch entsprechende Beeinflussung der Diurese die Ausscheidung von Giften beschleunigen kann, wurde bereits durch die Feststellung erledigt, daß in den meisten Fällen Harnmenge und Giftmenge im Harn in keinem unmittelbaren Verhältnis zueinander stehen. Wohl kann man die Konzentration eines Giftes im Harn durch die entsprechend gewählte Flüssigkeitsmenge sehr einfach beeinflussen, aber dadurch wird die Ausscheidungsgröße meist nicht geändert. Es gibt allerdings einen Gifttypus, der hiervon eine Ausnahme bildet. Alkohol wurde als Beispiel bereits erwähnt, auch Phenol verhält sich in etwa so (BRAUNSTEIN und Mitarbeiter). Schon MARSHALL hatte darauf hingewiesen, daß die Kratininausfuhr durch eine Diurese überhaupt nicht, die Harnstoff- bzw. Chloridausfuhr nur in engen Grenzen, die der Zunahme der Diurese keineswegs parallel gingen, vermehrt werden kann. Diese Feststellungen entsprechen ja übrigens nur einer notwendigen und beinahe selbstverständlichen Voraussetzung, die verhütet, daß der Organismus in seiner Zusammensetzung der gelösten Bestandteile ein Spielball der ständig wechselnden Wasserzufuhr wird.

3. Ausscheidung durch die Leber.

Während die physiologische Betrachtung die Galle immer als ein vorwiegend den Zwecken der Nahrungsresorption dienendes Sekret darstellt, machten namentlich die Erfahrungen der Vitalfärbung darauf aufmerksam, daß die Leber in ausgezeichneter Weise auch exkretorische Aufgaben übernimmt. Es ist wichtig, daß für eine Reihe von Farbstoffen gezeigt werden konnte, daß sie normalerweise überhaupt nicht in den Harn, sondern nur in die Galle übergehen. Dieses Vorkommen elektiver Ausscheidungsvorgänge ermöglichte es z. B., daß durch entsprechend gewählte Stoffe die Gallenblase röntgenologisch zur Darstellung gebracht werden konnte. Zuerst zeigten das GRAHAM und COLE mit dem Tetrajodphenolphthalein.

Es ist also keineswegs so, daß ausschließlich die Niere exkretorisch eine Rolle spielt, nur durch den Umstand, daß die meisten Gallenbestandteile wieder resorbiert werden, bleibt dieser Teil der Leberfunktion weitgehend verborgen. Wenn man dagegen die Galle durch eine Gallenfistel ableitet und untersucht, kann man sehr leicht Aufschluß über die anteilmäßige Beteiligung der Leber an der Ausscheidung gewinnen. Das zeigt auch folgendes Beispiel (nach BRUGSCH und HORSTER):

Substanz	% Galleanteil	% Harnanteil	Allgemeine Konstitution
Erythrosin B	85	$\oplus$	Phthaleine
Uranin	43	40	
Rose bengale	53	0	
Phloxin	78	$\oplus$	
Coccin 2 B	28	32	Azonaphthole
Ponceau G	70	30	
Azorubin *	88	5	
Croceinscharlach * . . .	59	36	
Trypanrot M	0	0	Benzidindisazonaphthole
Kongorubin By	37	1	
Bordeaux extra By . .	30	1	
Trypanblau M	2	$\oplus$	
Säurefuchsin	0	63	Triphenylmethan
Neutralrot	17	26	Azine
Neutralblau	50	12	

Gesamtausscheidung nach etwa 4 Stunden und je 10 mg/kg i. v. * nach TADA; $\oplus$ Spur Farbstoff.

Aus diesen Versuchen kann man entnehmen, daß sowohl gut diffusible als auch schlecht diffusible Stoffe mit der Galle ausgeschieden werden, wenn auch die ersteren im allgemeinen rascher erscheinen. Auch besteht kein grundsätzlicher Unterschied in der Ausscheidung basischer und saurer Farbstoffe, wohl aber werden die basischen etwas langsamer ausgeschieden.

Die Größe der Ausscheidung hängt von dem Zustand der Leber ab, denn wenn man das spezifische Parenchym durch Phosphor oder Chloroform schädigt, wird die abgeschiedene Menge geringer. Die beobachteten Tatsachen waren verlockend, auf Grund der Messung der sekretorischen Leistung eine Leberfunktionsprüfung aufzubauen. Aber man findet hier durchaus nicht einheitliche Verhältnisse. Während z. B. Methylenblau von Leberkranken rascher als von Gesunden ausgeschieden werden kann, erscheint umgekehrt Indigcarmin bei ersteren verzögert in der Galle (Probe mit der Duodenalsonde). Bei allen derartigen Veränderungen muß man fragen, ob es erlaubt ist, eine Änderung der spezifischen Sekretionsleistung der Leberzellen als Ursache anzusehen. Vieles spricht dafür, daß es sich um Folgen von Durchblutungsstörungen handelt oder um Änderungen der Blutbeschaffenheit mit entsprechend verändertem Bindungsvermögen für solche Stoffe. Auf die Bindung von im Blut kreisenden Giften an die Eiweißkörper des Plasmas ist unter anderem auch von Bennhold hingewiesen worden. Es ist andererseits verständlich, daß eine kranke Leberzelle eine ganz andere Durchlässigkeit in Richtung auf die Gallencapillaren hat, wie eine gesunde. Auch aus diesem Grunde besteht also nicht die Notwendigkeit, eine Änderung der spezifischen Sekretionsleistung anzunehmen. Unberührt davon kann die Prüfung der Ausscheidungsfunktion dennoch von diagnostischem Wert sein, wenn man durch entsprechende Versuche feststellt, daß eine bestimmte Abweichung der Ausscheidung erfahrungsgemäß mit diesen oder jenen Leberkrankheiten zusammen vorkommt.

Einen bemerkenswerten Befund konnte Hecht bei Prüfung der Gallefähigkeit von Farbstoffsulfosäuren erheben. Es zeigte sich, daß alle Substanzen, die bis zu drei Sulfogruppen im Molekül enthalten, zunehmend mit deren Zahl in der Galle ausgeschieden werden. Enthält ein Stoff vier oder mehr Sulfogruppen, wird er nicht mehr von der Leber ausgeschieden. Diese Tatsache ist ein Hinweis, daß offenbar ganz bestimmte physikalische Eigenschaften für den Durchtritt durch das Lebergewebe maßgebend sind, und daß es weniger auf eine spezifische Tätigkeit der Zellen ankommt.

Für verschiedene Schwermetalle konnte man eine Ausscheidung in der Galle nachweisen, z. B. für Eisen, Kupfer, Silber, Quecksilber, Blei und Wismut.

4. Ausscheidung in den Darmkanal.

Um von einer Ausscheidung in den Darm zu sprechen, muß der Zutritt von Pankreas- und Lebersekret ausgeschlossen werden. Die Ausscheidung von Schwermetallen durch die Darmschleimhaut ist in vielen Fällen erwiesen. Es ist stets mit der Möglichkeit der erneuten Resorption zu rechnen, offenbar sind viele Befunde deshalb widerspruchsvoll.

Viele Untersuchungen befassen sich mit der Ausscheidung des Morphins; es wird bei subcutaner Injektion, wenn auch nicht regelmäßig, offenbar gelegentlich in den Magen ausgeschieden (vgl. bereits MARMÉ). Die Ausscheidung von Farbstoffen ist verschieden. Nach KOBAYASHI werden basische Farbstoffe im Magen ausgeschieden; schon FULD hatte das für Neutralrot gefunden und GLAESSNER und WITTGENSTEIN haben die Neutralrotausscheidung als klinische Funktionsprüfung benutzt. Es zeigte sich nämlich, daß Neutralrot bei Atrophie der Magenschleimhaut und bei Gastritis mit Achylie nicht mehr ausgeschieden wird. Nach HENNING wird Neutralrot übrigens auch von den tieferen Abschnitten des Magen-Darmkanals ausgeschieden.

Fast alle Beobachtungen über Ausscheidungsvorgänge im Darm zeigen, daß mengenmäßig die Durchlässigkeit des Darms in Richtung auf das Blut größer ist als in umgekehrter Richtung.

5. Sonstige Ausscheidungswege.

Die Ausscheidung von Giften durch die *Haut* ist sehr gering entsprechend ihrer überhaupt geringen Stoffdurchlässigkeit. Nachgewiesen wurde bisher der Durchtritt nach außen für Quecksilber, Kupfer, Benzoesäure, Alkohol, Phenol, Salicylsäure, Antipyrin, ätherische Öle, Chinin usw. (SCHWENKENBECHER). Ob diese Stoffe aus den Schweißdrüsen oder Talgdrüsen stammten, konnte nicht entschieden werden. Wegen der praktischen Bedeutung wird die Frage der Giftausscheidung in die *Milch* des öfteren erörtert. Morphin, Codein, Veronal, Phenolphthalein gehen kaum bzw. gar nicht in die Milch über, dagegen konnte das für Bromide, Jodide, Salicylsäure unter anderem nachgewiesen werden (vgl. KWITT und HATCHER). In den *Speichel* treten auch gewisse Gifte über, aber ebenfalls ohne daß die Menge der Ausscheidung bedeutend wäre; bekannt ist die Ausscheidung von Alkohol, Jodiden und Quecksilber.

Aus allen Erfahrungen ergibt sich, daß neben der Lunge und der Niere die übrigen Ausscheidungsorte praktisch an Bedeutung zurücktreten, selbst wenn die tatsächlich ausgeschiedenen Mengen recht beträchtlich sind (vgl. Leber). Unter bestimmten Bedingungen kann man die Beschränkung zwar verringern, so wenn man durch die Anregung starker Schweißsekretion die Ausscheidung fördert, aber sehr bedeutend sind diese Änderungen für den Gesamtorganismus nicht.

V. Beziehungen von Konzentration (Dosis), Wirkung und Zeit.

Aus dem Abhängigkeitsverhältnis von Konzentration, Wirkung und Zeit ergeben sich praktisch und theoretisch wichtige Schlußfolgerungen. Die Dosis-Wirkungs-Beziehungen sind aber nicht grundsätzlich anderer Art wie die Konzentrations-Wirkungs-Beziehungen und werden hier vielfach ohne Unterschied behandelt. Die besondere Bedeutung der begrenzten Giftmenge (Dosis) tritt erst bei der Erörterung des zeitlichen Wirkungsverlaufes zutage.

1. Abhängigkeit der Wirkung von der Konzentration (Dosis).

Wenn man eine zahlenmäßige Beziehung zwischen Giftmenge und den davon abhängigen Wirkungen herstellen will, kann man dieser nur eine bestimmte Einzelwirkung zugrunde legen, denn das Auftreten qualitativ neuartiger Wirkungen ist nicht wie die dabei steigende Giftmenge durch eine fortlaufende Wertskala zu erfassen. Neben den unter dem Gifteinfluß gradweise zu- oder abnehmenden Leistungen kann man „Alternativ"-Wirkungen betrachten, die darin bestehen, daß unter dem Einfluß des Giftes eine bestimmte Wirkung eintritt oder ausbleibt; häufig handelt es sich hierbei um irreversible Giftwirkungen. Das Eintreten oder Nichteintreten dieser Wirkungen in Abhängigkeit von der Giftmenge kann nur so festgestellt werden, daß Versuche an mehreren Individuen angestellt werden, wobei noch die besondere, jeweils unterschiedliche Empfindlichkeit des Einzelindividuums zu berücksichtigen ist.

In einfacher Form kann man die Konzentrations-Wirkungs-Beziehung dann zum Ausdruck bringen, wenn die Giftwirkung in Hervorrufung oder Hemmung eines meßbaren Leistungsgrades besteht, beispielsweise bei der Beeinflussung der Muskelkontraktion durch Coffein. Man muß sich klar sein, daß man oft absolute Werte (nämlich Gramm Gift oder $g \cdot cm^{-3}$, d. h. Konzentration) mit relativen Werten (etwa der Höhe der Muskelkontraktion) in Beziehung bringt. Im erwähnten Fall wird die Höhe der Muskelkontraktion relativ durch die verschiedene Größe und Beschaffenheit des arbeitenden Muskels, durch die verschiedene Belastung, die ihm zugemutet wird, und ferner auch dadurch, daß offenbar eine Verkürzung des Muskels um einen bestimmten Längenabschnitt im Zustand völliger Erschlaffung etwas anderes bedeutet als im Zustand stärkster Zusammenziehung. Jede die natürliche Leistung beeinflussende Giftart ist zudem durch eine nicht mehr reversibel überschreitbare Konzentrationsgrenze ausgezeichnet; es ist zwecklos, Dosis-Wirkungs-Beziehungen jenseits dieser Grenze zu untersuchen, wenn man Aufschluß über den „normalen" Vorgang der Giftwirkung haben will.

a) Konzentration bzw. Dosis und Alternativ-Wirkung.

Zu den hierher gehörigen Fällen von Abhängigkeit sind die praktisch wichtigen und häufig ausgeführten Toxizitätsbestimmungen eines Arzneimittels zu rechnen. Um die Gefährlichkeit eines solchen Mittels beurteilen zu können, muß man wissen, bei welchen Gaben man gelegentlich bereits mit tödlicher Vergiftung zu rechnen hat, mit welchen Gaben das durchschnittlich und mit welchen Gaben das unter allen Umständen eintritt.

Wenn man die tödliche Wirkung verschiedener Giftdosen in %-Mortalität jeweils der gleichen Anzahl damit vergifteter Tiere ausdrückt und diesen %-Wert zu der entsprechenden Giftdosis in Beziehung bringt, so ergibt sich ein, namentlich bei graphischer Darstellung erkennbares, gesetzmäßiges Verhalten, sofern nicht sonstige durch die Giftaufnahme u. dgl. verursachte Einflüsse auftreten. Wenn man die individuelle Giftempfindlichkeit untersucht, d. h. das Gift gerade nur so lange zuführt, als ausreicht, um den Tod herbeizuführen, und den Prozentsatz der von der Gesamtzahl bei einem Dosenbereich getöteten Tiere fortlaufend addiert und in Beziehung zu den Dosenbereichen bringt — eine sog. Summenkurve bildet —, findet man dieselbe Gesetzmäßigkeit des Kurvenverlaufs. Während man im letzten Fall nach dem üblichen Verfahren der Variationsstatistik vorgeht, ist im vorher genannten die Summierung bereits durch die besondere Anlage des Versuches vorgenommen worden, so daß keine weiteren Rechnungen notwendig werden.

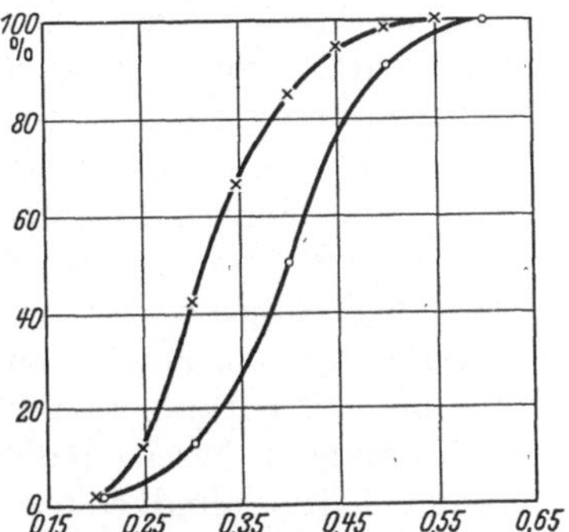

Abb. 13. %-Mortalität für Digitalis bzw. Strophanthin bei Fröschen (nach BEHRENS bzw. TREVAN). Abszisse: Relative Glykosidgabe; Ordinate: Mortalität. ×—× Strophanthin (Tab. 1 bei BEHRENS, Dezember 1927—Februar 1928; Klassenbreite 0,05); o—o Digitalis.

Ein Beispiel für solche Toxizitätsbestimmungen ist die Auswertung von k-Strophanthin an Fröschen nach BEHRENS und die Digitalisauswertung nach TREVAN. Im ersten Fall wird die gerade hinreichende tödliche Dosis bestimmt, im zweiten Fall die prozentuale Mortalität (Abb. 13).

Die Übereinstimmung dieser auf verschiedenem Wege erhaltenen Kurven ist außerordentlich eng, sowohl untereinander als auch mit der üblichen Darstellung der Summenhäufigkeit in der Variationsstatistik. Die Deutung der Kurve ist die, daß bei den niedrigsten Glykosidgaben nur die empfindlichsten Tiere eingehen, und daß bei hohen Gaben nur einige wenige besonders widerstandsfähige Tiere überleben, bis oberhalb einer Gabe mit Sicherheit alle Tiere getötet werden. Die Bedeutung dieser Feststellungen liegt einmal darin, daß man aus solcher Kurve die Zahl der Todesfälle innerhalb einer Versuchsreihe voraussagen kann, wenn genau die gleichen Bedingungen eingehalten werden. Man kann zwar über das Schicksal des einzelnen Individuums nichts voraussagen, wohl aber über das durchschnittliche Schicksal der ganzen Gruppe.

Das ist keineswegs immer zu verwirklichen, denn es zeigt sich, daß auch die Empfindlichkeit der Tiere, namentlich wenn man Kaltblüter benutzt, keine gleichmäßige ist (vgl. dazu LENDLE, WEESE). Wenn auch dadurch die praktische Verwertung dieser Verfahren zum Teil leidet, tut das der grundsätzlichen Bedeutung der einmaligen Versuchsergebnisse keinen Abbruch.

Ferner kann man den unbekannten Gehalt einer Arznei an solchen Glykosiden auswerten, da man weiß, welche Mortalität einer bestimmten Glykosidmenge zukommt; Voraussetzung für das Verfahren ist eine genügende Gleichförmigkeit aller Bedingungen. Wenn die Versuchsergebnisse im übrigen wieder einen der Wahrscheinlichkeit entsprechenden Verlauf zeigen, so ist damit gleichzeitig auch die Gewähr für technisch richtiges Arbeiten gegeben. (Über biologische Wertbestimmung [Standardisierung] von Arzneimitteln siehe BURN.)

Einen derartigen s-förmigen Kurvenverlauf wie in Abb. 13 findet man nun auch bei sehr vielen anderen Toxizitätsbestimmungen als Ausdruck davon, daß innerhalb eines bestimmten Kollektivs (d. h. gleichartige Zellen, Tiere, Pflanzen oder Teile derselben) ein gewisser Empfindlichkeitsgrad am häufigsten vorkommt, während über- bzw. unterempfindliche Individuen in der Minderzahl sind. Es gibt also keine sprunghafte Änderung der Giftwirkung, sondern im einen Fall wird eine Gabe vertragen, die im anderen bereits tödlich ist, ohne daß man deshalb von einer abnormen Giftempfindlichkeit sprechen kann. Die natürliche Variabilität der Giftempfindlichkeit unterliegt aber durchaus dem Gesetz der Wahrscheinlichkeit, und die vermeintlichen Abweichungen sind nur durch das Auftreten ganz andersartiger Wirkungen bzw. Umstände entstanden. In vielen Fällen kann eine genaue Übereinstimmung des tatsächlichen Verlaufs mit dem nach statistischen Gesetzen zu erwartenden deshalb vermißt werden, weil keine genügend große Zahl von Versuchen ausgeführt werden konnte oder bekannte und unbekannte Faktoren mitspielten.

Der Zentralwert, d. h. die Dosis, bei der eine Mortalität von 50% (die sog. „mittlere" letale Dosis) beobachtet wird, hat nicht die Bedeutung eines feststehenden Wertes, wie man ihn beispielsweise in einer physikalischen Konstanten besitzt. Infolgedessen ist es auch meist ein überflüssiges Bemühen, die mittlere letale Dosis mit mehr als zwei bzw. drei Stellen festzulegen, denn die natürliche Streuung bewirkt, daß die mittlere letale Dosis nur in den seltensten Fällen tatsächlich genau zutrifft. Die mittlere letale Dosis stimmt im Idealfall mit dem „Mittelwert" (Durchschnitt aus *allen* Beobachtungen) überein und besagt dann, daß über die Hälfte, aber weniger als Zweidrittel aller Beobachtungen nicht mehr als um die durchschnittliche Abweichung vom Mittelwert (nach oben und unten) auseinanderliegen, wobei unter durchschnittlicher Abweichung der Quotient aus der Summe der Abweichungen vom Mittelwert (ohne Rücksicht ob nach oben oder unten) und der Zahl der Beobachtungen verstanden wird. Diese durchschnittliche Abweichung beträgt bei biologischen Versuchen häufig 10—20 und mehr Prozent; es ist daher zwecklos, den

Mittelwert mit einer unverhältnismäßigen Genauigkeit bestimmen zu wollen. Von einer anormalen Giftempfindlichkeit kann man also erst dann sprechen, wenn unter bestimmten Bedingungen entgegen dem sonstigen Verhalten etwa weniger·als die Hälfte der Beobachtungen in dem genannten Bereich liegt (vgl. PÜTTER, ferner S. 124).

b) Konzentration und Wirkungsgrad.

Wenn man im gewöhnlichen Sinne von der Beziehung von Konzentration und Wirkung spricht, ist meistens eine quantitativ irgendwie meßbare Wirkung gemeint. Diese Beziehung wurde deswegen bei vielen Giften untersucht, weil man hoffte, auf diese Weise etwas über die zugrunde liegende Reaktion des Giftes mit dem lebenden Substrat zu erfahren. Die Erfahrung hat gezeigt, daß man bei kurvenmäßiger Darstellung — zum Teil abhängig vom gewählten Maßstab — im wesentlichen stets auf drei Verlaufsformen stößt: Die Hyperbel, die Gerade (bzw. meist flach gekrümmte Linien) und eine s-förmige Kurve. Es fragt sich, wieweit man daraus eine bestimmte Reaktionsweise des Giftes erschließen kann.

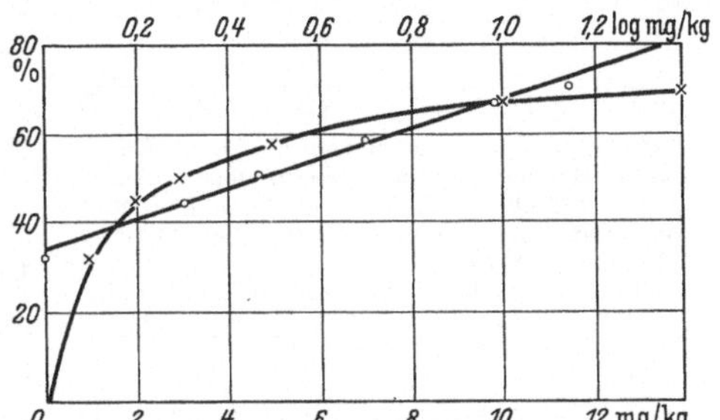

Abb. 14. Abnahme des Atemvolumens nach Morphin (nach GRÜNINGER). Abszisse: Intravenöse Morphingabe; Ordinate: Abnahme des Atemvolumens in Prozent des Ausgangswertes. ×——× gewöhnliche, o——o logarithmische Teilung der Abszisse.

Aber schon bei der Darstellung der Beobachtungen beginnt eine gewisse Willkür, wenn man bestimmten Konzentrationen oder gleichem Giftzuwachs gleiche Strecken zuordnet. Es ist klar, daß die Verdopplung einer Dosis von 1 auf 2 Gewichtseinheiten biologisch etwas ganz anders bedeutet, als wenn man eine hohe Dosis um dieselbe Einheit vergrößert, etwa von 10 auf 11. Im letzten Fall wächst die „Konzentration" nur um 10%, entsprechend geringer muß auch der Wirkungszuwachs sein, sofern die Wirkung in direkter Beziehung zur Konzentration steht. Aus diesem Grunde wählt man häufig eine logarithmische Teilung für die Konzentrationen bzw. Giftgaben, da die Logarithmen für das gleiche Zahlenverhältnis um gleiche Strecken anwachsen. Trotzdem ist es fraglich, ob man dadurch den tatsächlichen Folgen der Konzentrationsänderung in jedem Fall entspricht, weil Konzentrationsverschiebungen durch die Organe und die unterschiedliche Zellpermeabilität denkbar sind.

Einige Beispiele von Konzentrations-Wirkungs-Beziehungen sollen zur Erläuterung dienen. GRÜNINGER untersuchte die Herabsetzung des Atemvolumens durch Morphin in Abhängigkeit von der verabreichten Gabe; seine Ergebnisse kann man auf folgende Weise darstellen (Abb. 14):

Nimmt man die gewöhnlichen Werte für die Gabengröße, erhält man eine stark abgebogene Kurve mit asymptotischem Verlauf, nimmt man statt dessen logarithmische Werte, so entsteht eine beinahe gerade Linie. In ganz ähnlicher Weise kann man die Hemmung der Kohlensäurebildung von Hefezellen durch Chloralhydrat (AXMACHER) und die Beeinflussung der Reflexerregbarkeit (gleichseitiger Beugereflex) durch Magnesiumsulfat (STORM v. LEEUWEN) in Abhängigkeit von der jeweiligen Giftgabe bzw. Konzentration zur Darstellung bringen (s. Abb. 15).

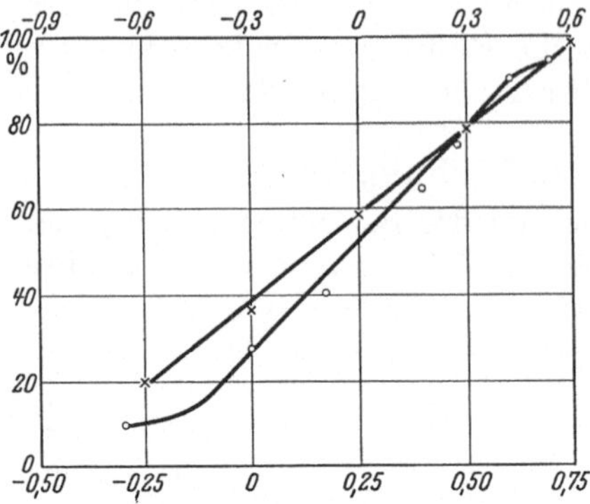

Abb. 15. Hemmung des Beugereflexes der Katze durch Magnesiumsulfat (o——o) nach STORM VAN LEEUWEN und Hemmung der CO_2-Bildung von Hefe durch Chloralhydrat (×——×) nach AXMACHER. Abszisse, oben: log der Chloralhydratkonzentration; Abszisse, unten: log der relativen Magnesiumsulfatdosis. Ordinate: Hemmungsgrad.

In Anbetracht der verhältnismäßig geringen Genauigkeit solcher Versuche kann man sagen, daß die logarithmischen Kurven der Wirkung von Morphin, Chloralhydrat und Magnesiumsulfat in der Form weitgehend übereinstimmen, aber niemand wird auf Grund dieser Tatsache für wahrscheinlich halten, daß so verschiedene Mittel den gleichen Wirkungsmechanismus besitzen.

Der Zweifel über die theoretische Bedeutung solcher Konzentrationswirkungskurven, der durch den Vergleich verschiedener Gifte entstanden ist, wird noch bestärkt dadurch, daß auch das Verhalten eines einzelnen Giftes vieldeutig ist. Ein lehrreiches Beispiel in diesem Sinne ist die Wirkung des Acetylcholins auf den isolierten M. rectus abdominis des Frosches nach CLARK; bei Benutzung logarithmischer Werte für die Giftkonzentration entsteht bei graphischer Darstellung eine s-förmige Kurve (Abb. 16).

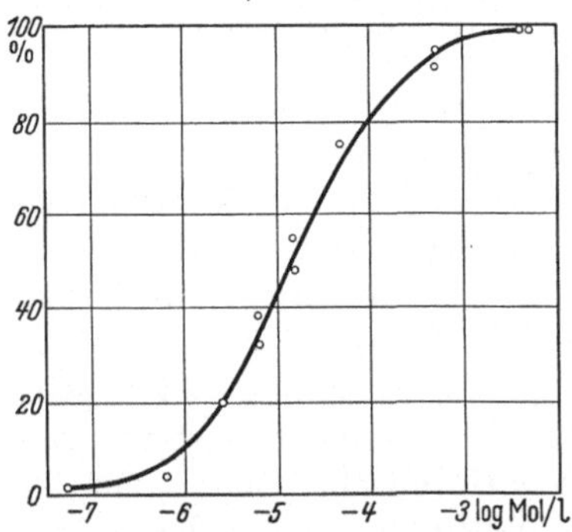

Abb. 16. Wirkung von Acetylcholin auf den isolierten M. rectus abdominis (Frosch) nach CLARK. Abszisse: Giftkonzentration; Ordinate: Kontraktionshöhe in Prozent der Maximalhöhe.

Man könnte hier in Betracht ziehen, daß die Kurve der Ausdruck einer von Natur variablen Giftempfindlichkeit der einzelnen Muskelfasern sei; einige sehr erregbare sprechen schon auf niedrige Konzentration an, andere schlecht erregbare erst bei sehr viel höheren Konzentrationen. Die Kurve würde dann dasselbe bedeuten, wie bei den Alternativwirkungen des vorigen Abschnitts besprochen wurde. Man könnte aber auch annehmen, daß die anfängliche Krümmung so zustande kommt, daß Acetylcholin zuerst an anderen Gewebsstellen in unwirksamer Form abgefangen wird, dann ein der Konzentration proportionaler Wirkungsanstieg erfolgt und bei der zweiten Krümmung die Reversibilitätsgrenze erreicht ist. Schließlich könnte man die Beziehung aber auch als eine Dissoziationsrestkurve auffassen, also als Folge einer reversiblen Bindung von Acetylcholin an irgendeinen Muskelbestandteil; darauf kann hier nicht näher eingegangen werden (vgl. MICHAELIS). Das wesentliche liegt in der Feststellung, daß die Beziehung von Konzentration und Wirkung hier offensichtlich keinen eindeutigen Rückschluß auf die Art und Weise zuläßt, wie das Gift die Wirkung hervorbringt.

Man kann ferner theoretisch gleiche Beziehungen zwischen Konzentration und Wirkung für monomolekulare, bimolekulare usw. Reaktionen berechnen, die bei graphischer Darstellung und Benutzung logarithmischer Werte für die Konzentrationen alle diesen charakteristischen s-förmigen Kurvenverlauf aufweisen. Die Kurvenform besagt in Anbetracht der experimentellen Abweichungen auch nichts über die Reaktionsordnung. Es ist andererseits bemerkenswert, daß bei derartigen Kurven das Mittelstück in mehr oder weniger guter Annäherung durch eine Gerade ersetzt werden kann. Die extremen Werte sind aber zugleich die experimentell schwer meßbaren, denn eine sehr geringe Wirkung oder die geringe Verstärkung einer ohnehin großen Wirkung fallen meist in die Fehlergrenze der angewandten Methoden. Indem man nun in der Praxis auf die Messung der Grenzwerte verzichtet, erklärt sich die merkwürdige Tatsache, daß man so oft eine scheinbar geradlinige Beziehung zwischen der Wirkung und dem Logarithmus der Konzentrationen findet. Es handelt sich hierbei also nicht um das Vorliegen einer besonderen oder strengen Gesetzmäßigkeit.

Das Ergebnis dieser Erfahrungen und Überlegungen läßt sich dahingehend zusammenfassen, daß es im allgemeinen nicht möglich ist, aus der Form von Konzentrations- (Dosis-) Wirkungs-Kurven eindeutige Aussagen über den der betreffenden Wirkung zugrunde liegenden Reaktionsmechanismus zu gewinnen, wenn es sich um lebende Zellen, Organe oder vielzellige Organismen handelt. Die Konzentrations-Wirkungs-Kurven sind vielmehr nur als Vergleichsmittel brauchbar und besitzen praktische Bedeutung durch die Möglichkeit der Auswertung unbekannter Mengen eines Giftes gegenüber bekannten.

2. Zeitlicher Verlauf der Giftkonzentration im Organismus bzw. Gewebe.

Der Verfolg der Giftkonzentration in Abhängigkeit von der Zeit ist von besonderem Interesse, weil in den meisten Fällen damit auch ein unmittelbarer Rückschluß auf den Wirkungsablauf ermöglicht ist. Wenn es sich, wie häufig, um Gifte handelt, die nicht chemisch gebunden werden, sondern sich entsprechend ihrer Konzentration im Körper verteilen, kann man den typischen Ablauf der Konzentrations-Zeit-Kurve auch theoretisch ermitteln; der Wirkungsablauf geht damit parallel. Eine diesbezügliche Berechnung ist von GEHLEN ausgeführt worden, wobei folgende Fälle unterschieden werden:

Einmalige Giftzufuhr mit und ohne Entgiftung.

Dauernde Giftzufuhr mit Entgiftung.

Das sind die praktisch in Betracht kommenden Fälle, auf die besondere Zufuhrart wird hierbei zunächst nicht hingewiesen.

a) Einmalige Giftzufuhr ohne Entgiftung.

Von fehlender Entgiftung kann man im Gesamtorganismus eigentlich niemals sprechen, wenn auch das Ausmaß der Entgiftung von Gift zu Gift sehr wechselt; dabei ist hier belanglos, ob die Entgiftung durch Ausscheidung oder durch chemischen Abbau zustande kommt. Wenn man aber ein isoliertes Organ oder überlebende Zellen untersucht, fällt eine Entgiftung häufig weg, dafür sind die Verhältnisse für den zeitlichen Verlauf der Giftkonzentration auch besonders einfach. Nämlich das Gift verteilt sich vom Blut oder von der Nährlösung auf das Organ bzw. die Zellen, bis ein Gleichgewichtszustand erreicht ist; dabei wird die Konzentration im Organ bis zu einem Höchstwert anwachsen, die Konzentration in der Außenflüssigkeit (Blut bzw. Nährlösung) abnehmen. Wenn die Außenlösung an Menge das Organ

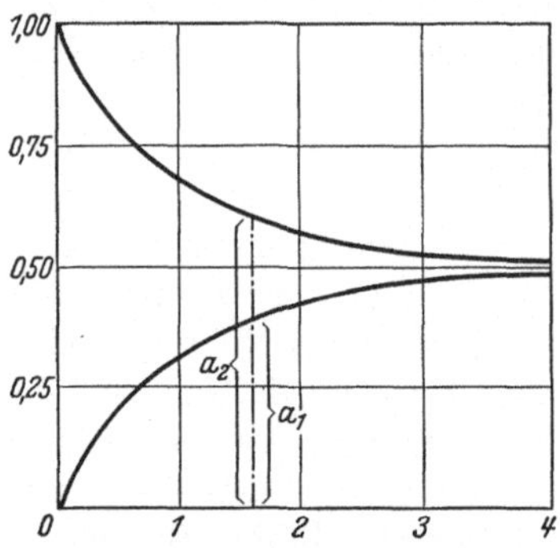

Abb. 17. Verteilung eines Giftes von der Außenlösung auf ein Organ (Berechnung nach GEHLEN; $k_1 = i = a = 1$). Abszisse: Relative Versuchsdauer; Ordinate: Relativer Giftgehalt in der Außenlösung (obere Kurve) bzw. im Organ (untere Kurve).

stark übertrifft, ist die Abnahme häufig zu vernachlässigen, d. h. die Ausgangskonzentration bleibt praktisch konstant. Wenn das Organ an Menge relativ groß ist, ist die Konzentrationsabnahme der Außenlösung merkbar. Sehr einfach ist der Verteilungsvorgang, wenn Organ und Außenlösung gleich groß sind und die Löslichkeit des Giftes in beiden gleich groß ist; es ergibt sich dann durch Einsetzen willkürlicher Einheiten folgender Verlauf (Abb. 17).

Daraus geht hervor, daß in dem Maße, wie der Gehalt der Außenlösung abnimmt, der Organgehalt zunimmt, und zwar anfangs rascher als im weiteren Verlauf, entsprechend den anfänglichen größeren Konzentrationsunterschieden. Da keine Entgiftung stattfindet, muß die Summe der Giftmengen a_1 und a_2 in Außenlösung und im Organ stets gleich sein, wie auch aus der Abbildung zu entnehmen ist. Theoretisch ist erst nach unendlich langer Zeit Gleichgewicht der Konzentrationen innen und außen eingetreten, innerhalb der Möglichkeiten analytisch feststellbarer Unterschiede ist das Gleichgewicht dagegen nach relativ wenigen Zeiteinheiten erreicht. Im erwähnten Beispiel findet sich dann die Hälfte der Ausgangsmenge des Giftes im Organ, die andere Hälfte in der umgebenden Lösung. Der Wirkungszuwachs ist zu Beginn des Versuches groß, nimmt dann allmählich ab und schließlich wird die Wirkung konstant.

Auch wenn die Giftlösung mengenmäßig die in der Lösung befindlichen Zellen oder Organe weit übertrifft, wenn mit anderen Worten die Giftkonzentration der Außenlösung praktisch konstant bleibt, verläuft die Giftsättigung in den Zellen im wesentlichen, wie zuvor geschildert. Die absolut entnommenen Mengen verändern die Außenlösung nicht wesentlich, aber mit steigendem Gehalt im Zellinnern wird das Konzentrationsgefälle immer mehr verschlechtert, bis Sättigung eingetreten ist.

b) Einmalige Giftzufuhr mit Entgiftung.

Die jetzt zu besprechenden Fälle sind deswegen wichtig, weil die einmalige Giftzufuhr mit allmählicher Entgiftung der übliche Vorgang ist, der bei Arzneiverabreichung an den Gesamtorganismus abläuft. Es sei nochmals hervorgehoben, daß es in diesem Zusammenhang belanglos ist, auf welche besondere Weise (chemischer Abbau, Ausscheidung durch die Nieren usw.) die Entgiftung zustande kommt.

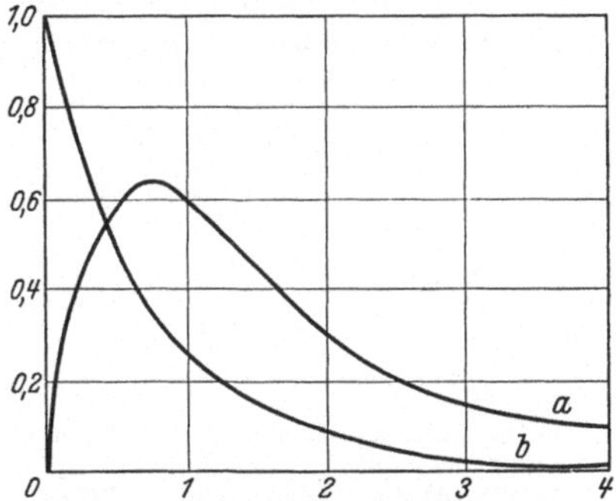

Abb. 18. Giftgehalt im Blut und Erfolgsorgan nach einmaliger intravenöser Gabe (Berechnung nach GEHLEN; $k_2 = 1$, sonst s. Abb. 17). Abszisse: Relative Versuchsdauer; Ordinate: Relativer Giftgehalt im Blut (b) und im Organ (a), letzterer 5mal vergrößert.

Konzentrationsverlauf im Blut. Sehr einfach sind die Konzentrationsverhältnisse im Blut, wenn das Gift intravenös zugeführt wird. Von dem Abschnitt der Durchmischung abgesehen, herrscht im Augenblick der Zufuhr die höchste Konzentration im Blut. Aber alsbald sinkt diese, weil die Organe Gift aus dem Blut entnehmen und weil gleichzeitig die Entgiftungsvorgänge einsetzen. Wenn man willkürliche Werte für die Verteilungsbedingungen annimmt (unter Benutzung der Ableitung von GEHLEN), gelangt man zu folgendem, in der Abb. 18 dargestellten Verlauf der Giftkonzentration bei intravenöser Zufuhr.

Die Abnahme der Blutkonzentration erfolgt kontinuierlich, und zwar ist die Geschwindigkeit, mit der das erfolgt, anfangs größer als im weiteren Verlauf. Das ist sowohl vom Standpunkt der Verteilung als auch vom Standpunkt der „Entgiftung" durchaus verständlich. Denn bei einer chemischen Entgiftung ist die Reaktionsgeschwindigkeit des giftzerstörenden

Vorgangs nach dem Massenwirkungsgesetz proportional den in einem bestimmten Volumen (hier dem Blut) reagierenden Mengen; bei einer Entgiftung durch die Nieren, wie sie in erster Linie in Frage kommt, ist die Ausscheidungsgröße ebenfalls von der Konzentration abhängig (s. S. 70), von bestimmten Fällen abgesehen; und schließlich geht die Giftverteilung auf die Organe anfangs infolge des großen Konzentrationsgefälles am raschesten vor sich.

Daß die tatsächlichen Verhältnisse den theoretischen Voraussagen entsprechen, zeigt unter anderem ein Versuch von WIDMARK mit intravenöser Zufuhr von Aceton (s. Abb. 19); anfänglich sinkt die Konzentration sehr rasch, später nur langsam. Der besondere Verlauf der Blutkonzentrationskurve wird durch die jeweiligen Eigentümlichkeiten des Giftes natürlich weitgehend beeinflußt, dabei spielt auch eine mehrfache Entgiftung bei einem einzelnen Gift eine Rolle. Alkohol wird z. B. durch Verbrennung, durch Ausatmung und durch die Nieren entgiftet.

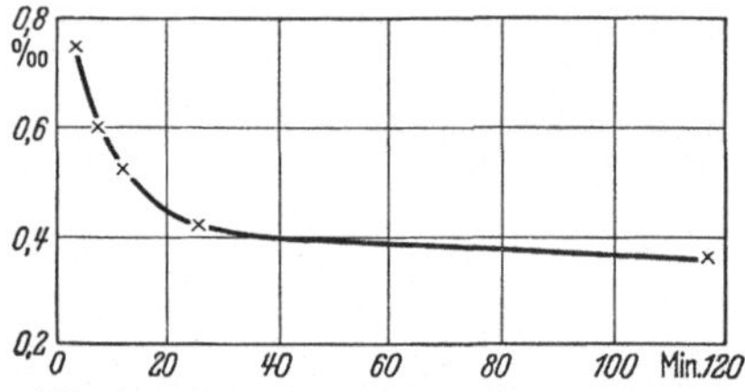

Abb. 19. Konzentrationsabfall von Aceton im Blut nach intravenöser Injektion (nach WIDMARK). Abszisse: Versuchsdauer; Ordinate: Acetongehalt im Blut.

Der Verlauf der Blutkonzentrationskurve bei anderweitiger Giftverabreichung, wenn also das Gift nicht unmittelbar in die Blutbahn gebracht wird, unterscheidet sich nicht qualitativ von dem Verlauf des Giftgehaltes in Organen. Je geringer die Entgiftung im Vergleich zur Resorptionsgeschwindigkeit ist, um so größer kann die Blutkonzentration werden und um so länger dauert dementsprechend die Wirkung.

Konzentrationsverlauf in den Organen. Die zeitliche Änderung des Giftgehaltes der Organe ist in qualitativer Hinsicht von der besonderen Art der Giftzufuhr unabhängig. Bei den Organen verläuft Aufnahme, Verteilung und Entgiftung proportional der im Blut herrschenden Konzentration. Die Giftkonzentration der Organe nimmt erst bis zu einem Höchstgehalt zu, bis die sinkende Blutkonzentration den Verteilungsvorgang wieder rückläufig gestaltet, sobald die Organkonzentration relativ größer als die Blutkonzentration wird (s. Abb. 18). Bei intravenöser Zufuhr verschieben sich also zunächst Blutgehalt und Organgehalt gegensinnig. Im Konzentrationsmaximum ist offenbar im Organ ein vorübergehender Zustand des Gleichgewichts von Giftaufnahme und Ausscheidung erreicht.

Die Konzentrationsangaben beziehen sich strenggenommen nur auf Relativwerte, denn es muß berücksichtigt werden, daß die Organe ein größeres Giftbindungsvermögen haben können als das Blut. Es ist durchaus möglich, daß die Konzentration im Blut nach Eintritt des Verteilungsgleichgewichts kleiner ist als in dem betreffenden Organ. Die Bindungsvorgänge des Giftes in den Organen sind ferner eine der

Ursachen dafür, daß die Dauer bis zum Eintritt größter Giftsättigung bzw. Wirkung meist erheblich kürzer ist als die Dauer von diesem Zeitpunkt bis zur Rückkehr normaler Verhältnisse.

Bemerkenswert ist der Umstand, daß man rechnerisch ermitteln kann, daß der Zeitpunkt des Eintretens der höchsten Giftkonzentration in den Organen bei intravenöser Zufuhr unabhängig von der anfänglich injizierten Giftmenge ist und nur von den Besonderheiten des Giftes abhängt (GEHLEN). Das ist so zu verstehen, daß in dem Maße, wie die Aufnahme bzw. die Einverleibung zunimmt, auch die Entgiftungsvorgänge, die ja konzentrationsabhängig sind (s. oben), anwachsen. Wenn man also von dem größten Giftgehalt auf den Zeitpunkt der größten Wirkung schließt (es wurde bereits gesagt, in welchen Fällen das erlaubt ist), ergibt sich die Feststellung, daß unabhängig von der intravenös injizierten Giftmenge das Maximum der Wirkung (sofern diese reversibel

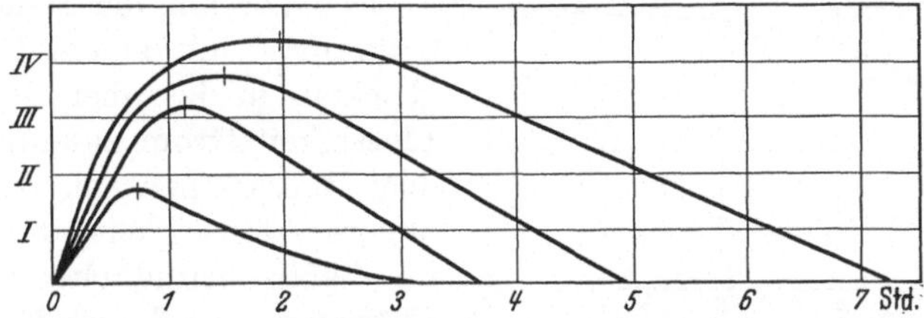

Abb. 20. Wirkungsmaximum (|) verschiedener subcutan verabreichter Chloralhydratgaben (nach AXMACHER). Abszisse: Versuchsdauer; Ordinate: Narkosetiefe (Chloralhydratgabe von unten nach oben: 0,2, 0,3, 0,4 und 0,5 g/kg).

ist) stets zum gleichen, für das betreffende Gift charakteristischen Zeitpunkt zu erwarten ist. Je langsamer. je nach Gift die Verteilungsvorgänge ablaufen, um so mehr wird das Wirkungsmaximum zeitlich hinausgezögert.

Die Unabhängigkeit im zeitlichen Eintritt des Wirkungsmaximums von der Größe der Giftgabe bezieht sich nur auf den Fall intravenöser Zufuhr, bei subcutaner oder oraler Zufuhr trifft das nicht mehr zu. Dann zeigt sich vielmehr (s. Abb. 20), daß z. B. bei subcutaner Injektion gleichkonzentrierter Lösungen mit steigender Giftmenge das Wirkungsmaximum verzögert auftritt (AXMACHER).

Das beruht darauf, daß die Oberfläche der injizierten Lösung nicht in dem gleichen Maße wächst, wie das Volumen, nämlich erstere nur mit der zweiten, letzteres mit der dritten Potenz. Dadurch werden die Austauschvorgänge relativ beeinträchtigt, so daß bei größeren Gaben das Wirkungsmaximum erst verzögert auftreten kann. Daß das wirklich so zustande kommt, kann man dadurch zeigen, daß diese Verzögerung ausbleibt, wenn man die Oberfläche gleich groß hält, also etwa die doppelte Dosis auf zwei Stellen verteilt injiziert. Vom Darm sind bezüglich des zeitlichen Eintritts des Wirkungsmaximums viel verwickeltere Verhältnisse zu erwarten, weil die wechselnde Nahrungszufuhr, unterschiedliche

Acidität des Darminhalts, bei Zufuhr ungelöster Stoffe die Lösungsbedingungen usw. auf die Resorption des Giftes einwirken.

c) Dauernde Giftzufuhr mit Entgiftung.

Der Fall dauernder intravenöser Giftzufuhr spielt in der ärztlichen Praxis von wenigen Fällen abgesehen (Adrenalin- oder Traubenzuckerinfusion) zwar keine sehr ausgedehnte Rolle, dagegen häufig im Tierversuch.

In gewisser Weise könnte man die gleichen Betrachtungen allerdings auch auf die Aufnahme gasförmiger Stoffe in der Lunge anwenden. Der Übertritt der Gase in die Blutbahn erfolgt ja durch die Alveolarwand hindurch unmittelbar ins Blut. Bemerkenswert ist dann nur, daß sich Aufnahme- und „Entgiftungsweg" decken. Natürlich kann man nur insoweit von einer Entgiftung sprechen, als ein Teil des im Blute vorhandenen Gases wieder ausgeschieden wird. Selbstverständlich können die betreffenden Gasmengen wieder eingeatmet bzw. ins Blut aufgenommen werden.

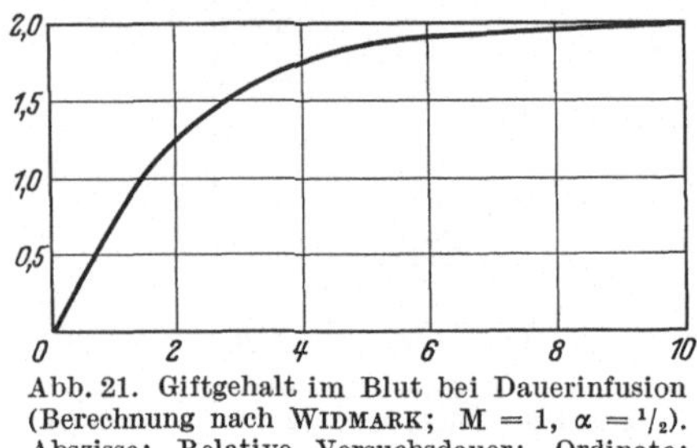

Abb. 21. Giftgehalt im Blut bei Dauerinfusion (Berechnung nach WIDMARK; $M = 1$, $\alpha = \frac{1}{2}$). Abszisse: Relative Versuchsdauer; Ordinate: Relativer Giftgehalt.

Den Vorgang der Dauerinfusion kann man mit einem Gefäß vergleichen, in das oben dauernd ein Flüssigkeitsstrom zuläuft und aus dem durch einen unteren Ausfluß dauernd Flüssigkeit abfließt. Die im Gefäß befindliche Menge der Flüssigkeit wird durch das Verhältnis von Zulauf- und Ablaufgeschwindigkeit bestimmt und nach oben durch die Gefäßgröße begrenzt. Die Giftmenge, die sich bei einer Dauerinfusion im Organismus befindet, wird durch die Größe der Infusionsgeschwindigkeit und durch das Ausmaß der Entgiftung bestimmt. Je größer die Entgiftung (Ausflußmenge) um so schneller und bei um so niedrigerem Gehalt tritt Konzentrationsgleichgewicht im Blut ein (konstanter Flüssigkeitsspiegel im Gefäß). Dabei spielt allerdings auch noch die Giftkapazität des Organismus (Durchmesser des Gefäßes) mit, je größer diese, um so später wird Gleichgewicht erreicht. Ein Gleichgewichtszustand kann nur unterhalb einer maximalen Infusionsgeschwindigkeit erreicht werden, weil sonst die Entgiftungsmöglichkeiten erschöpft werden bzw. irreversible Wirkungen auftreten (Überlaufen des Gefäßes).

WIDMARK und TANDBERG haben den Fall der Dauerinfusion und den Konzentrationsverlauf des Giftes im Blut dabei theoretisch berechnet. In Anlehnung daran gibt die Abb. 21 eine Vorstellung, wie dieser Verlauf zu erwarten ist.

Die Giftkonzentration im Blut steigt also zunächst ziemlich rasch an als Folge davon, daß die Entgiftung mengenmäßig noch hinter der Zufuhr zurücksteht. Da die Entgiftungsvorgänge — und zwar chemische wie auch physikalische — proportional der Giftkonzentration im Blut zunehmen, kommt aber der Augenblick, wo sie der Zufuhr gerade die Waage halten und von nun an herrscht konstante Blutkonzentration. Es ist ein dynamisches Gleichgewicht erreicht worden, d. h. die Menge des in der Volumeinheit des Organismus befindlichen Giftes bleibt gleich, während dauernd eine bestimmte Molekülzahl „entgiftet" wird und gleichviel Moleküle infundiert werden.

Die Geschwindigkeit der Infusion, die gerade noch einen bestimmten Wirkungsgrad hervorruft bzw. unwirksam ist, kann man als „kritische" Infusionsgeschwindigkeit bezeichnen (HEUBNER und NYARI).

Den Verhältnissen einer Dauerinfusion kommt eine unterbrochene, aber in regelmäßigen Zeitabständen erfolgende Giftzufuhr sehr nahe. Wenn die Giftzufuhr in diesem Fall intravenös erfolgt, schwankt die Blutkonzentration natürlich um einen Mittelwert. Die Annäherung ist um so weitgehender, je geringer der Abstand der Einzelgaben gewählt wird. Wenn die Zufuhr per os oder subcutan erfolgt, sorgen die natürlichen Aufnahmevorgänge dafür, daß diese Schwankungen auch bei größerem zeitlichem Abstand der Einzelgaben viel geringer ausfallen und so kann auf diese Weise tatsächlich eine konstante Blutkonzentration erzielt werden, wie das folgende Versuchsbeispiel zeigt (nach WIDMARK, s. Abb. 22).

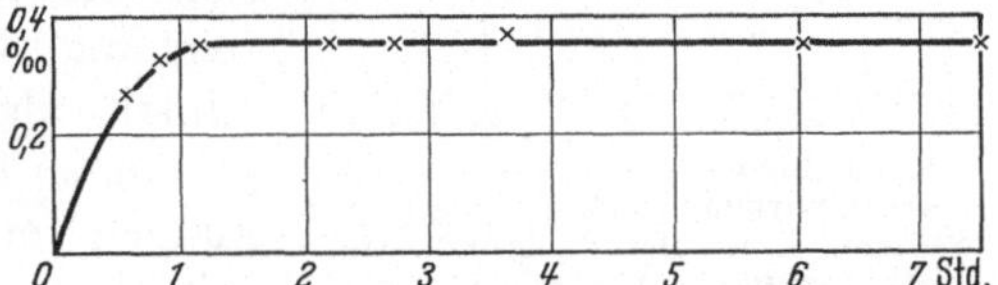

Abb. 22. Acetongehalt im Blut bei halbstündig wiederholter subcutaner Acetonzufuhr (etwa die 6fache Menge der Einzelgabe einmalig zu Beginn) nach WIDMARK.

Wenn eine erneute Giftzufuhr erfolgt, ehe die ursprüngliche Gabe vom Organismus restlos entfernt worden ist, spricht man auch von Giftkumulation. Die Dauerinfusion ist also in diesem Sinne eine kumulative Vergiftung. Die Folge der Giftkumulation unter gleichmäßigen Bedingungen ist demnach eine konstante Wirkung, ohne jede Neigung zu fortschreitender Vertiefung (jedenfalls innerhalb gewisser Grenzen). Das setzt natürlich voraus, daß man die Akkumulierung nicht so weit steigert, daß irreversible Schädigungen gesetzt werden.

Man kann nicht von Giftakkumulation oder kumulativer Wirkung sprechen, wenn nach der Ausscheidung einer bestimmten Gabe, die vertragen wurde, die gleiche Gabe nun schwer schädigend oder tödlich wirkt. Es handelt sich vielmehr um mehr oder weniger unerkannte Nachwirkungen der ersten Gabe, die unabhängig von dem Vorhandensein des Giftes bestehen (s. auch S. 96).

3. Abhängigkeit der Wirkungsgeschwindigkeit und -dauer von der Giftdosis.

Es wurde im Vorhergehenden ausgeführt, unter welchen Voraussetzungen das zeitliche Auftreten des Wirkungsmaximums unabhängig von der verabreichten Giftmenge ist. Die Wirkung schlechthin, d. h. ein ganz bestimmter Wirkungsgrad ist in seinem zeitlichen Auftreten unter allen Umständen von der Konzentration oder Dosis des Giftes abhängig.

Die zeitliche Abhängigkeit des Herzstillstandes im Herz-Lungenpräparat von der Glykosidkonzentration ist derart, daß hohe Konzentrationen rasch, niedrige langsam zum Stillstand führen, wie ein Versuch von Rothlin mit Scillaren A zeigt (Abb. 23).

Über einen gewissen Grenzwert hinaus kann die Wirkungsgeschwindigkeit nicht gesteigert werden. Die Zeit bis zum Auftreten eines bestimmten, gegebenenfalls maximalen oder irreversiblen Wirkungsgrades kann man die Erfolgszeit nennen. Jede Giftwirkung ist also mit anderen Worten durch eine minimale Erfolgszeit gekennzeichnet. Die Zeit, die vom Augenblick der Giftverabreichung oder des Giftzusatzes bis zum Eintritt der ersten überhaupt unter den jeweiligen Bedingungen feststellbaren Wirkungen verstreicht, wird als sog. Latenzzeit besonders herausgehoben. Es gilt aber auch da, daß mit steigender Dosis die Latenzzeit nur bis zu einer nicht mehr unterschreitbaren Grenze abnimmt. In Abb. 32 findet sich ein Beispiel für die Abhängigkeit der Latenzzeit von der Giftgabe.

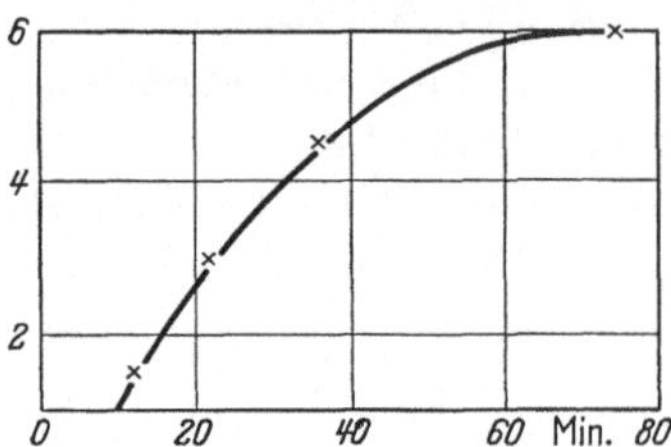

Abb. 23. Die Konzentrationsabhängigkeit der Wirkungsgeschwindigkeit von Scillaren A am Herz-Lungenpräparat (nach Rothlin). Abszisse: Versuchsdauer bis zum Herzstillstand; Ordinate: Relativer Verdünnungsgrad des Giftes.

Je nach den besonderen Versuchsbedingungen fällt in die Latenzzeit auch der mehr oder weniger lange Weg des Giftes von dem Aufnahme- zum eigentlichen Wirkungsort. Bei Untersuchung isolierter Zellen und Organe ist die Latenzzeit zum Teil dadurch verursacht, daß das Gift erst in die Zellen eindringen muß. Neben derartigen Diffusions- und Verteilungsvorgängen ist aber auch die Wechselwirkung des Giftes mit der giftbindenden Stelle und die Rückwirkung dieses Bindungsvorganges auf die Zellfunktionen für das Zustandekommen der Latenzzeit verantwortlich. Aus alledem ergibt sich, daß die Latenzzeit eine sehr komplexe Größe ist.

Phenolkonzentration in %	Einwirkungsdauer in Min.
0,4	160
0,5	96
0,6	25
0,7	7

Die geschilderte Abhängigkeit der Wirkungsgeschwindigkeit, d. h. der Zeit, die bis zum Erreichen eines bestimmten Wirkungsgrades notwendig ist, hat große praktische Bedeutung. Wenn man die „Wirkung" beschleunigen will, muß man die Dosierung größer wählen. Für die Händedesinfektion kommt man mit kürzerer Waschdauer aus, wenn man das Desinfiziens in größerer Konzentration zusetzt, als wenn man niedere benutzt. Dafür ist folgendes Beispiel lehrreich: Um Botrytis-Sporen bis auf 3% der ursprünglichen Sporenanzahl durch Phenol abzutöten, verhalten sich bei wechselnder Phenolkonzentration die dazu erforderlichen

Einwirkungszeiten folgendermaßen (nach HENDERSON SMITH, s. vorstehende Tabelle.)

Es ist bemerkenswert, daß eine noch nicht völlige Verdopplung der Konzentration des Phenols die notwendige Wirkungsdauer um mehr als das Zehnfache verringert.

Die Wirkungsdauer ist von der Giftgabe abhängig, große Gaben haben eine lange, kleine Gaben eine kurze Wirkungsdauer. Versuche von TUNGER mit Avertin an Ratten sollen das belegen (s. nebenstehende Tabelle).

Obwohl annähernd eine lineare Abhängigkeit der Narkosedauer von der Avertingabe vorhanden ist, darf man nicht sagen: Verdopplung der Dosis macht doppelte Wirkungsdauer. Die Abhängigkeit der Wirkungsdauer von der Gabe gilt sowohl hinsichtlich der Dauer der Gesamtwirkung als auch der eines bestimmten Wirkungs-

Dosis in g/kg	Mittlere Narkosedauer in Minuten
0,135	7
0,162	25
0,18	30
0,24	52
0,34	85
0,47	118

grades. Das geht aus einem Versuch mit Chloralhydrat hervor, der in Abb. 20 dargestellt ist.

Das Verhältnis der Gesamtwirkungsdauer bestimmter Gaben bedingt keineswegs ein ähnliches Verhältnis hinsichtlich der Dauer eines bestimmten Wirkungsgrades.

Die Wirkungsdauer steht auch bei gleicher Wirkungsstärke bestimmter Gaben verschiedener Mittel untereinander in keinem Zusammenhang. Die in Abb. 24 dargestellten Versuche (AXMACHER) zeigen das in einfacher Weise.

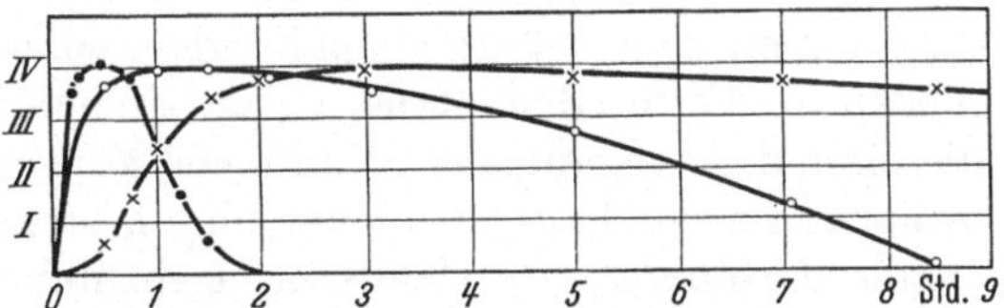

Abb. 24. Wirkungsdauer „äquivalenter" Gaben verschiedener Mittel (bei Kaninchen). Abszisse: Versuchsdauer; Ordinate: Narkosetiefe. ●—● 0,25 g Avertin/kg in 2,5 % Lösung s. c.; o—o 1,00 g Paraldehyd/kg in 10 % Lösung s. c.; ×—× 0,24 g Veronal/kg in 5 % Lösung s. c.

Mit anderen Worten: In der Wirkungsdauer (und Erfolgszeit) kommen auch bei gleichartig wirkenden Giften spezifische Eigentümlichkeiten des betreffenden Mittels zum Ausdruck, während die Wirkungsstärke durch entsprechende Dosierung übereinstimmend gemacht werden kann.

Die Kürze der Wirkungsdauer des Avertins macht dieses zu einem geeigneten Basisnarkotikum. Darunter versteht man Mittel, die bei der gewählten Dosis den gewünschten Narkosegrad nicht voll erreichen lassen und die deshalb einen weiteren Zusatz eines leicht steuerbaren Narkotikums, wie Äther z. B., erfordern. Man verringert dadurch die schädlichen Nebenwirkungen einer ausschließlich mit Äther durchgeführten Narkose und gestaltet den Narkoseeintritt für den Patienten humaner.

4. Zeitgebundene Giftwirkung.

Die Aufrechterhaltung eines bestimmten Wirkungsgrades durch eine konstante Giftkonzentration ist bei vielen Giften für mehr oder weniger lange Zeit durchführbar, ohne daß es zu einer wesentlichen Veränderung der Giftwirkung an sich kommt. Solche Gifte nennt man Konzentrationsgifte, die wichtigsten Beispiele sind die Narkotika. Sobald man die Konzentration derselben erhöht, vertieft sich die Wirkung, um nachzulassen, wenn die Konzentration sinkt. Demgegenüber gibt es Gifte, bei denen man die Zeit ihrer Wirkung für das Ausmaß derselben nicht vernachlässigen kann, selbst wenn die einwirkende Konzentration konstant bleibt (sog. c·t-Gifte). Es handelt sich dabei um Gifte, die irreversible Bindungen mit den Zellbestandteilen eingehen. Es ist also für diese Gifte charakteristisch, daß es nicht zur Ausbildung eines eigentlichen Gleichgewichts zwischen gebundenen und freien Giftmengen kommt, sondern daß das Gift so lange gebunden wird, bis es entweder restlos mit Zellbestandteilen reagiert hat oder bis die Zelle aus der gifthaltigen Umgebung entfernt wird. Für die Säure abspaltenden Gifte ist das gut verständlich, denn alle Ionenreaktionen laufen ja mit großer Geschwindigkeit nach einer Richtung hin.

Da die Geschwindigkeit dieser Bindungsvorgänge so erheblich ist, daß die Reaktion fast momentan zu Ende verläuft, kann der Zeitfaktor der Wirkung bei leicht zersetzlichen Giften auf der diskontinuierlichen Zufuhr (z. B. Atmung) oder bei schwer zersetzlichen auf der geringen Sättigungsgeschwindigkeit des Organismus beruhen; beides gilt aber auch für die anderen nicht Säure abspaltenden, sondern in anderer Weise reagierenden c·t-Gifte. Jedenfalls ist für beide Giftarten charakteristisch, daß die einmal eingegangenen Bindungen zum größten Teil auch nach Entfernung aus gifthaltiger Umgebung bestehen bleiben und früher oder später (Latenzzeit) die dem Gift eigentümlichen Wirkungen hervorrufen.

Dieses Auftreten einer Latenzzeit ist nicht eine Besonderheit der c·t-Gifte, sondern wird auch bei anderen Giften beobachtet. Sie kann unter anderem der Ausdruck der allmählichen Giftwanderung zum giftempfindlichen Substrat sein oder die Geschwindigkeit der Giftbindungsreaktion widerspiegeln, ist aber bei vielen c·t-Giften besonders deutlich ausgeprägt (klinisch: freies Intervall). Die Latenzzeit bei derartigen Vergiftungen ist daher ein guter Beleg für die Berechtigung, bei der pharmakologischen Wirkung im engeren Sinne (s. S. 2) Gifteinwirkung von (merkbarer) Funktionsänderung zu trennen.

Der Betrag der durch ein c·t-Gift geänderten Zellarbeit ist im Gegensatz zu den Konzentrationsgiften nicht konstant, sondern mit der Zeit veränderlich. Wenn bei einem Konzentrationsgift nach einer Zeiteinheit $1/x$ der Normalleistung ausgefallen ist, so fehlt auch nach n Zeiteinheiten $1/x$ der in dieser Zeit sonst hervorgebrachten Arbeit. Bei den zeitgebundenen, den c·t-Giften kann man nur für einen unendlich kleinen Zeitabschnitt die Leistung als gleichmäßig beeinflußt ansehen. Wenn man diese Fälle unter möglichst einfachen Bedingungen darstellt (vgl. auch LAUBENDER), erhält man folgende Kurven (Abb. 25).

Das Verhältnis der Normalarbeit zur Arbeit unter Einfluß eines Konzentrationsgiftes ist während der Dauer der Arbeit vollkommen gleichmäßig, während es sich beim c·t-Gift dauernd ändert. Die Wirkung ist also im ersten Fall lediglich eine Funktion der Giftkonzentration, im letzten Fall eine Funktion sowohl der Konzentration als auch der Zeit. Eine praktisch wichtige Folgerung dieser Abhängigkeit ist, daß es innerhalb gewisser Grenzen gleichgültig ist, ob das c·t-Gift kurze Zeit in hoher Konzentration oder ob es längere Zeit in entsprechend niederer Konzentration einwirkt. Die Kampfstoffe sind die bekanntesten Vertreter dieser Giftgruppe. Die angenäherte Konstanz des Produktes c·t ist natürlich nur in gewissen Grenzen vorhanden; unterhalb einer gewissen Grenzkonzentration führt auch eine noch so ausgedehnte Gifteinwirkung nicht zum Auftreten von Vergiftungserscheinungen, und selbst höchste Konzentrationen können eine gewisse notwendige Mindestzeit bis zum Wirkungserfolg nicht mehr wesentlich unterschreiten.

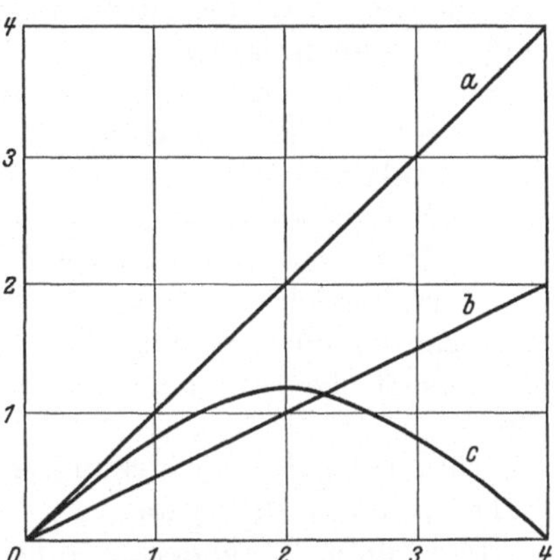

Abb. 25. Umsatz- bzw. Arbeitsgröße von Zellen unter Giftwirkung (vgl. LAUBENDER). Abszisse: Relative Versuchsdauer; Ordinate: Relativer Umsatz bzw. Arbeit. *a* ohne Gift; *b* bei Anwesenheit eines Konzentrationsgiftes; *c* bei Anwesenheit eines c·t-Giftes.

Auch bei der Wirkung auf einzelne Zellen hat der Zeitfaktor der c·t-Gifte unter anderem seine Ursache darin, daß das Gift erst allmählich zum Wirkungsort hingelangt; es sind aber auch Fälle denkbar, bei denen die Zerfallsgeschwindigkeit des Giftes die Wirkungszunahme bestimmt. Für die Eigenart der Wirkung ist wiederum die Irreversibilität der schließlichen Giftbindung charakteristisch.

VI. Allgemeines über die Wirkungsweise von Giften.

In diesem Abschnitt sind verschiedene Dinge zu schildern, die einmal mehr vom „makroskopischen", das andere Mal mehr vom „mikroskopischen" Standpunkt betrachtet erscheinen. Wenn dabei gewisse Fragen eine verhältnismäßig ausführlichere Behandlung erfahren, so deswegen, weil für die Mehrzahl anderer pharmakologischer Wirkungen eine allgemeine Betrachtung noch nicht mit gleichem Erfolg durchgeführt werden kann. Es werden besprochen:

1. Lokale Wirkungen in allgemeiner Hinsicht;
2. Resorptive Wirkungen in allgemeiner Hinsicht;
3. Zelle und Giftwirkung;
4. Die Narkose;
5. Der chemotherapeutische Heilvorgang.

Für den Ausdruck Wirkungsweise findet sich oft in gleichem Sinne der Begriff Wirkungsmechanismus, dann allerdings immer mit Beziehung auf pharmakologische Vorgänge im engeren Sinne.

1. Lokale Wirkungen in allgemeiner Hinsicht.

Der Mechanismus lokaler Giftwirkungen, die an der äußeren oder inneren Körperoberfläche zustande kommen, unterscheidet sich in vielen Fällen nicht grundsätzlich von der Beeinflussung lebloser Substrate durch das gleiche Gift. Der Reaktionsvorgang ist häufig ein sehr einfacher, und zwar unter anderem:

a) Hydrolysen (Säuren, Alkalien);

b) Oxydation-Reduktion (Permanganat, Sulfite);

c) Anlagerungsreaktionen (Halogene, Formaldehyd, salpetrige Säure);

d) Fällungsreaktionen (Alkaloidreagenzien, Schwermetalle);

e) Dehydratationen (Alkohol und andere organische Lösungsmittel).

Meist handelt es sich um Einwirkungen, die zu Strukturveränderungen von Eiweiß oder eiweißartigen Verbindungen führen, während die in der Oberfläche vorhandenen Kohlehydrate und Fette weniger betroffen sind.

Die Dauer der Einwirkung bzw. die Konzentration der Giftlösungen haben insoweit Bedeutung, als die Körperoberfläche über Gewebsanteile verfügt, deren Veränderung funktionell weniger belangreich ist und die somit eine gewisse Pufferwirkung ausüben. Erst wenn die Einwirkung über ein bestimmtes Maß hinausgeht, setzen tiefergehende oder auch resorptive Giftwirkungen ein. Selbstverständlich bringt die strukturelle Differenzierung der Gewebe der Körperoberfläche trotz gleicher Einwirkungen charakteristische Wirkungsunterschiede mit sich. Der mehr oder weniger große Wasserreichtum oder die mehr oder weniger starke Verhornung sind in diesem Zusammenhang zu nennen.

Die Folgen für den Gesamtorganismus hängen natürlich von der funktionellen Bedeutung des betroffenen Anteils der Oberfläche ab.

Die Eigentümlichkeit mancher lokal wirkenden Mittel führt man darauf zurück, daß sie in unzersetztem Zustand in die Zelle eindringen und im Zellinnern nach ihrer Zerlegung andere Wirkungen entfalten, als wenn die Zerlegungsprodukte von außen einwirken. Unter den sog. Kampfstoffen finden sich einige dieser Gifte, wie z. B. das Phosgen. Im folgenden (S. 100) werden Befunde mitgeteilt, die die unterschiedliche Wirkung gewisser Gifte auf die Außenseite der Zelle und im Zellinnern beweisen. Im wesentlichen handelt es sich ähnlich wie dort auch hier wohl um Permeabilitätsfragen, denn es zeigt sich, daß die Zersetzungsprodukte etwa der Kampfstoffe wenig oder gar nicht in die Zelle eindringen können und infolgedessen nur „oberflächlich" wirken. Andererseits besitzt das Gift in unzersetztem Zustand andere Eigenschaften, die den Eintritt in das Zellinnere nicht hindern. Es ist selbstverständlich

möglich, daß derartige Gifte auch daneben noch die Reaktionen hervorrufen, zu denen sie auf Grund ihrer besonderen chemischen Konstitution
in unzersetztem Zustand befähigt sind; es ist schwer, den Umfang abzuschätzen, in welchem der eine und der andere Vorgang verläuft, aber
die Möglichkeit zu solchen „getarnten" Wirkungen muß man berücksichtigen (vgl. auch FLURY).

Auch bei den lokalen Wirkungen wird man keineswegs charakteristische Vorgänge vermissen müssen, sondern je nach Art der einwirkenden
Gifte werden unter Umständen ganz bestimmte Gewebselemente beeinflußt. So zeigte HEUBNER für Adstringenzien eine besondere Affinität
zu elastischen Fasern.

Durch Reizung sensibler Nervenfasern und dadurch bedingte reflektorische Erregungen können lokal wirkende Mittel mittelbar auch Tiefenwirkungen ausüben.

Gerade die im chemischen Sinne reaktionsfähigsten Gifte wirken
vielfach rein lokal, während indifferente Stoffe oft erst in viel höherer
Konzentration lokal wirken, als notwendig, um resorptive Giftwirkungen
hervorzurufen. Dadurch daß in der Körperoberfläche für reaktionsfähige
Stoffe genügend Gelegenheit zur Betätigung chemischer Affinitäten geboten wird, bleibt die Wirkung bei diesen lokal beschränkt. Denn die
Geschwindigkeit der hier ablaufenden Reaktionen ist meist sehr groß
im Vergleich zur Resorptionsgeschwindigkeit. Das ist der Grund, warum
chemisch reaktionsfähige Stoffe im allgemeinen pharmakologisch von geringerer Bedeutung sind.

2. Resorptive Wirkungen in allgemeiner Hinsicht.

Allgemeine Aussagen über resorptive Giftwirkungen finden sich bereits im Abschnitt V., wobei namentlich dem zeitlichen Wirkungsverlauf
Beachtung geschenkt wurde. Folgende teils mehr, teils weniger zusammenhängende Dinge sind noch zu erwähnen:

Bei resorptiven Giftwirkungen unterscheidet man allgemein *Haupt-*
und *Nebenwirkungen*. Die letzteren sind dadurch gekennzeichnet, daß
sie entweder an Bedeutung und Stärke gegenüber der Hauptwirkung
zurücktreten oder daß sie nicht die beabsichtigte Wirkung darstellen
oder daß sie überhaupt nur als die mittelbaren Folgen einer anderweitigen
Giftwirkung auftreten. Wahrscheinlich sind eine Reihe sog. Hemmungswirkungen nur die mittelbare Folge der Erregung übergeordneter Dämpfungsapparate durch ein Gift oder umgekehrt gewisse Erregungswirkungen
die Folge einer Lähmung der gleichen Apparate. Hierauf soll aber nicht
näher eingegangen werden, weil es sich dabei zum Teil um schwierig
deutbare Vorgänge handelt (s. auch S. 3). Im ganzen ist also zu sagen,
daß der Ausdruck Nebenwirkung sehr wechselnd gebraucht wird. —

Neben der Elektivität der Verteilung spricht man auch von einer
Elektivität der Wirkung und versteht darunter, daß bestimmte, z. B. zentral

wirkende Gifte nur einen oder wenige Angriffspunkte haben; Apomorphin wirkt elektiv auf das Brechzentrum, Morphin elektiv auf das Atemzentrum und den am Hustenreflex beteiligten nervösen Apparat. Elektivität ist ein relativer Begriff, insoweit die Größe der Giftgabe wesentlich mitspielt. Steigerung der Giftdosis ruft neben der Änderung besonders empfindlich ansprechender Funktionen, also neben den „elektiven" auch andere Wirkungen hervor (Nebenwirkungen). —

Unter *Nachwirkung* oder *Spätwirkung* eines Giftes versteht man den mehr oder weniger lang dauernden oder bleibenden Zustand veränderter Reaktionsweise eines Organismus nach Gifteinwirkung, die auf vorübergehender oder bleibender Änderung von Organfunktionen beruht und die von dem Vorhandensein des ursächlich wirkenden Giftes unabhängig ist. Eine derartige Giftnachwirkung nach erfolgter Ausscheidung eines Giftes beobachtet man z. B. nach Narkosen, insonderheit den mit halogenhaltigen Mitteln ausgeführten; man spricht in diesen Fällen auch von Narkosespätwirkungen. Mitunter werden sogar Spättodesfälle beobachtet, die offenbar nur so zu erklären sind, daß nach Aufhören der Narkose ein pathologisches Geschehen fortschreitet, welches in irgendeinem lebenswichtigen Organ während der Narkose begonnen hat, weil die normalen Regulationsmöglichkeiten überschritten wurden.

Für die Dauer solcher Giftnachwirkungen gibt folgender Befund eine Vorstellung: PRATT und Mitarbeiter zeigten, daß bei Hunden nach einer einmaligen Chloroformnarkose von 2 Stunden 15 Minuten Dauer die Ausscheidung von intravenös zugeführtem Bromsulfophthalein noch nach zehn Tagen nicht mit normaler Geschwindigkeit erfolgt. KOPPANYI fand die Barbitursäureausscheidung nach Chloroformvorbehandlung verlangsamt.

Über die Art wie man sich solche Nachwirkungen in manchen Fällen, erklären kann, geben Versuche von BAUER Auskunft. Er fand nämlich, daß bei Katzen bestimmte wiederholte Digitoxindosen nicht infolge von Kumulation sondern offenbar auf Grund funktioneller Dauerschädigung des Herzens zu Tode führten; BÜCHNER konnte an den gleichen Versuchstieren anatomische Schädigungen (Nekrosen des Herzmuskels) als Folgen einer einmaligen bestimmten Giftgabe nachweisen. Es ist durchaus nicht unwahrscheinlich, daß auch viele andere Gifte zu ähnlichen Dauerschädigungen, wenn auch nicht immer am Herzen, führen können, sobald sie in genügender Konzentration eingewirkt haben.

Der oben bereits genannte Begriff Kumulation bedeutet die erneute Giftzufuhr, solange noch Reste der früheren Gabe im Organismus vorhanden sind. Die Wirkung der erneuten Gabe ist dann selbstverständlich stärker als bei erstmaliger Verabreichung der gleichen Menge. *Kumulative Wirkungen* treten namentlich dann auf, wenn es sich um Gifte handelt, die langsam ausgeschieden werden oder die (oft unbemerkt) häufig einwirken. Der Begriff Kumulation wird gelegentlich auch für Fälle von

Wirkungsvertiefung wiederholter Gaben des gleichen Mittels gebraucht, ohne daß eine echte Kumulation überhaupt erwiesen ist. Die Ausführungen über Giftnachwirkungen haben gezeigt, daß es sich in Wirklichkeit um etwas ganz anderes handeln kann. Es ist deswegen zweckvoll den Ausdruck Kumulation nur seinem ursprünglichen Sinn entsprechend auf Vorgänge zu beschränken, bei denen es sich um die Mitwirkung von Giftresten aus einer früheren Verabreichung handelt. —

Insoweit therapeutische Wirkungen in Frage stehen, unterscheidet man eine *kausale (ätiotrope)* oder *symptomatische Therapie*. Die kausale Therapie richtet sich gegen die Krankheitsursache oder wirkt unmittelbar auf die pathologisch veränderte Funktion, die symptomatische Therapie beeinflußt lediglich etwaige Begleiterscheinungen. In bestimmten Fällen von Kreislaufinsuffizienz kann ein herzwirksames Glykosid den Zustand des erkrankten Herzmuskels bessern und den Kreislauf kausal heben, während eine Sauerstoffeinatmung bei gleichzeitigem Lungenödem Cyanose und Dyspnoe — symptomatisch — zum Verschwinden bringt. Häufig wirkt eine symptomatische Behandlung günstig auf die ursächliche Störung zurück. Die bessere Arterialisierung des Blutes im eben erwähnten Beispiel wirkt natürlich auch auf den Herzmuskel günstig. Bekannt sind ältere Beobachtungen von SPIESS, der nach örtlicher Anästhesierung einen Rückgang entzündlicher Erscheinungen fand. Es ist in allen diesen Fällen schwierig, mit Sicherheit unmittelbare, kausale Wirkungen auszuschließen. Als Musterbeispiel einer kausalen Therapie ist schließlich die Chemotherapie zu nennen, welche die Vernichtung der in den Wirtsorganismus eingedrungenen Erreger anstrebt. —

Die *Substitutionstherapie* bezweckt die Zufuhr solcher Stoffe, die der Organismus entweder selbst nicht in genügender Menge aufbaut (z. B. Hormone) oder die nur in einer für den betreffenden Organismus unzureichenden Menge in der üblichen Nahrung vorhanden sind (z. B. Vitamine). Daß hier oft absolut größere Mengen notwendig sind als bei Gesunden, kann in manchen Fällen vielleicht darauf beruhen, daß der Angriffspunkt dieser Stoffe nicht in normalem Umfang funktionstüchtig ist. —

Die resorptiven pharmakologischen Vorgänge sind sehr vielfältiger Art, aber im Vergleich zu der ungeheuren Zahl aller untersuchten Gifte doch wiederum nicht in jedem Fall so verschieden, als daß man nicht erwarten könnte, gemeinsame Grundzüge in der Wirkungsweise verschiedener Giftgruppen vorzufinden. In vielen Fällen kennt man auch den Wirkungsmechanismus oder kann sich immerhin ein Bild von ihm machen. Hierbei lassen sich im großen und ganzen zwei Gruppen von Wirkungen voneinander trennen, nämlich solche, die offenbar auf unspezifischen (zum Teil rein physikalischen) Vorgängen, und solche, die auf spezifischen chemischen Reaktionen des Giftes beruhen. Es ist aber nicht so, daß gerade die praktisch wichtigen pharmakologischen

Vorgänge etwa zu der Gruppe mit spezifischem Wirkungsmechanismus gehören. Im Gegenteil, die groben toxikologischen Wirkungen beruhen vielfach auf sehr einfachen chemischen Vorgängen und sind fast durchweg dem Verständnis zugänglicher als alle übrigen Wirkungen, die ärztlich von Bedeutung sind. Es ist fraglos so, daß bei den letztgenannten Wirkungen eine besondere Empfindlichkeit des Erfolgsorganes vorliegen muß, was auch darin zum Ausdruck kommt, daß die Art der Giftverteilung im Organismus in keiner Weise mit der Elektivität gewisser Giftwirkungen in Einklang zu bringen ist. Die besondere Wirkungsweise eines Giftes ist demnach kaum je ein chemisches oder Verteilungsproblem. Leider wird dadurch die Fragestellung so sehr vom „pharmakologischen" Verhalten des Giftes nach dem integrativen Verhalten des Organismus verschoben, daß man wohl Zweifel hegen darf, ob sich durch das Experiment hier jemals wird restlose Klarheit schaffen lassen.

Es kann nicht Aufgabe der allgemeinen Pharmakologie sein, jeden mehr oder weniger gut begründeten Wirkungsmechanismus, von dem man übrigens nur in der Minderzahl aller Giftwirkungen Kenntnis hat, darzustellen. Hier handelt es sich vielmehr darum, typische Fälle (Narkose, Chemotherapie) herauszugreifen, die der Natur der Sache nach von Bedeutung sind und deren Bedingungen man mehr oder weniger erfolgreich auf andere Wirkungen übertragen kann. Bevor darauf näher eingegangen wird, seien einige allgemeine Bemerkungen über die Beziehungen von Gift und Zelle vorausgeschickt, die auch bei der Wirkung von Gift auf höher organisierte Lebewesen Berücksichtigung finden müssen. Insoweit bestimmte Zellgruppen auch hier die Träger spezifischer Leistungen sind, ist die allgemein-pharmakologische Betrachtung zum großen Teil und mit Recht ein Zellproblem, denn durch die Wechselwirkung des Giftes mit diesen Zellen kommt ja schließlich die pharmakologische Wirkung zustande.

3. Zelle und Giftwirkung.

Angesichts der Fülle experimentell festgestellter gegenseitiger Beziehungen von Zeit, Konzentration und Wirkung ist es erstaunlich, wie wenig man über die der Wirkung von Giften auf Zellen zugrunde liegenden Vorgänge weiß. Besonders CLARK hat wiederholt darauf hingewiesen, daß die lebende Zelle ein viel zu kompliziertes System ist, um die gewonnenen Erfahrungen in diesem Sinne weitgehend verwerten zu können. Es fehlt zwar nicht an Versuchen, physikalisch-chemische Gesetze auf die Giftwirkungen anzuwenden, aber die wenigsten halten strengerer Prüfung stand. Bereits viel einfachere Vorgänge als Giftwirkungen auf lebende Zellen zeigen ein hohes Maß von Kompliziertheit: um nur ein Beispiel von CLARK anzuführen, sei an die Sauerstoffaufnahme des Hämoglobins erinnert (vgl. BARCROFT). Für reine Hämoglobinlösungen fand man zuerst eine Formulierung, die in sehr einfacher Weise den Reaktionsverlauf wiederzugeben gestattete. Aber schon bei Gegenwart von Elektrolyten und bei unterschiedlicher Kohlensäurespannung sieht der Vorgang ganz anders aus. Schließlich führten analytische Bestimmungen des Eisengehaltes und anderweitige Bestimmungen des Molekulargewichtes des Hämoglobins dazu, diesem eine zusammengesetzte Struktur zuzuweisen, so daß die ursprüngliche Formel nur Nährungswerte ergeben konnte und in keinerlei sachlichem Zusammenhang mit dem tatsächlichen Reaktionsablauf stand. Berücksichtigt man weiterhin, in wie verwickelter Art die Gifte auf Fermente einwirken, so wird man nicht fehlgehen, den Giftwirkungen auf die Zellen mindestens ein gleiches Maß von Kompliziertheit zuzuschreiben. Die angebliche Einfachheit gewisser an der lebenden Zelle vorgefundener Verhältnisse und ihre entsprechende Einfügung in eine physikalisch-chemische Gesetzmäßigkeit dürfte daher sehr oft nur eine scheinbare sein.

Die Schwierigkeit bei Anwendung physikalisch-chemischer Gesetze auf die Wirkung von Giften auf lebende Zellen besteht darin, daß man nur in engem Bereich prüfen kann, weil außerhalb davon irreversible Schädigungen auftreten, ferner in der Willkürlichkeit, der gegenseitig in Beziehung zueinander gebrachten Maßstäbe. Beides wirkt dahin, daß ein und derselbe Vorgang häufig sowohl dem einen wie dem anderen Gesetz zu gehorchen scheint. Denn die Streuung biologischer Messungen ist zu groß, als daß man mit Sicherheit in jedem Fall eine Unterscheidung treffen kann. Messungen von Giftwirkungen, die ja zumeist auf der summarischen Erfassung bekannter und unbekannter Teilvorgänge beruhen, dürften über das Wesen der Giftwirkung auf die Zellen namentlich dann wenig Aufschluß bringen, wenn sie sich auf Beziehungen zwischen Konzentration und „Wirkung" beschränken.

Es ist nicht möglich, eine allgemeine Hypothese über Giftwirkungen auf Zellen zu entwickeln, weil offenbar sehr verschiedenartige Vorgänge angetroffen werden können. Lediglich darf man eine Tatsache bereits vorweg erwähnen, nämlich, daß die besondere Empfindlichkeit und Reaktionsweise einer bestimmten Zellart offenbar eine der Hauptvoraussetzungen für das Zustandekommen der Giftwirkung darstellt. In vielen Fällen muß eine zufällige Abstimmung von Gift und Zelle vorhanden sein, um die charakteristische Wirkung zu verstehen. Denn die Giftanwesenheit in der Zelle bedeutet allein, wie schon (s. S. 60) hervorgehoben wurde, noch nichts.

Einige pharmakologische Beobachtungen sind in diesem Zusammenhang zu erwähnen, die zwar nicht allgemeine Anwendbarkeit besitzen, die aber nichtsdestoweniger für die behandelte Frage von grundsätzlicher Bedeutung sind.

a) Potentialgifte.

STRAUB beobachtete, daß das mit Muscarin vergiftete Herz von Aplysia nach einiger Zeit spontan wieder zu schlagen anfing, obwohl die Nährlösung noch Gift in wirksamer Menge enthielt, wie sich bei Übertragung auf ein zweites Herz zeigen ließ. Wurde die gifthaltige Nährlösung durch giftfreie ersetzt, so trat erneut Hemmung der Herztätigkeit ein. STRAUB nahm an, daß eine Giftwirkung nur zustande kommt, solange ein Konzentrationsgefälle Herzmuskelzelle $\rightleftharpoons$ Nährlösung, gleich in welcher Richtung, besteht, und nannte das „Potential-Giftwirkung". Als Bestätigung dieser Vorstellung konnte KAHLSON jedenfalls feststellen, daß die Wirkung eines typischen Potentialgiftes, des Cholins, auf das isolierte Froschherz genau so lange dauert, als nötig ist, Konzentrationsausgleich zwischen Nährlösung und Herzmuskel herzustellen. Es besteht aber kein Zweifel, daß Potentialwirkungen nicht allgemein und nur unter besonderen Bedingungen vorkommen. Sie sind daher nicht als ein allgemeiner Wirkungsmechanismus anwendbar. Möglicherweise handelt es sich vielfach um die Beteiligung von Diffusions- bzw. Membranpotentialen, denn es ist bemerkenswert, daß „Potentialwirkungen" vorwiegend mit elektrolytartigen Stoffen beobachtet worden sind; die ungleiche Wanderungsgeschwindigkeit der Ionen könnte also für die Wirkung verantwortlich sein. Während die Narkotika im allgemeinen nach und trotz eingetretenen Konzentrationsausgleiches stundenlang unvermindert wirksam bleiben können — zugleich das beste Beispiel für Wirkungen, die sicher keinen Potentialcharakter haben —, wurde von HECHT am isolierten Darm eine nur vorüber gehende Wirkung des Urethans beschrieben.

Die Verhältnisse sind dadurch verwickelt und unklar, daß die sog. Auswaschwirkungen nicht immer denen bei Giftzusatz gleich sind. Zudem handelt es sich meist um Versuche an isolierten Organen, wobei man daran denken muß, daß unbemerkt äußere Faktoren eine Rolle gespielt haben können. (Weiteres über diese Frage s. u. a. RENTZ.)

b) Zellstruktur und Giftwirkung.

Viele Untersucher nehmen an, daß eine Reihe von Giften ihre eigentümlichen Wirkungen nicht im Zellinnern, sondern an der Zelloberfläche entfalten. Schon BETHE fand, daß Säure- oder Alkalizusatz zur Nährlösung die Beweglichkeit von Medusen ändern kann, ohne daß diese Stoffe in den Zellen nachweisbar wurden (vgl. S. 61). WARBURG beobachtete, daß ein geringer Zusatz von Natronlauge zur Nährlösung den Sauerstoffverbrauch von Seeigeleiern verdoppeln konnte, während eine entsprechende Konzentration des leicht in die Zellen eindringenden Ammoniaks u. U. unwirksam blieb. Eine unterschiedliche Wirkung von Ionen auf die Zellaußenseite und auf das Zellinnere fanden ferner REZNIKOFF und CHAMBERS. Während Natrium- und Kaliumchlorid in der Außenlösung für Amöben schädlich waren, Calcium- und Magnesiumchlorid aber nicht, verhielten sich die Salze bei Mikroinjektion in die Zelle gerade umgekehrt, so daß die genannten Wirkungen von der Außenseite her offenbar auf der Zelloberfläche stattgefunden haben müssen. Dafür spricht auch die Schnelligkeit, mit der Entzug von Calcium aus der Nährlösung auf das isolierte Froschherz wirkt (STRAUB).

Wenn auch eine gewisse Latenzzeit vorhanden ist, sobald man die Wirkung der Änderung des Ionengehaltes der Nährlösung auf ein isoliertes Froschherz beobachtet, so ist sie doch zu kurz, um anders erklärt werden zu können, wie durch Wirkung auf die Zelloberfläche oder durch Potentialänderungen; jedenfalls kann von einem wesentlichen Eindringen in die Zelle noch keine Rede sein.

Es entspricht auch weit mehr der physiologischen Bedeutung der Zellmembran, sie in vielen Fällen als den eigentlichen Angriffspunkt oder besser Wirkungsort der Gifte zu betrachten. Die oft fehlende mikroskopische Differenzierbarkeit einer solchen Membran will gegen die funktionelle Bedeutung der Zelloberfläche nichts besagen. Die chemische Differenzierung muß jedenfalls außerordentlich weitgehen, dafür spricht auch die Tatsache, daß abgeschnittene Pseudopodien von Orbitolites sich nur dann wieder vereinigen, wenn sie vom gleichen Individuum stammen (JENSEN). Selbstverständlich schließt eine Wirkung an der Zelloberfläche eine weitere Wirkung nach Aufnahme in die Zelle nicht aus.

In welcher besonderen Weise eingedrungene oder von der Zelle gebundene Gifte ihre Wirkung entfalten, ist nur in wenigen Fällen bekannt. Permeabilitätsänderungen in beiden Richtungen, d. h. zu- und abnehmend, kommen sicher vor. Spezifische chemische Reaktionen von Giften mit Zellbestandteilen sind nur in wenigen Fällen bekannt. Irgendwie handelt es sich bei jeder Giftwirkung offenbar um Gleichgewichtsstörungen bzw. -verschiebungen; es ist wahrscheinlich, daß der eigentliche Vorgang der Giftverankerung damit oft nur mittelbar zu tun hat. Reversibilität dieser Bindung macht die Störung zu einer vorübergehenden. Da auch mit der Bindung von Gift in unwirksamer Form zu rechnen ist, steht das Ausmaß der Wirkung in einem unbekannten Verhältnis zu der verabreichten Giftmenge bzw. der Konzentration. Diese Tatsache und die häufige Ungewißheit, wieweit wirklich schon ein Gleichgewicht der Außen- und Innenkonzentration eingetreten ist, macht viele Feststellungen über Konzentrations-Wirkungs-Beziehungen in gewissem Sinne zu einer fragwürdigen Angelegenheit.

4. Die Narkose.

Eine der wichtigsten Fragen der allgemeinen Pharmakologie ist die nach dem Zustandekommen der Narkose, eine Frage, die nicht nur wegen ihrer großen Bedeutung in der Klinik, sondern weil sie ein in der gesamten Biologie verbreitetes Phänomen betrifft, stets von neuem zu Erklärungsversuchen gereizt hat. Unter Narkose versteht man die reversible Aufhebung eines mehr oder weniger großen Anteils normaler Funktionen von ein- oder vielzelligen Organismen.

Es ist aber gleich hinzuzufügen, daß die verschiedenen Arten von Narkose keineswegs als identische Vorgänge zu betrachten sind.

In erster Linie sind die „animalen“ Leistungen (z. B. Fortbewegung, Plasmaströmung, Erregbarkeit für gewisse Reize usw.) vor den „vegetativen“ Leistungen (Atmung, Gärung usw.) betroffen. Die besondere Wirkungsweise jedes einzelnen Narkotikums wird leicht über der hauptsächlichen Wirkung, die allerdings fast durchweg sehr einförmig ist, unberücksichtigt gelassen.

Vergleicht man auf der einen Seite die narkotische Lähmung der amöboiden Beweglichkeit gewisser Einzeller, auf der anderen Seite die narkotische Ausschaltung der Bewußtseinsvorgänge beim Menschen, wird man kaum in Versuchung sein, hier einen gleichen Vorgang anzunehmen. Es fragt sich somit von vornherein, ob es überhaupt erlaubt ist, von *dem* Narkosemechanismus zu sprechen und ob nicht vielmehr verschiedene Vorgänge vorliegen, die nur gewisse äußere Merkmale gemeinsam haben, auf Grund derer man von Narkose spricht. Solange jedenfalls die Gleichartigkeit all dessen, was unter Narkose zusammengefaßt wird, nicht erwiesen ist, sollte man eine vergleichende Betrachtung der einzelnen Narkotika auf eine bestimmte Art von Organismen und eine bestimmte Wirkung beschränken. Ferner ist auch auf dem Gebiet der Narkose der Warnung zu gedenken, daß man aus der Koinzidenz zweier Vorgänge oder Tatsachen nicht ohne weiteres auf deren ursächliche Verknüpfung schließen kann und daß selbst ein Korrelationskoeffizient wertlos ist, wenn er keiner inneren Beziehung entspricht.

Welche allgemeinen Erfahrungen liegen nun über Narkotika und Narkose vor?

a) Frage der Zersetzlichkeit der Narkotika.

Die meisten narkotisch wirksamen Mittel sind in chemischem Sinne indifferente, d. h. reaktionsträge Stoffe. Dementsprechend wird eine große Zahl der Narkotika völlig unverändert wieder ausgeschieden und bei vielen, z. B. den Paraffinen, fehlt außerdem jeder Anhaltspunkt für die Möglichkeit einer auch nur teilweisen Zersetzung im Organismus. Diese Tatsache ist zugleich das beste Beispiel dafür, daß pharmakologische Wirksamkeit und chemische Reaktionsfähigkeit keineswegs Hand in Hand gehen. Vielmehr muß man daraus schließen, daß die Narkose primär ein physikalisches oder physikalisch-chemisches Phänomen ist, das auf einer Zustandsänderung des narkotisierten Organismus beruht.

Wenn man mit KOCHMANN annehmen will, daß möglicherweise doch ein bestimmter Anteil des Narkotikums zersetzt wird und an dem Zustandekommen der Narkose beteiligt ist, ergeben sich bestimmte Folgerungen.

Da bei konstanter Narkotikumkonzentration etwa in der Atemluft im Zustand des Gleichgewichts gleiche Narkotikummengen aus dem Blut in die Organe und umgekehrt aus diesen ins Blut wandern, herrscht in jedem Fall im Erfolgsorgan eine gleichmäßige Konzentration unzersetzten Narkotikums. Etwaige Zersetzungsvorgänge müßten demnach mit gleichförmiger Geschwindigkeit ablaufen und zu einer Anhäufung der Zersetzungsstoffe führen, sofern nicht gleichzeitig Entgiftungsmaßnahmen wirksam werden. Da keine Wirkungsvertiefung eintritt, müßte man auf solche Entgiftungsvorgänge schließen. Je mehr Zerfallsprodukte anwesend sind, um so schneller verlaufen diese (folgt aus dem Massenwirkungsgesetz). Ein konstanter Narkosegrad würde erreicht werden, wenn sich die Zerfallsprodukte so lange anhäufen, bis die Zerfallsgeschwindigkeit gleich der Entgiftungsgeschwindigkeit geworden ist.

Rein theoretisch ist das beim Warmblüter möglich (vgl. die Verhältnisse bei Dauerinfusion), aber die chemische Trägheit vieler Narkotika (Propan, Butan, Pentan z. B.) macht es unwahrscheinlich, die Zerfallsprodukte als die Ursache der Narkose schlechthin zu bezeichnen. Gewisse Nebenwirkungen mancher Narkotika dürften allerdings darauf zu beziehen sein.

Bei Einzellern und im Wasser lebenden Organismen müßte eine etwaige Zersetzung der Narkotika aber Wirkungsvertiefung hervorrufen, sofern die Entgiftung durch Ausscheidung stattfindet; es besteht ja ein begrenztes Lösungsvolumen.

b) Lipoidlöslichkeit der Narkotika.

Die Narkotika sind meist Stoffe, die sich gut in Fett lösen bzw. selbst gute Fettlösungsmittel sind. Das gilt aber nicht ohne Ausnahme, denn man kann sogar mit zwei anorganischen Salzen unter geeigneten Bedingungen Narkose bzw. narkoseähnliche Wirkungen erzielen, nämlich mit Magnesiumsulfat und mit Kalium- bzw. Natriumbromid. Dabei ist bemerkenswert, daß einmal das wirksame Ion elektropositiv, das andere Mal elektronegativ ist; es gibt übrigens eine Reihe anderer Narkotika mit mehr oder weniger ausgesprochenen Elektrolyteigenschaften (Barbitursäuren). Ferner ist darauf hinzuweisen, daß auch der Alkohol sich nur verhältnismäßig schlecht in Fetten löst, jedenfalls ungleich schlechter als im Wasser. Immerhin ist es ein sehr wichtiges Versuchsergebnis von K. H. MEYER, daß die narkotisch wirksame Konzentration verschiedener Mittel für Mäuse in einer ganz auffälligen Beziehung zu ihrer Lipoidlöslichkeit steht. Als Löslichkeitskoeffizient findet sich in der folgenden Tabelle ein Wert aufgeführt, der der Löslichkeit des dampfförmigen Narkotikums in Olivenöl entspricht (s. Tabelle S. 104).

Der Wert 370% bedeutet, daß Methan mit 3,7fachem Atmosphärendruck einwirken muß, um zur Narkose zu führen, also eine Überdrucknarkose. Die relative Konstanz des in der letzten Spalte der Tabelle aufgeführten Wertes besagt, daß offenbar die Öllöslichkeit tatsächlich irgend etwas mit der Narkose zu tun hat; denn ist die Lipoidlöslichkeit groß, genügen geringe Konzentrationen, ist sie klein, muß das Narkotikum in hoher Konzentration einwirken.

Der Löslichkeitskoeffizient wird zweckmäßig nicht für Wasser : Öl bestimmt, weil die Methode der Bestimmung zwischen Öl und Gasraum genauer ist. Denn die bei dem ersteren Verfahren übliche Schüttelung bewirkt, daß feinste Tröpfchen von Wasser oder Öl in der anderen Phase zurückbleiben können und durch Mitschleppen von Gelöstem zu Fehlern führen. Für verseifbare Fette sind die Fehlermöglichkeiten noch dadurch vergrößert, daß Spuren gebildeter fettsaurer Salze (Seifen) als Emulgatoren dienen.

Eine weitere bemerkenswerte Eigentümlichkeit der mitgeteilten Versuche ist, daß die vergleichsweise geprüften Narkotika sehr unterschiedlicher Konstitution sind. Das läßt um so eher den Schluß zu, daß zwischen der Öllöslichkeit und der narkotischen Wirkung eine irgendwie geartete Beziehung besteht, als es sich ja hier nicht wie bei den sog. homologen Reihen um eine Eigenschaft handelt, die sich ebenso regelmäßig und kontinuierlich ändert, wie viele sonstige Eigenschaften.

Narkotikum	Löslichkeitskoeffizient	Narkotische Konzentration in Vol.-%	$\frac{L \cdot C^1}{100}$
Methan	0,54	370	1,99
Äthylen	1,3	80	1,04
Stickoxydul	1,4	100	1,40
Acetylen	1,8	65	1,17
Dimethyläther. . .	11,6	12	1,39
Methylchlorid . . .	14	6,5	0,91
Äthylenoxyd . . .	31	5,8	1,80
Äthylchlorid . . .	40,5	5	2,03
Diäthyläther . . .	50	3,4	1,70
Amylen.	65	4	2,60
Methylal	75	2,8	2,10
Äthylbromid . . .	95	1,9	1,81
Dimethylacetal . .	100	1,9	1,90
Diäthylformal . . .	120	1	1,20
Dichloräthylen. . .	130	0,95	1,23
Schwefelkohlenstoff	160	1,1	1,76
Chloroform	265	0,5	1,33

[1] L Löslichkeitskoeffizient in Öl; C narkotische Konzentration.

Unter einer homologen Reihe versteht man eine mehr oder weniger große Zahl von chemischen Verbindungen, die ausgehend von einer Stammsubstanz sich vom vorhergehenden Glied der Reihe jeweils um das gleiche Radikal unterscheiden. Zuweilen ändern sich die physikalischen Eigenschaften ebenfalls sehr regelmäßig, und zwar so, daß etwa der Siedepunkt um den gleichen Betrag steigt, die Öllöslichkeit zunimmt, die Oberflächenspannung um den gleichen Betrag sinkt. In solchem Fall ist es nicht einfach zu entscheiden, welcher der genannten Eigenschaften man eine innere Beziehung zu der pharmakologischen Wirkung zuschreiben will. Dieser Schwierigkeit ist man aber überhoben, wenn man chemisch verschiedene Stoffe miteinander vergleicht. Es ist dann wahrscheinlich, wenn auch nicht bewiesen, daß die gemeinsame Wirkung durch eine allen gemeinsame Eigenschaft verursacht wird.

Auf die mitgeteilten Beobachtungen angewandt könnte man also vermuten, daß die giftempfindlichen Teile der Zelle bei der Narkose sich verhalten, als ob sie ein Öl seien. Die Übereinstimmung der narkotischen Wirksamkeit mit der Öllöslichkeit wäre dann die Folge einer einfachen Verteilung, insoweit die Wirkung proportional der am Wirkungsort vorhandenen Giftkonzentration verläuft. Allerdings ist auch damit über die eigentliche Art und Weise, wie die Funktion der Zellen durch die Narkotika verändert wird, noch kein Aufschluß gewonnen.

c) Oberflächenaktivität der Narkotika.

TRAUBE wies zuerst darauf hin, daß die narkotische Wirksamkeit gewisser Verbindungen entsprechend ihrer Oberflächenaktivität (Capillaraktivität) zunimmt. Zur Darlegung dieses Tatbestandes sollen folgende Versuche dienen (nach WARBURG bzw. FÜHNER):

Substanz	50% Atmungshemmung bei Erythrocyten durch mol.	Narkose des Froschherzens durch mol.	Tropfenzahl (Wasser = 39)
Methylalkohol	5,0	3,74	50,5
Äthylalkohol.	1,6	1,21	51,3
Propylalkohol	0,8	0,37	51,5
Butylalkohol	0,15	0,11	51,3
Amylalkohol	0,045	0,039	52,3
Heptylalkohol	—	0,003	51,3

Unter Oberflächenspannung versteht man die Kraft, mit der die Teilchen einer bestimmten Phase dort aneinanderhaften, wo sie an eine zweite Phase grenzen, also etwa an der Grenzschicht zwischen Wasser und Äther oder Wasser und Luft. Während im Innern einer Phase die Molekularkräfte allseitig wirksam sind und deshalb die Moleküle sich ohne besondere Arbeit bewegen können, unterliegen die Moleküle in der Oberfläche diesen Kräften nur in seitlicher Richtung und mit Richtung auf das Phaseninnere. Allerdings beeinflussen die Molekularkräfte und Eigenschaften der zweiten Phase diesen Vorgang. Gelöste Stoffe verändern häufig, aber nicht immer diese besonderen Verhältnisse an der Oberfläche. Im Falle einer Herabsetzung der Oberflächenspannung findet man eine Anreicherung des gelösten Stoffes an der Oberfläche. Sehr sinnfällig äußert sich die Herabsetzung darin, daß die Tropfen einer Flüssigkeit beim Abtropfen kleiner werden, als ob die Oberflächenhaut nur noch ein geringeres Tropfengewicht tragen könnte. So gibt 1 ccm Wasser beim Abtropfen etwa 20 Tropfen, 1 ccm 5%iger Alkohol aber etwa 25 Tropfen d. h. Alkohol verringert die Oberflächenspannung des Wassers (= Oberflächenaktivität).

In den obigen Versuchen zeigt sich, daß Lösungen, die die gleiche pharmakologische Wirkung besitzen, die Oberflächenspannung von Wasser in gleichem Maße erniedrigen („isocapillare" Lösungen). Ähnlich wie bei der Fettlöslichkeit könnte man also wieder einen weiteren Zusammenhang vermuten, zumal die Wirkungssteigerung mit zunehmender Molekülgröße genau wie die Oberflächenaktivität um den gleichen Betrag, nämlich ungefähr das Dreifache, zunimmt, also sogar ein anscheinend quantitativer Zusammenhang. Man kann aber mit aller Sicherheit sagen, daß diese Gesetzmäßigkeit für die Frage der Narkose nicht von Allgemeingültigkeit sein kann aus Gründen, die noch auseinandergesetzt werden. Schon die Tatsache, daß die aufgeführten Substanzen einer homologen Reihe angehören, macht die Übertragung einer scheinbaren Gesetzmäßigkeit auf andere Narkotika zu einer unsicheren Sache. Es ist in diesem Zusammenhang bemerkenswert, daß die Oberflächenaktivität unabhängig von der besonderen chemischen Struktur bei einem anderen Vorgang tatsächlich ein Maß der Wirkungsstärke ist. v. Issekutz und Mitarbeiter fanden nämlich, daß die spasmolytische Wirksamkeit gewisser Verbindungen auf den isolierten Darm annähernd der Oberflächenaktivität parallel ging.

d) Mangelnde Sauerstoffversorgung und Narkose.

Messungen des Sauerstoffverbrauchs an überlebenden Gewebsschnitten und beim intakten Gehirn in situ haben ergeben, daß eine Oxydationshemmung während der Narkose zweifellos vorhanden ist (vgl. u. a. WINTERSTEIN). Andererseits können bestimmte Leistungen der Zelle auch ohne Senkung des Sauerstoffverbrauchs narkotisiert werden. WARBURG fand nämlich die Furchung des befruchteten Seeigeleies schon bei solchen Konzentrationen des Narkotikums aufgehoben, die keine oder nur unwesentliche Atmungshemmung bewirken. Umgekehrt konnten LOEB und WESTENAY zeigen, daß die Hemmung des Sauerstoffverbrauchs des Seeigeleies durch Blausäure zwei Drittel des Normalwertes betragen muß, ehe eine Aufhebung der Furchung eintritt. Jedenfalls besteht keine unmittelbare Beziehung zwischen Herabsetzung des Sauerstoffverbrauchs im Zentralnervensystem und dem Grad narkotischer Lähmung.

Eine örtliche Erstickung, die im Gesamtverbrauch nicht zum Ausdruck käme, kann man aber als die Ursache für den Eintritt der Narkose ablehnen, weil einerseits in diesem Fall eine stundenlange Narkose ohne schwerste Folgeerscheinungen nicht denkbar ist und anoxämische Zustände in so empfindlichen Organen, wie Gehirn, Herz usw. nicht ohne anatomisch nachweisbare Veränderungen verlaufen. Die Annahme von örtlicher Erstickung als alleiniger Ursache der Narkose muß ferner abgelehnt werden, weil auch anoxybiontische Vorgänge, d. h. solche, die ohne Gegenwart von Sauerstoff verlaufen, narkotisierbar sind.

Somit darf man mit Recht fragen, ob die in der Narkose auftretende Oxydationshemmung die Ursache oder nur die Folge derselben ist. Wenn man aber an die Trübung und Aufhebung des Bewußtseins denkt, die beim Atmen in größeren Höhen bei nicht akklimatisierten Menschen, allerdings unterstützt durch andere Faktoren auftreten, kann man sich des Eindrucks nicht erwehren, daß auch in der Narkose der Sauerstoffmangel in der Zelle eine Rolle mitspielt. Das schließt keineswegs aus, daß bei obligat anaerob wachsenden Bakterien die Narkose auf anderem Wege zustande kommt. Es dürfte sich ohnehin auch bei der klinischen Narkose nicht ausschließlich um die Folgen der Oxydationshemmung handeln, und außerdem ist die Narkose von Anaerobiern noch etwas anderes.

e) Beeinflussung der Zellpermeabilität.

Narkotika können sicherlich die Permeabilität von Zellen beeinflussen. Es scheint so zu sein, daß niedere Konzentrationen des Narkotikums die Zelldurchlässigkeit herabsetzen, höhere sie steigern. Das zeigt eine Versuchsbeispiel von JOEL (s. Abb. 26) für die Wirkung von Phenylharnstoff auf die Durchlässigkeit von Erythrocyten für Elektrolyte.

Der Austritt von Elektrolyten aus den Erythrocyten verändert die elektrische Leitfähigkeit der umgebenden Lösung. Wenn bei einem bestimmten Narkotikumgehalt die Leitfähigkeit geringer ist als in der Norm, so bedeutet dies, daß die Durchlässigkeit geringer geworden ist.

Oberhalb einer bestimmten Grenze ist dagegen die Durchlässigkeit von vornherein erhöht. Für Laminariazellen hatte schon OSTERHOUT eine ähnliche Beeinflussung durch Äther gefunden

Die zweiphasische Wirkung auf die Zelldurchlässigkeit wurde auch herangezogen, um die sowohl erregende als auch lähmende Wirkung der Narkotika zu erklären. Dieser Deutung steht allein schon die Tatsache gegenüber, daß Erregung mit einer Zunahme der Zelldurchlässigkeit verbunden sein kann (vgl. S. 62), während die Narkotika hier primär die Durchlässigkeit vermindern. Es ist überdies nicht wahrscheinlich, daß zwischen diesen beiden Tatsachen jeweils ein innerer Zusammenhang bestehen muß.

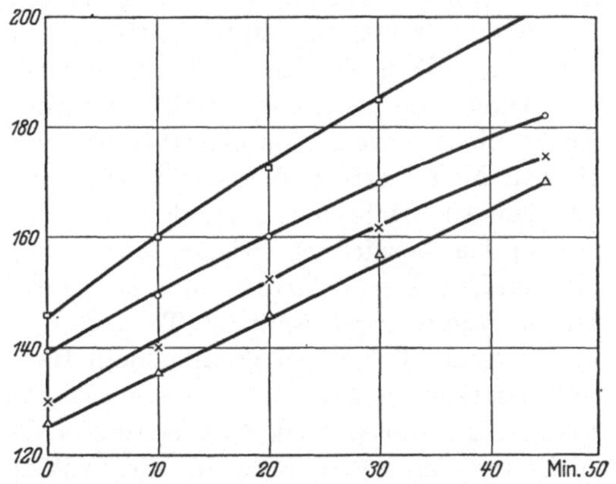

Abb. 26. Wirkung von Phenylharnstoff auf die Durchlässigkeit von Erythrocyten, gemessen durch Zunahme der Leitfähigkeit in der Suspensionslösung (nach JOEL). Abszisse: Versuchsdauer; Ordinate: Relative Leitfähigkeit; o——o ohne Zusatz; ×——× mit 0,05%, △——△ mit 0,2% und □——□ mit 0,6% Phenylharnstoff.

Vergleicht man die in den Versuchen von JOEL benutzten Konzentrationen der Narkotika, so kann man feststellen, daß es sich um solche Konzentrationen handelt, die bereits auch die Oxydationsvorgänge der Zellen mehr oder weniger erheblich beeinträchtigen. Auch SIEBECK weist in seinen Versuchen auf diesen Umstand hin. Man kann also die Versuche JOELs als einen Beitrag zu der Frage werten, wie die Oxydationshemmung durch die Narkotika zustande kommt, aber nicht ohne weiteres als Erklärung für die klinische Narkose. Durch die gemeinsame Beteiligung adsorptiver Vorgänge und Änderung der Zellpermeabilität wird die Einschränkung des Stoffumsatzes in der Zelle allerdings recht gut verständlich und es wird sich noch zeigen, daß diese Art unspezifischer

Wirkungen bei anderen pharmakologischen Vorgängen (vgl. Chemotherapie) offenbar eine mindestens ebenso große, wenn nicht größere Bedeutung hat als bei der Narkose.

f) Erregungsstadium der Narkose.

Bei der Narkose ist mit der eigentümlichen Erscheinung zu rechnen, daß gewisse, meist niedere Konzentrationen vieler Narkotika erregende Wirkungen ausüben. Aber auch hierbei sind offenbar die verschiedenen Formen der Erregung ebenso zu trennen wie die verschiedenen Formen der Narkoselähmung. Die Beschleunigung der Protoplasmaströmung (JOSING), die Anregung der Bewegung von Flimmerepithelien (BREYER), die Atmungserregung durch Äther beim Warmblüter (KÄRBER und LENDLE), die Steigerung des Patellarreflexes durch Alkohol (TUTTLE) sind Dinge, die nicht auf dieselbe Ursache zurückgeführt werden können. Es ist nicht einmal eine charakteristische Eigenschaft allein der narkotischen Mittel erregend und lähmend wirken zu können, denn alle die ärztlich so wichtigen zentralen Erregungsmittel, die man auch als Analeptica bezeichnet, wirken nur bis zu einer gewissen Grenze rein erregend, während darüber hinaus die lähmende Wirkung beginnt. Auf Grund dieser und anderer Tatsachen glaubt das bekannte ARNDT-SCHULTZsche Gesetz sogar allgemein für alle Gifte eine solche Wirkung voraussetzen zu können. Auch wegen der an sich großen Unterschiedlichkeit der durch Narkotika bedingten Erregungserscheinungen sieht es nicht aus, als könne man aus dieser Wirkungseigentümlichkeit Schlüsse über das Zustandekommen der Narkose gewinnen.

g) Die Theorien der Narkose.

Die Schwierigkeiten einer eigentlichen Narkosetheorie liegen offenbar weniger in der Klärung einer bestimmten Wirkung in qualitativer Hinsicht als vielmehr darin, den mehr oder weniger engen Zusammenhang gewisser physikalischer Eigenschaften der Narkotika mit ihrer Wirkung verständlich zu machen. Ungeachtet dessen scheinen die Aussichten, aus den Beziehungen zwischen Konstitution und Wirkung auf den zugrunde liegenden Mechanismus schließen zu können, hier mindestens so günstig zu sein, wie nur bei irgendwelchen anderen pharmakologischen Wirkungen. Zu den verschiedenen Narkosetheorien läßt sich etwa folgendes sagen.

Eine *Adsorptionstheorie* der Narkose wurde von TRAUBE begründet, indem er fand, daß innerhalb homologer Reihen die narkotische Wirksamkeit der Einzelglieder entsprechend der Zunahme ihrer Oberflächenaktivität steigt. WARBURG hat davon ausgehend die Wirkung der Narkotika am Kohlemodell untersucht und erklärte die „narkotische" Hemmung der Oxalsäureoxydation an der Kohle als Verdrängung der Oxalsäure durch die Narkotika, so daß das Substrat nicht mehr mit den aktiven Stellen in Berührung kommt. Es gibt aber sicher Narkotika,

die nicht oberflächenaktiv sind und umgekehrt stark oberflächenaktive
Gifte, die in keiner Weise narkotisch wirken. Die Adsorbierbarkeit hängt
aber keineswegs nur von der Capillaraktivität ab, sondern noch von
anderen Eigenschaften der Gifte. Man kann deshalb den Gedanken,
daß die Narkose die .Folge adsorptiver Verdrängungsvorgänge ist, nicht
im ganzen ablehnen. Es ist vielmehr nicht unwahrscheinlich, daß an
der Zelloberfläche oder im Zellinnern die Beziehungen von aktivem Eiweiß
(Fermenten) und den geeigneten Substraten durch die Narkotika in dieser
Weise gestört werden.

Die *Permeabilitätstheorie* glaubte unter anderem ihre Rechtfertigung
darin zu finden, daß die eigentümliche Doppelwirkung auf die Durchlässigkeit von Zellen, die ja experimentell einwandfrei erwiesen wurde,
eine gute Erklärung sowohl für die erregende (s. dazu S. 62) als auch
für die lähmende Wirkung der Narkotika abgäbe. Die Permeabilitäts-
beeinflussung setzt eine Wirksamkeit an der Zelloberfläche voraus, die
in der Tat bei verschiedenen pharmakologischen Vorgängen wahrscheinlich
gemacht wurde. In der Beeinflussung der Zelldurchlässigkeit durch
Narkotika sieht WINTERSTEIN im Verein mit der leichten Adsorbierbarkeit
der Narkotika die Ursachen für das Zustandekommen der Narkose. Die
Durchlässigkeit dürfte zwar nicht für alle Stoffe in gleichem Maße
beeinflußt sein, denn VAN HERWERDEN zeigte an Froschlarven, daß in
leichter Chloretonnarkose der Eintritt von Essigsäure beschleunigt wird,
der von Nilblau und Neutralrot, zwei basischen Farbstoffen, verzögert
wird. Aber es ist wahrscheinlich, daß die Störung einer geordneten
Zelldurchlässigkeit an der Narkose maßgeblich beteiligt ist.

HILLER stellte fest, daß man Amöben durch ein Narkotikum leicht
narkotisieren kann, wenn man sie in eine Lösung desselben einbringt,
daß aber keine Narkose zu erzielen ist, wenn man das Narkotikum
(mittels des sog. Mikromanipulators) in den Zelleib injiziert; dann wurde
vielmehr nur lokale Koagulation des Plasmas beobachtet. Kann man
daraus etwas über die Bedeutung der Zelloberfläche für die Narkose
schließen? Kaum, denn von der koagulierenden Wirkung abgesehen,
tritt vielleicht so schnell ein Diffusionsausgleich mit der giftfreien Umgebung der Zelle ein, daß die Konzentration an Narkotikum überhaupt
völlig zu vernachlässigen ist. Also kann dieser Versuch die Bedeutung
der Zellstruktur für die Narkose darzutun nicht als gelungen betrachtet
werden.

Eine Störung der normalen Zellpermeabilität muß natürlich den
gesamten Stoffwechsel der narkotisierten Zelle beeinträchtigen. Es ist
in der allgemeinen Form, wie oben gesagt, wahrscheinlich, daß tatsächlich
die Permeabilitätsänderung in der Narkose bei manchen Fällen auch
von ursächlicher Bedeutung für das Zustandekommen derselben ist.

Die *Lipoidtheorie* der Narkose (H. H. MEYER und OVERTON) wird
immer noch am meisten erörtert. In neuerer Fassung stellen K. H. MEYER

und HEMMI eine Regel oder ein Gesetz über die Narkose, wie folgt, auf:
„Narkose tritt ein, wenn ein beliebiger, chemisch indifferenter Stoff in
einer bestimmten molaren Konzentration in die Zellipoide (richtiger die
lipoiden Alkohole der Zellsubstanz) eingedrungen ist. Diese Konzentration ist von der Tier- oder Zellart abhängig, vom Narkotikum unabhängig.‘‘

Die Lücken in der Kenntnis der zentralnervösen Funktion und der
feineren (ultramikroskopischen) Struktur der Zelle sind die Gründe,
warum der Satz weder als bewiesen noch als unrichtig angesehen werden
muß. Denn es wird die wesentliche Beteiligung von Fettbestandteilen
der Zelle vorausgesetzt, über deren Anordnung und physiologische
Bedeutung so gut wie nichts bekannt ist. Es ist ja möglich, daß in
ultramikroskopischen Dimensionen Lipoide als winzige Phasen bestimmte,
mit der allgemeinen Erregbarkeit bzw. Reizleitung verbundene Aufgaben
zu erfüllen haben. Die absolute Menge dieser Zellbestandteile ist dann
viel zu gering, um die Verteilung der Narkotika als irgendwie für das
Zentralnervensystem besonders charakteristisch ausfallen zu lassen, aber
der Löslichkeitskoeffizient würde dennoch dafür ausschlaggebend bleiben,
wieviel von Narkotikum in diese Mikrophasen übertritt. Insoweit sind
die tatsächlichen Voraussetzungen gut vorstellbar, allerdings muß ˙man
verzichten zu klären, wie die bloße Anreicherung des Narkotikums in
der Mikrophase deren Funktion ändert. Darüber weitere Vermutungen
anzustellen, ist angesichts der Fraglichkeit ihres Vorhandenseins überhaupt und ihrer dann immer noch unbekannten Funktionsweise abwegig.

Es kann wohl als sicher betrachtet werden, daß neben der Lipophilie
einer chemischen Verbindung für ihre narkotische Wirksamkeit noch
andere Moleküleigenschaften zu berücksichtigen sind, denn sonst wären
die charakteristischen Verschiedenheiten vieler Narkotika nicht verständlich. Es ist sogar noch nicht einmal ausgeschlossen oder als unmöglich bewiesen, daß nicht ähnlich wie in der Fettlöslichkeit die Narkotika noch in einer anderen bisher unbekannten oder unberücksichtigten
Eigenschaft übereinstimmen, und dafür scheint doch zu sprechen, daß
gelegentlich trotz steigender Lipophilie die narkotische Wirkung nicht
zunimmt, wie es unter anderem der Fall bei gewissen Barbitursäuren ist.

Die Tatsache, daß gut fettlösliche Substanzen bereits in geringen,
schlecht fettlösliche Substanzen erst in höheren Konzentrationen narkotisch wirken, ist aber immerhin so verbreitet, daß wahrscheinlich jede
Narkosetheorie ihr wird Rechnung tragen müssen. Eine Lipoidtheorie
im eigentlichen Sinne des Wortes ist aber heute noch durchaus unmöglich
angesichts des Mangels physiologischer Unterlagen über das narkotisierte
Objekt. Demnach ist der heutige Stand der Narkosefrage der, daß die
Lipophilie eines Stoffes, wenn auch nicht ausschließlich, ein Maß der
narkotischen Wirkungsstärke ist und der zur Narkose notwendigen
Konzentration ungefähr reziprok ist. Das ist also vorerst nur ein Tatbestand und keine Erklärung.

5. Der chemotherapeutische Heilvorgang.

Der Ausdruck Chemotherapie ist ein nicht durchweg einheitlich gebrauchter Begriff. Hier wird in Anlehnung an den üblichen Sprachgebrauch unter Chemotherapie die (tatsächliche oder beabsichtigte) Vernichtung von Mikroorganismen durch chemische Mittel innerhalb des von ihnen befallenen Makroorganismus verstanden. Das altbekannte Beispiel ist die Bekämpfung der Malaria durch Chinin. Insoweit die betreffenden Mittel (Chemotherapeutica) sich gegen einen ganz bestimmten Erreger richten und gegen andere Arten unwirksam sein können, kann man zwar von einer spezifischen (direkten) Therapie sprechen, aber damit ist keineswegs gesagt, daß die Wirkungsweise eine auch nur vorwiegend spezifische ist, d. h. auf besonderen chemischen Affinitäten des Mittels zum Erreger beruht. Daß oft das Gegenteil der Fall ist, soll in diesem Abschnitt noch gezeigt werden. An der Wirkung ist häufig nur der Erfolg spezifisch und nicht die Art und Weise, wie er zustande kommt. Der hinsichtlich des Erfolges spezifischen Therapie wird häufig eine unspezifische (indirekte) Therapie gegenübergestellt, die angeblich auf der Beeinflussung der Abwehrkräfte des Körpers durch das Chemotherapeuticum beruht.

a) Direkte oder indirekte Wirkung.

Während die medizinische Forschung, den ärztlichen Notwendigkeiten folgend, die Auffindung neuer, wirksamerer Chemotherapeutica rein empirisch vornahm, indem sie von bestimmten, wirksamen Stoffen ausgehend durch Abwandlung zu Wirkungssteigerungen gelangte, setzten die Bemühungen um die Klärung des chemotherapeutischen Wirkungsmechanismus bei der Frage ein: Handelt es sich um eine direkte (spezifische) oder indirekte (unspezifische) Wirkung? Schon EHRLICH hatte den Standpunkt vertreten, daß die Chemotherapeutica unmittelbar auf den Erreger wirken.

Als ein Beweis einer direkten Wirkung wurde vielfach der Nachweis der Aufnahme oder Speicherung des Chemotherapeuticums in den Parasiten angesehen. Diese Annahme entspringt offenbar ähnlichen Gedankengängen wie die Annahme, daß die besondere pharmakologische Wirkung eines Giftes eine Folge elektiver Anreicherung im Erfolgsorgan sei. Daß diese Verteilung aber nicht in einer der Giftwirkung entsprechenden Form geschieht und wohl nur gelegentlich einmal Speicherungsort und Wirkungsort übereinstimmen, wurde bereits in Abschnitt III auseinandergesetzt. Also sagt der Nachweis eines Chemotherapeuticums in einer Erregerzelle an sich noch nichts aus, weder ob das Gift überhaupt wirksam ist, noch auf welche Weise es wirkt (s. unten). Allerdings ist der Nachweis der Aufnahme durch den Parasiten die notwendige Voraussetzung für das Vorliegen einer direkten Wirkung, allenfalls kann man auch sagen, sie wird dadurch wahrscheinlich gemacht. Aber selbst dann, wenn man mikroskopisch die Anwesenheit eines Chemotherapeuticums im Erreger festgestellt hat und strukturelle Veränderungen desselben wahrnimmt (Kernverlust, Einstellen der Beweglichkeit usw.), ist damit allein kein endgültiger Beweis für eine direkte Wirkung erbracht, sofern die Wirkung in vivo beobachtet wurde. Es könnte sich ja um die Wirkung von Antikörpern gehandelt haben.

Nach Verabreichung von Trypaflavin konnte v. Jancso bei Ratten, die mit Trypanosomen infiziert worden waren, in den aus dem Blut durch Zentrifugieren wiedergewonnenen Trypanosomen eine starke Trypaflavinspeicherung nachweisen. Während hierdurch die Voraussetzungen für die direkte Wirkung bewiesen war, wurde sie durch einen weiteren Befund zu fast völliger Gewißheit erhoben. Es zeigte sich nämlich, daß ein „trypaflavinfester" Stamm (über Arzneifestigkeit siehe Abschnitt VIII) etwa nur den dreißigsten Teil der Menge aufnahm, die von normalen Trypanosomen aufgenommen wird. In gleichem Sinne spricht auch die Feststellung, daß die Wirksamkeit anderer Chemotherapeutica (Acridin- und Styrylchinolinderivate) mit dem Maß ihrer Speicherung in den Trypanosomen übereinstimmte.

Der Nachweis von Germanin gelang v. Issekutz bei den Trypanosomen von Ratten; allerdings war hier keine „Speicherung" festzustellen, denn der Germaningehalt des Serums war sogar größer als derjenige der Trypanosomen. Nach den obigen Ausführungen spricht jedoch dieser Befund in keiner Weise gegen die Möglichkeit der direkten Wirkung des Germanins auf die Erregerzelle selbst, die Voraussetzung dafür ist vielmehr auch hier eindeutig erwiesen. Levaditi und Knaffl-Lenz, ferner Singer und Fischl wiesen nach Behandlung infizierter Tiere mit Arsenpräparaten in den Erregern (Trypanosomen, Spirochäten), die aus dem Blut abzentrifugiert worden waren, Arsen nach.

Selbst in Tuberkeln konnte neuerdings der Nachweis injizierten Goldes histochemisch von Koppenhöfer und Schröder erbracht werden. Daß aber die Aufnahme des Chemotherapeuticums nicht notwendigerweise in jedem Fall eine Wirkung verbürgt, zeigen andere Versuche, bei denen eine solche Aufnahme bei Infektionskrankheiten gefunden wurde, die auf die betreffenden Mittel überhaupt nicht ansprechen. Das war z. B. der Fall bei der Aufnahme von Trypaflavin durch Recurrensspirochäten und von Atebrin durch bestimmte Trypanosomen.

Nach allen diesen Befunden darf man die Voraussetzung der direkten Wirkung der Chemotherapeutica auf die Erreger wohl als allgemein gegeben betrachten und gerade, weil diese Voraussetzung in allen daraufhin untersuchten Fällen besteht, kann man die Tatsache der Bindung der Chemotherapeutica sogar als Beweis einer direkten Wirkung mitverwerten. Wie wenig man das Ausmaß der Speicherung als ein Unterscheidungsmerkmal für direkte oder indirekte Wirkung benutzen darf, wurde bereits bei Erwähnung des Germanins hervorgehoben, auch bei

Alkaloiden begegnet man der Tatsache, daß ein an der Wirkung unbeteiligtes Organ (etwa die Leber) einen prozentual größeren Gehalt aufweist als das Zentralnervensystem als Erfolgsorgan, und daß innerhalb dieses der eigentliche Angriffspunkt sehr wahrscheinlich auch nicht durch ein elektives Speicherungsvermögen ausgezeichnet ist.

Neben dem Nachweis der Giftbindung durch den Erreger — das ist ja die Vorbedingung — sprechen aber noch weitere Gründe für eine direkte Wirkung der Chemotherapeutica (vgl. SCHLOSSBERGER, SCHNITZER).

Es ist bemerkenswert, daß der chemotherapeutische Erfolg, wenn überhaupt, sehr rasch einsetzt im Gegensatz zu den immunisatorischen Maßnahmen des Körpers. Immunstoffe treten erst vom 5. bis 10. Tage nach Zufuhr des Antigens auf und bis zum Zeitpunkt, wo volle Immunität erreicht ist, dauert es noch länger. Andererseits dauert die Wirkung zugeführter Chemotherapeutica nur begrenzte Zeit an, was namentlich auch in prophylaktischer Hinsicht wichtig ist (nur das Germanin bildet eine gewisse Ausnahme); demgegenüber bleibt der Immunschutz wochenlang wirksam, wenn nicht sogar über Monate oder Jahre. Diese zeitlichen Unterschiede sprechen im Sinne der direkten Wirkung der Chemotherapeutica, zum mindesten aber die Schnelligkeit des Wirkungseintritts (s. unten).

Der chemotherapeutische Erfolg steht in einer eindeutigen Abhängigkeit zur Höhe der verabreichten Gabe des Chemotherapeuticums. Bei Immunvorgängen ist das nicht der Fall bzw. genügen geringe Antigenmengen, um vollen Schutz zu erzielen.

Die Arzneifestigkeit gewisser Stämme spricht auch für direkte Wirkung, denn es ist nicht einzusehen, warum der Organismus in diesem Fall keine Antikörper bilden kann.

Schließlich fand schon EHRLICH, daß die Beeinflußbarkeit gewisser Trypanosomenerkrankungen durch organische Arsenoverbindungen der Wirkung dieser Stoffe in vitro parallel ging. Neuerdings konnte FELKE zeigen, daß die Wirkung von Prontosil alb. bei gonorrhoischen Erkrankungen dann besonders gut war, wenn auch in vitro das Wachstum der Gonokokken durch das Mittel gehemmt wurde.

Nach alledem kann man an der direkten Wirkung der Chemotherapeutica kaum zweifeln, zumal es schwer vorstellbar ist, wie die verschiedenen Gifte „die Abwehrkraft des Organismus heben".

Eine in gewisser Weise vermittelnde Vorstellung stammt von OESTERLIN. Auf Grund der Untersuchungen über chemospezifische Antigene (vgl. OBERMEIER und PICK, LANDSTEINER u. a.) nimmt er an, daß durch Anlagerung von Germanin an das Eiweiß der Erreger solche spezifischen Antigene entstehen würden. Damit die Antikörper wirksam werden werden können, muß also neben dem körperfremden Eiweiß der Erreger immer noch Germanin von diesen gebunden sein und auf die Weise würden sich manche der Tatsachen erklären lassen, die oben als Beweis

für die direkte Wirkung der Chemotherapeutica angeführt wurden.
Aber es ist nicht sehr wahrscheinlich, daß diese Ansicht richtig ist.

Es ist nämlich bisher wohl bekannt, daß sich Germanin wie sehr viele andere
Stoffe an Eiweiß anlagert, aber es ist noch nicht bewiesen, daß dadurch allein
chemospezifische Antigene entstehen. Es müßten derartige Antigenbildungen bei
der Häufigkeit der Giftzufuhr aus anderen Gründen sich viel zahlreicher nachweisen
lassen und man kann nicht verstehen, warum es nicht auch zu Antigen-Antikörperreaktionen kommt, wenn derartige Gifte nur an körpereigenes Eiweiß gebunden
werden. Die Schnelligkeit der Wirkung und die Arzneifestigkeit sind übrigens
Tatsachen, die nach wie vor auch für diese Art von Abwehrvorgängen nicht zu
erklären ist. So überzeugend auch die Vorstellung einer chemischen Lenkung der
Antikörper scheinbar klingt, muß doch andererseits berücksichtigt werden, daß
selbst mit einer Antikörperbindung die Notwendigkeit weiterer Hypothesen über
die Wirkungsweise bestehen bleibt.

b) Mechanismus der direkten Wirkung.

Über die Art und Weise, wie man sich eine unmittelbare Beeinflussung
von Mikroorganismen durch die Chemotherapeutica vorzustellen hat,
sind verhältnismäßig wenig Ansichten geäußert worden und entsprechend
gering sind auch die experimentellen Unterlagen dafür.

VOEGTLIN und Mitarbeiter dachten die Wirksamkeit der Arsenverbindungen so zustande kommend, daß nach etwaiger Reduktion zu drei-
wertigem Arsen eine chemische Bindung zwischen dem Arsenpräparat
und Sulfhydrilgruppen der Zellsubstanz des Erregers eintritt. Derartige
Sulfhydrilgruppen kommen z. B. im Cystein, Glutathion, einem Dipeptid
aus Glutaminsäure und Cystein, usw. vor. Da diese Gruppen reversibel
oxydierbar sind und so in die intracellulären Oxydationsvorgänge eingreifen können, kann man eine Blockierung dieser Gruppen durch die
Arsenverbindungen immerhin als einen für die Zelle sicher nicht un-
schädlichen Vorgang betrachten.

ROEHL fand bemerkenswerte Beziehungen zwischen Harnstoffderivaten
mit einer bestimmten Zahl von Sulfogruppen und dem Protamin, einem
basischen Eiweißkörper. Diese Beziehungen sind in diesem Zusammenhang deswegen von Bedeutung, weil auch Germanin, das mehrere Sulfogruppen enthält, mit dem Protamin noch in hohen Verdünnungen
Fällungen ergibt. Auf Grund dieser Feststellung glaubte ROEHL, daß die
chemotherapeutische Wirkung des Germanins durch intracelluläre
Fällungen zustande käme, die sich auswirken würden, als ob sich ein
zäher Kleister in das Getriebe einer Uhr setze. v. ISSEKUTZ fand bei
Trypanosomen, die aus mit Germanin behandelten Ratten stammten,
eine Atmungshemmung; N. und H. v. JANCSÓ, ferner AXMACHER kommen
auf Grund anderer Versuche zu der Annahme, daß die Germaninwirkung
auf toxischer Hemmung des Zuckerstoffwechsels beruht.

Nach den genannten Befunden bzw. Ansichten ist also damit zu
rechnen, daß ein Chemotherapeuticum entweder spezifisch oder unspezifisch wirkt, d. h. einen oder mehrere Angriffspunkte in der Erreger-

zelle besitzt. Man kann sagen, wenn ein Gift mehrere Stoffwechselvorgänge hemmt, so muß seine Wirkung mit großer Wahrscheinlichkeit als unspezifisch angesehen werden, da die Feinheit der biologischen Differenzierung andernfalls eher eine elektive Wirkung vermuten läßt. Abgesehen von chemischen Wirkungen in dem Sinne, wie etwa Mineralsäuren wahllos jedes lebende Gewebe verätzen, wenn sie in geeigneter Konzentration zur Einwirkung gelangen, sollte man spezifische Vorgänge gerade bei Betätigung chemischer Affinitäten erwarten.

Unspezifisch würde eine Wirkung auch zu nennen sein, wenn ein Mittel zwar eine Stoffwechselleistung der intakten Zelle zu beeinträchtigen vermag, aber den eigentlichen chemischen Vorgang gar nicht beeinflußt. Wenn man diesen von der Zelle abtrennen kann, und in vielen Fällen kann man die hierbei tätigen Fermente frei gewinnen, stellt sich heraus, daß das vorher bei der lebenden Zelle wirksame Mittel völlig oder weitgehend unschädlich geworden ist. Die Wirkung beruht dann offenbar lediglich auf der besonderen Struktur des Erregers, die durch das Mittel irgendwie so verändert worden ist, daß das an sich gar nicht geschädigte Ferment nicht wie sonst wirken kann. Die Beeinflussung dieser Fermenttätigkeit ist unspezifisch, weil sie ja nur die mittelbare Folge einer anderweitigen Giftwirkung ist, die nicht unmittelbar erfaßt werden konnte. —

Will man nach diesen Gesichtspunkten die Wirkung der Chemotherapeutica untersuchen, so muß man unter Umständen auf die eigentlichen pathogenen Erreger, gegen die ein Mittel gerichtet ist, verzichten und aus methodischen Gründen andere, in großer Menge erhältliche und genügend widerstandsfähige Mikroorganismen ersatzweise heranziehen. Grundsätzlich kann man dann so verfahren, daß jeder überhaupt bekannte Stoffwechselvorgang, denn hierum wird es sich bei derartigen Mikroorganismen ausschließlich handeln, der Wirkung des betreffenden Mittels ausgesetzt wird. Der Vorgang, der am ehesten, d. h. bei der niedrigsten Konzentration des Giftes geschädigt würde, muß dann auch der für die chemotherapeutische Wirkung wahrscheinlich verantwortliche primäre Angriffspunkt sein. Dieser Schluß ist natürlich kein endgültiger Beweis, aber im Verein mit dem Nachweis der Speicherung des Mittels durch die Parasiten gewinnt er ein außerordentlich hohes Maß von Wahrscheinlichkeit im Vergleich mit allen anderen Annahmen, die den chemotherapeutischen Heilvorgang erklären sollen.

Aus verständlichen Gründen kann man eine solche Untersuchung nur in beschränktem Umfang durchführen; also wird man Zellvorgänge untersuchen, die von besonderer Bedeutung sind, und von denen man am ehesten voraussetzen darf, daß eine Störung derselben für die ganze Zelle von schädlichen Folgen ist. In erster Linie sind das Atmung und Gärung. Allerdings ist nur bei dem letztgenannten Vorgang die Möglichkeit gegeben, neben dem Verhalten der intakten Zelle auch den von der Zelle losgelösten Fermentprozeß zu untersuchen, während die Atmung eng mit der Unversehrtheit der lebenden Struktur verbunden ist. Andererseits ist der Umstand, daß allgemein mit sinkender Atmung die Gärung zunimmt, für die Beurteilung der Versuche vorteilhaft; man wird nämlich gleich unspezifische Vorgänge vermuten dürfen, wenn durch ein die Atmung hemmendes Mittel auch die Gärung geschädigt wird, statt innerhalb gewisser Grenzen der Giftkonzentration zuzunehmen.

Die eben entwickelten Gesichtspunkte sollen auf folgenden Versuch angewandt werden, der an Hefezellen ausgeführt wurde (nach AXMACHER):

Substanz	Konzentration in Mol/Liter	Gärhemmung * in % bei		Hemmung der Zellatmung in %	
		der Zelle	dem Ferment	mit Substrat	ohne Substrat
Trypaflavin . .	$3 \cdot 10^{-3}$	98	11	96	57
Trypaflavin . .	$3 \cdot 10^{-4}$	42	0	96	57
Rivanol	$3 \cdot 10^{-3}$	93	42	95	81
Rivanol	$3 \cdot 10^{-4}$	91	0	95	78

* Gärversuche mit Zellen unter Eiweißzusatz.

Wenn also diese Gifte sowohl die Gärung als auch die Atmung hemmen, wenn ferner die Gärung nur oder vorwiegend bei der Zelle geschädigt ist, so sind nach dem Vorhergehenden hier unspezifische Wirkungen anzunehmen. Diese Gifte wirken also z. B. ganz anders wie die Blausäure, die das eisenhaltige Atmungsferment vergiftet und im wesentlichen nur zu Atmungshemmung führt, anders auch, wie beispielsweise die Monojodessigsäure, welche allein die Glykolyse vergiftet.

Der unterschiedliche Vergiftungserfolg bei Gärung der Zellen und des Fermentes wäre in einfacher Weise verständlich, wenn man annimmt, daß die Gifte die Zelldurchlässigkeit so verändern, daß kein oder weniger Nährmaterial in die Zelle eindringen kann. Diese Annahme gewinnt durch das Verhalten der Atmung mit und ohne Substrat noch mehr Wahrscheinlichkeit. Die Hemmung der Atmung ohne Alkohol als Brennmaterial ist prozentual geringer als bei Gegenwart von Alkohol, obschon der Gesamtumsatz natürlich viel kleiner ist (die Zellen sind ja nur auf ihre eigenen Reserven angewiesen). Offenbar ist die Durchlässigkeit für größere Moleküle, wie Alkohol, stärker herabgesetzt als für kleine, wie den zur Atmung notwendigen Sauerstoff. Diese Versuche sind zudem ein Beweis für Vorstellungen, die sich PUTTER über das Zustandekommen von Desinfektionsvorgängen gemacht hatte, und die von ihm in Analogie zu den Anschauungen WARBURGs über das Zustandekommen der Narkose gesetzt wurden.

Es ist aber nicht etwa so, daß man den chemotherapeutischen Heilvorgang kurzerhand als eine innere Desinfektion des Organismus auffassen kann, denn die dazu notwendigen Konzentrationen sind viel zu groß, um vom Körper schadlos vertragen werden zu können. Der hohe Eiweißgehalt des Blutes ist zudem gewissermaßen ein Puffer, der jede Giftwirkung abschwächt. So kann man häufig beobachten, daß Mittel, die im Reagensglas ausgezeichnete antiparasitäre Wirkungen entfalten, beim Versuch in vivo versagen. Man muß also auch in Versuchen durch künstlichen Eiweißzusatz die besonderen Bedingungen im Organismus nachahmen und die Wirkung der chemotherapeutischen Mittel nachprüfen. Auch für Trypaflavin und Rivanol ergibt sich dann eine Abschwächung der Wirkung, die aber geringer ist, als bei den meisten anderen Mitteln und an der Wirkungsart an sich nichts ändert.

Die angeführten Versuche sind also nur ein Hinweis, wie die genannten Mittel und andere, die ihnen ähnlich sind, wirken; sie sind aber ganz und gar nicht ein Maß für die Größe der Schädigung, die der Erreger in vivo erfährt, nicht zuletzt auch deswegen, weil die Empfindlichkeit der Hefezellen sicher eine ganz andere ist wie diejenige der Erreger, gegen die sich die Mittel richten. Eine Berechtigung, diese Empfindlichkeit als größer wie die der Hefezellen anzusehen, kann man vielleicht daraus entnehmen, daß die meisten der pathogenen Erreger hohe Ansprüche an Nährböden stellen, sofern sie überhaupt in Kulturen wachsen. — Wenn man berücksichtigt, wie außerordentlich empfindlich die Fermente im allgemeinen gegenüber bereits recht milden Eingriffen sind, liegt der Gedanke eigentlich nicht fern, in vielen Fällen den Angriffspunkt der Chemotherapeutica bei ihnen zu suchen. Vorgänge, wie sie VOEGTLIN annimmt, sind hierher zu rechnen. Es handelt sich teilweise um recht verwickelte Wirkungen. Sehr bemerkenswert ist z. B., daß Germanin in hohen Verdünnungen die Aktivität der Zymase, des Zucker vergärenden Fermentes aus Hefe, hemmt. Da dieser Vorgang als solcher noch sehr kompliziert ist, kann man kaum erwarten, einfache Beziehungen zwischen der Giftkonzentration und -beschaffenheit einerseits und der Giftwirkung andererseits zu finden. Wenn man dagegen einen Teilvorgang herausnimmt, nämlich die Spaltung der Brenztraubensäure durch die Carboxylase untersucht, dann ergeben sich übersichtlichere Verhältnisse. Wie schwierig aber eine Deutung auch in scheinbar so einfachen Fällen ist, geht daraus hervor, daß die weitere Untersuchung einer Anzahl anderer Sulfosäuren es nicht möglich machte, zwischen der Größe der Giftwirkung auf die Carboxylase und verschiedenen, in Betracht gezogenen Moleküleigenschaften eindeutige Beziehungen zu gewinnen. Man muß diesen Vorgang als eine Adsorptionsinaktivierung auffassen, wobei die so besonders starke Wirkung des Germanins unklar bleibt (AXMACHER).

Dieses Beispiel ist also einerseits im Hinblick auf die Beziehung von Konzentration bzw. Konstitution und Wirkung lehrreich, wie auch andererseits dadurch erneut darauf hingewiesen wird, wieviel komplizierter die Beeinflussung der lebenden Zelle sein muß, wenn bereits in einem relativ einfachen System so verwickelte Verhältnisse vorliegen. —

Bei der Behandlung infizierter Organismen mit einem Chemotherapeuticum verteilt sich dieses sowohl auf den Erreger (Parasitotropie) als auch auf die Zellen und Organe des Wirts (Organotropie). Bei einem gut wirksamen Mittel muß also — unabhängig von der Verteilung — die Empfindlichkeit des Erregers größer sein als die der Körperzellen. Diese unterschiedliche Empfindlichkeit gegenüber Giften ist bereits für rein pharmakologische Vorgänge im üblichen Sinne als die Ursache der Elektivität so vieler Giftwirkungen beschrieben worden. Es ist durchaus nichts Befremdendes in der Annahme, daß die unterschiedliche Empfindlichkeit zwischen Körperzellen und den artfremden Erregerzellen noch in viel ausgesprochenerem Maße vorhanden sein muß, jedenfalls aber so weit, daß der Erreger durch das Chemotherapeuticum geschädigt wird, während der Organismus im wesentlichen unbeeinflußt bleibt. Wenn man noch in Betracht zieht, daß dem Organismus bereits von Natur aus ein gewisser Schutz gegen eingedrungene Mikroorganismen zur Verfügung steht, so gewinnt man eine ganz andere Vorstellung vom Ablauf des chemotherapeutischen Heilvorgangs.

So hohe Konzentrationen nämlich, um eine Abtötung der Erreger im infizierten Organismus zu bewirken, dürften auch für diesen niemals erträglich sein, aber es genügt ja ein gewisser Bruchteil der geschilderten Wirkungen, um den Parasiten „minderwertig" zu machen. Die Herabsetzung seiner normalen Widerstandskraft ermöglicht dagegen dem infizierten Körper den Angriff mit seinen natürlichen Mitteln erfolgreicher durchzuführen. Oft mag es genügen, wenn das Chemotherapeuticum die Vermehrungsvorgänge des Parasiten unterbindet. Phagocytose, Abwehrfermente usw. können dann der Infektion Herr werden, während eine ungehemmte Vermehrung diese Gegenwehr einfach überschwemmt haben würde.

Aus verschiedenen Befunden kann man entnehmen, daß die Mitwirkung des Organismus für den Erfolg der chemotherapeutischen Wirkung von Bedeutung ist. So tötet Trypanrot wohl in der Maus Trypanosomen ab, aber Hund, Ratte und Meerschweinchen bleiben ungeheilt. Emetin ist nur beim Menschen, nicht bei der Katze gegen Dysenterieamöben wirksam. Eine große Rolle hat man in diesem Zusammenhang immer dem Reticuloendothel zugeschrieben, aber bei vielen darauf zielenden Versuchen darf man nicht vergessen, daß eine verminderte Wirksamkeit nach Ausschaltung einer bestimmten Funktion oft die Folge einer bleibenden Schädigung durch den Eingriff sein kann.

Überblickt man die Reihe der einzelnen, für den chemotherapeutischen Heilablauf wichtigen Umstände, so kann man den gesamten Vorgang folgendermaßen darstellen:

Der chemotherapeutische Heilvorgang.

I. Fixations- und Invasionsphase des Heilmittels:
a) Adsorption; b) chemische Bindung; c) Löslichkeitsausgleich; d) Konzentrationsausgleich; e) Kombinationsformen von a—d.

II. Wirkungsphase des Heilmittels (oder seiner Umwandlungsprodukte):
a) Inaktivierung oder Zerstörung von Fermenten oder Stoffwechselkomponenten; b) Strukturumwandlungen; c) Permeabilitätsänderungen; d) Oberflächenverdrängung; e) Kombinationsformen von a—d.

III. Destruktionsphase des Erregers:
a) Endogene Zerstörung (Autolyse); b) exogene Zerstörung (Agglutinierung, Abwehrfermente, Cytolyse, Phagocytose usw.); c) Kombinationsformen von a und b.

Dieses Schema ist im einzelnen mehr ein Hinweis, welche Vorgänge beim chemotherapeutischen Heilablauf überhaupt zu erwarten sind, als daß für jeden Fall gesonderte experimentelle Erfahrungen vorliegen. Das ist auch kaum notwendig, denn daß sich die Mikroorganismen wesentlich anders verhalten sollen, wie alle anderen Zellen, wenn sie mit Giften in Berührung kommen, ist unwahrscheinlich. Gerade der Hinweis auf die Mannigfaltigkeit der Vorgänge soll vor einer unberechtigten Überwertung eines einzelnen hüten. Denn offenbar ist es eine zufällige, günstige Verknüpfung aller möglichen Ursachen, die den Heilerfolg erst befriedigend gestalten kann. Die Abwehrkraft des Organismus, die besondere Empfindlichkeit des Erregers gegen das betreffende Mittel und dessen günstige Verteilungsbedingungen dürften nicht zuletzt hierher zu rechnen sein. —

Man wird mit Recht fragen können, ob auf Grund der bisherigen Erfahrungen sich Regeln entwickeln lassen, nach denen man zu besonders wirksamen Verbindungen gelangen kann. Aber diese Frage muß verneint werden, da es sich immer zeigt, daß die besonders gut wirksamen Stoffe plötzlich und unvermittelt aus einer Reihe ähnlich wirkender auftauchen. Insoweit sind die Erfahrungen der Chemotherapie wie auf vielen anderen Gebieten nicht immer den vielfach sehr optimistischen Erwartungen entsprechend.

Da es sich bei der Chemotherapie im Grunde genommen um ein grob toxisches Geschehen handelt, von dem die Erregerzellen ergriffen werden, kann man trotz der verhältnismäßig geringen experimentellen Unterlagen für diese Frage viel leichter als bei jeder anderen Wirkung von Giften zu anscheinend einfachen und hinreichend begründeten Vorstellungen gelangen.

VII. Reaktionsbereitschaft des Organismus.

Der Verlauf einer Vergiftung wird nicht nur durch die besonderen Eigenschaften eines Giftes, sondern auch, und anscheinend sogar in höherem Maße, durch das besondere Verhalten des vergifteten Organismus bestimmt. Diese Tatsache findet ihren Ausdruck auch darin, daß im Verhalten gegenüber dem Gift von Art zu Art nicht nur quantitative, sondern auch qualitative Unterschiede auftreten.

Die Reaktionsbereitschaft des Organismus wird durch *innere* oder *unmittelbare* und durch *äußere* oder *mittelbare Faktoren* bestimmt. Die inneren Faktoren sind die Summe aller individuellen Eigenschaften, die den augenblicklichen Zustand des Organismus bedingen, die äußeren Faktoren sind alle die Eigenschaften der Umwelt, die während des pharmakologischen Vorgangs auf den Organismus einwirken. Im Rahmen des pharmakologischen Geschehens ist das Gift nur ein äußerer Faktor, der gegenüber den anderen durch keine grundsätzlich verschiedene Eigenschaft ausgezeichnet ist. Man kann also strenggenommen das Gift nicht schlechthin als *die* Ursache des pharmakologischen Vorgangs bezeichnen, denn man sieht ja unter Umständen, daß durch bestimmte Änderungen anderer äußerer Faktoren trotz Anwendung desselben Giftes eine ganz andersartige Wirkung auftritt.

Man hat also auch bei Giftwirkungen immer eine Konstellation zahlreicher Faktoren (vgl. TENDELOO), die als Gesamtheit erst den pharmakologischen Vorgang ausmachen. Nur insoweit man einen Faktor, nämlich das Gift, häufig in bestimmter Absicht und willkürlich in das Geschehen einführt, rechtfertigt sich seine Heraushebung aus der Reihe aller übrigen Faktoren.

Die Zuweisung eines bestimmten Umstandes zur Gruppe der inneren oder äußeren Faktoren kann mitunter nicht ohne eine gewisse Willkür erfolgen. Deutlicher lassen sich bei den inneren Faktoren die *konstitutionellen* von den *konditionellen* unterscheiden, indem unter ersteren die ererbten Eigenschaften verstanden werden, unter letzteren die im Laufe der Entwicklung und des individuellen Lebens erworbenen Eigenschaften.

Die wirklich brauchbaren Unterlagen pharmakologischer Art zur Beurteilung dieser Fragen sind zum Teil noch nicht sehr groß, obwohl ihre Bedeutung sicher nicht nur oder nicht einmal vorwiegend auf theoretischem Gebiet zu suchen ist.

1. Innere Faktoren der Giftwirkung.

a) Konstitution und Giftwirkung.

Zu den konstitutionellen Eigenschaften eines Individuums, die für seine Giftempfindlichkeit maßgeblich sind, gehören unter anderem:

1. Zugehörigkeit zu einer bestimmten Art und Rasse;
2. Das Geschlecht;
3. Das Lebensalter [1];
4. Die individuelle Reaktionsweise.

---

[1] Weil es sich nicht um eine neu erworbene Eigenschaft handelt, erfolgt die Einreihung in diesem Zusammenhang.

Die individuelle Reaktionsweise nimmt insofern gegenüber den anderen Punkten eine Sonderstellung ein, als sie ja eigentlich die Summe dieser verschiedenen Eigenschaften darstellt; außerdem ist ein gewisser Teil der individuellen Reaktion eine Folge konditioneller Faktoren.

Art und Rasse. Zwischen den verschiedenen Arten des Tier- und Pflanzenreiches bestehen hinsichtlich des Verhaltens gegenüber einem bestimmten Gift mitunter recht große Unterschiede. So ist die mittlere letale Dosis des Morphins beim Menschen etwa 100mal kleiner, berechnet auf das Körpergewicht, als die des Kaninchens. Derartige *quantitative* Unterschiede sind in wechselndem Ausmaß zwischen verschiedenen Arten die Regel. Im genannten Beispiel ist aber auch ein *qualitativer* Wirkungs-unterschied vorhanden, insoweit Kaninchen nach einem Lähmungs-stadium regelmäßig ein Erregungsstadium durchmachen und unter Auftreten von Krämpfen sterben. Die tödliche Morphinvergiftung des Menschen verläuft durchweg unter zunehmenden Lähmungssymptomen, während Erregungszustände eine Ausnahme sind.

Wenn es sich um einen Stoff handelt, der im Organismus zum Abbau gelangt, können auch bei einem Narkotikum große Unterschiede zwischen den verschiedenen Tierarten auf-
treten, obwohl sonst narkotische Gifte sehr gleichförmig zu wirken pflegen. Diese Unterschiede äußern sich in erster Linie natürlich in der Wirkungsdauer. Das zeigt neben-stehendes Beispiel (nach HOLK und Mitarbeiter); als Narkotikum wurde Evipan benutzt.

Tierart	Dosis in g/kg	Wirkungs-dauer in Std.
Hund	0,1	12,8
Katze	0,06	12,3
Kaninchen	0,25	3,1
Meerschweinchen .	0,07	3,4
Maus	0,15	1,5

Die Verschiedenartigkeit des Stoffwechsels dieser Tierarten bedingt eine unterschiedliche Abbaugeschwindigkeit des Evipans und damit die verschiedene Wirkungsdauer.

Bei indifferenten Narcoticis sind aber die Unterschiede zwischen den Arten mitunter recht gering. Wenn man z. B. die tödliche Wirkung von Luminal bei subcutaner Zufuhr vergleicht, so verhalten sich die ent-sprechenden Gaben von Katze:Hund:Kaninchen:Ratte wie 1:1,2:1,4:1,5 (vgl. KOCHMANN).

Nicht selten werden Unterschiede der Giftempfindlichkeit ver-schiedener Rassen derselben Art angeführt. Bekannt ist die verschiedene Digitalisempfindlichkeit von Rana esculenta bzw. temporaria, eine Tat-sache, die für die Digitalisauswertung von Bedeutung ist. Bei photo-dynamischen Wirkungen sind Unterschiede im Verhalten albinotischer und gewöhnlicher Rassen zu beobachten. Ebenso wie die verschiedenen menschlichen Rassen gegenüber bestimmten Infektionskrankheiten eine verschiedene Widerstandsfähigkeit besitzen, ebenso darf man das für das Verhalten gegen Gifte annehmen.

Geschlecht. Daß Stoffe mit spezifischer Wirkung auf die Generationsorgane oder die sekundären Geschlechtsmerkmale bei geschlechtsverschiedenen Individuen qualitativ und quantitativ unterschiedlich wirken, ist selbstverständlich.

Aber es sind auch sonstige geschlechtsgebundene Unterschiede der Giftempfindlichkeit bekannt. Das wird z. B. durch die unterschiedliche Wirkungsdauer von Schlafmitteln (nach HOLCK und Mitarbeiter) veranschaulicht (siehe nebenstehende Tabelle).

Substanz	Dosis in g/kg	Wirkungsdauer in Std. bei Ratten	
		männlich	weiblich
Nembutal. . .	0,25	1,8	4,6
Rektidon . . .	0,5	0,8	2,9
Evipan . . .	0,36	2,3	8,9

Die Wirkungsdauer in diesen Versuchen ist ein Mittelwert, die Einzelwirkung weicht jeweils mehr oder weniger davon ab.

Auch aus folgenden Versuchen (nach POE, SUCHY und WITT) geht die verschiedenartige Giftempfindlichkeit männlicher und weiblicher Organismen hervor; es handelt sich um Untersuchungen an 6—8 Monate alten Ratten (s. nebenstehende Tabelle).

Strychnin-sulfat in mg/kg	%-Sterblichkeit	
	männlich	weiblich
1,5	0	68
2	30	82
2,5	71	97
3	90	100

Hinsichtlich der akut tödlichen Wirkung von Nicotin berichten HOLCK und Mitarbeiter ebenfalls geschlechtsgebundene Unterschiede. Sie fanden (s. untenstehende Tabelle).

Nach den genannten Beispielen könnte man vermuten, daß allgemein der weibliche Organismus durch verringerte Widerstandsfähigkeit gegenüber Giften verschiedenster Art gekennzeichnet sei. Tatsächlich scheint die Praxis das zu bestätigen und so findet man in jeder Arzneiverordnungslehre den Hinweis, die Arzneimittel für Frauen niedriger zu dosieren als für Männer.

Nioctin in mg/kg	%-Sterblichkeit bei Ratten	
	männlich	weiblich
34	9	38
38	19	63
43	38	72
48	50	88

Die Versuche wurden jeweils an Gruppen von 32 Ratten ausgeführt.

Lebensalter. Bei der unterschiedlichen Giftempfindlichkeit verschiedener Altersklassen muß man immer berücksichtigen, daß man auch solche Individuen mit vergleicht, die möglicherweise später wegen an sich bestehender allgemeiner Widerstandsschwäche eingegangen wären. Es kann somit unter Umständen eine größere Giftempfindlichkeit vorgetäuscht werden, die an sich für das betreffende Mittel nicht spezifisch ist, sondern gegenüber allen sonstigen schädlichen Beeinflussungen, ebenso wie bei anderen Giften, aufgetreten wäre. Eine unspezifische Abnahme der Empfindlichkeit kann dadurch zustande kommen, daß bei subcutaner Zufuhr und Dosierung pro Kilogramm Körpergewicht mit zunehmender Größe des Individuums eine relative Resorptionsverzögerung eintritt; diese Verzögerung wird deswegen beobachtet, weil die Oberfläche des injizierten Giftdepots, die für die Aufnahme ausschlaggebend ist, nicht proportional der Menge wächst (vgl. S. 87). Für die Praxis ist es natürlich nicht sehr wichtig, ob diese Ursachen mitspielen, aber für die Frage, ob der jugendliche Organismus als solcher anders reagiert, können diese Umstände von Bedeutung werden; für eine etwaige Unterempfindlichkeit des jugendlichen Individuums sind sie weniger belangreich.

Über den Einfluß des Lebensalters liegen eine Reihe von Erfahrungen vor. FALCK untersucht die Strychninwirkung bei verschieden alten Kaninchen und stellte fest, daß sich die einzelnen Wirkungen des Giftes nicht gleichsinnig mit dem Lebensalter ändern. Seine Ergebnisse finden sich in der Abb. 27 dargestellt.

Während die letale Dosis mit zunehmendem Alter geringer wird, ist die Krampfdosis nur vorübergehend geringer geworden; in beiden Fällen sind aber die Unterschiede beträchtlich. Auch qualitative Wirkungsunterschiede in der Art der Krämpfe wurden beobachtet.

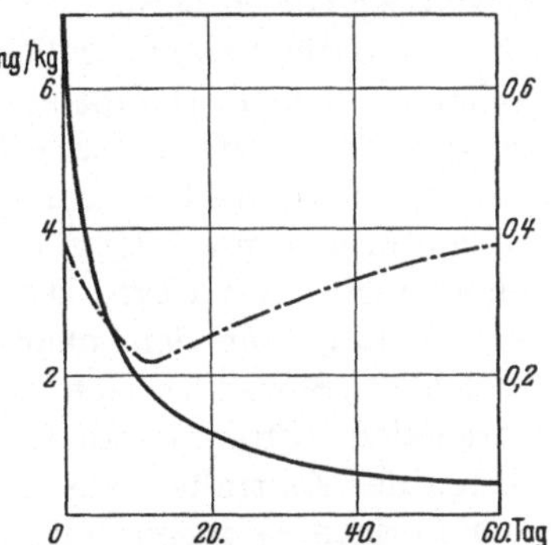

Abb. 27. Abhängigkeit der Strychninempfindlichkeit (Kaninchen) vom Lebensalter (nach FALCK). —— tödliche Wirkung (Ordinatenwerte links); —·— krampfmachende Wirkung (Ordinatenwerte rechts).

Bei Meerschweinchen wurde übrigens gleich nach der Geburt die größte Krampfempfindlichkeit gesehen. Ebenfalls sind junge Ratten nach POE, SUCHY und WITT gegen die letale Wirkung des Strychnins empfindlicher als erwachsene Tiere, und zwar sowohl die männlichen wie die weiblichen Tiere. Die Bedeutung der Tierart für die Giftwirkung wird dadurch nochmals in Erinnerung gebracht.

Die Brechwirkung nach Apomorphinverabreichung tritt bei jungen Hunden erst nach größeren Gaben ein als bei erwachsenen (SCHLOSSMANN), und bei jungen Tieren war im Gegensatz zu älteren eine narkotische Wirkung des Apomorphins vorhanden.

CLARC fand bei Ratten eine höhere Empfindlichkeit gegen Atropin im jugendlichen Alter, dasselbe findet DÖBELI für Morphin. Die Morphinempfindlichkeit des neugeborenen Kaninchens war bezüglich letaler Wirkungen doppelt so groß wie beim erwachsenen, ein Verhältnis, das auch GIRNDT und HÜSGEN fanden und nach ihnen auch für die Beeinflussung der Atemfrequenz gilt.

Insoweit man die Größe als ein ungefähres Maß des Alters betrachten kann, findet VOLLMER für kleine Mäuse bei subcutaner Zufuhr eine erhöhte Alkoholtoleranz, gemessen an der Wirkungsdauer. Dabei ist

allerdings zu berücksichtigen, daß bei nicht ausgewachsenen Organismen
der Stoffumsatz im allgemeinen lebhafter ist als bei älteren Tieren;
dementsprechend ist auch das Atemvolumen relativ größer. Es ist
denkbar, daß die erhöhte Toleranz gegen Alkohol zum Teil auf vermehrter Abatmung beruht, denn vom Alkohol werden immerhin nicht
ganz unbeträchtliche Mengen durch die Lungen ausgeschieden; zum Teil
wird wahrscheinlich ein Mehr an Alkohol durch den lebhafteren Stoffwechsel verbrannt.

Fragt man nun, worauf die unterschiedliche Altersempfindlichkeit
gegenüber Giften beruht, so ist festzustellen, daß weder eine einheitliche
Ursache dafür verantwortlich zu machen ist, noch daß man sagen kann,
es handle sich überhaupt stets um spezifische Unterschiede der Empfindlichkeit des „Erfolgsorganes". Der Ausdruck Empfindlichkeit gewinnt
also verschiedene Bedeutung, je nachdem ob er für das Verhalten des
Gesamtorganismus oder für den pharmakologischen Vorgang im engeren
Sinne angewandt wird. Die theoretisch interessanten Fälle dürften sich
aber gerade auf den pharmakologischen Vorgang im engeren Sinne
beziehen. Soweit es sich um Empfindlichkeitsunterschiede bei zentral
wirkenden Giften handelt, ist zu beachten, daß der gewichtsmäßige
Anteil des Zentralnervensystems am Gesamtgewicht sich ebenso wie bei
den übrigen Organen mit dem Wachstum noch ändert, und daß die
Entwicklung jedenfalls des menschlichen Zentralnervensystems bei der
Geburt noch nicht abgeschlossen ist. Das kann man als Hinweis betrachten, wie eine altersbedingte Verschiedenheit der Giftempfindlichkeit
des Erfolgsorganes zustande kommen kann. Man muß aber auch annehmen, daß im Gegensatz zu den unspezifisch bedingten Altersunter-
schieden das Verhalten gewisser Erfolgsorgane an sich im Alter ganz
anders sein kann wie in der Jugend.

Individuelle Giftempfindlichkeit. Der wichtigste Faktor, der ausnahmslos bei jeder Giftwirkung als Summe der konstitutionellen (allerdings
auch der konditionellen) Teilfaktoren in Erscheinung tritt, ist die
besondere persönliche Reaktionsweise des Organismus, dem das Gift
zugeführt wird. Die Tatsache, daß sich kein Lebewesen genau wie das
andere verhält, schließt eine absolut sichere Voraussage über die Folgen
einer Giftverabreichung aus; nur mit einer bestimmten Wahrscheinlichkeit,
die von Fall zu Fall wechselt, kann man mit einem bestimmten Wirkungsablauf rechnen. Zwischen den extremsten Fällen — etwa völliger
Unempfindlichkeit auf der einen, schwerster Vergiftung auf der anderen
Seite trotz gleicher Dosierung — liegt eine Stufenreihe weniger ausgesprochen vom Durchschnitt abweichender Fälle. Die Gesamtheit aller
Fälle bestimmt die „Variationsbreite". Angenommen z. B., die bei ausgewachsenen, menschlichen Individuen gemessene größte Körperlänge
betrüge 2,50 m, die geringste 1,0 m, so wäre die Differenz dieser Werte
die Variationsbreite der Körperlänge (s. auch S. 127).

Die Angabe der Variationsbreite, etwa der Körpergröße oder der Giftempfindlichkeit, ist als solche noch ohne jeden praktischen und theoretischen Wert. Es hat also auch keinen Zweck, wenn man sagt, schon x Gramm können tödlich sein, denn man kann daraus nicht entnehmen, wie oft und in welchem Ausmaß Abweichungen („Varianten") von dem durchschnittlichen Verhalten vorkommen, oder wie man auch sagt, wie groß die „Streuung" um den Durchschnitts- bzw. Mittelwert ist. Es zeigt sich nun unter entsprechenden Bedingungen, daß die dem mittleren Verhalten nahekommenden Fälle viel häufiger vorkommen als die extremen und daß sie sich allesamt sehr regelmäßig um den Durchschnittswert anordnen. Ein Beispiel für die regelmäßige Verteilung der Varianten um den Mittelwert sind Größenmessungen von Quetelet an Soldaten:

Länge in cm	157,5 u. <	160	162,5	165	167,5	170	172,5	175	177,5	180	182,5	185 u. >
Zahl in %	2,4	4,8	7,5	11,7	13,4	15,7	14,0	12,1	8,0	5,7	2,6	2,1

Da die Körpergröße eine kontinuierliche Variante im Gegensatz zu „diskreten" Varianten (wie etwa Anzahl der Blütenblätter einer Pflanze) ist, sind einzelne Größenklassen gebildet worden, wobei man in die Klasse 170 cm z. B. alle Fälle rechnet, die innerhalb von 168,75—171,25 cm liegen, d. h. die Klassenbreite beträgt 2,5 cm.

Stellt man die Anzahl der in jeder Größenklasse befindlichen Individuen unter Zugrundelegung von Verhältniswerten (Prozente der Gesamtzahl) als

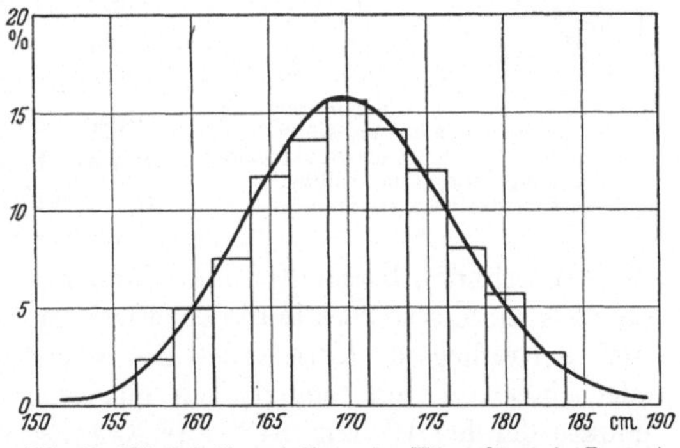

Abb. 28. Häufigkeitsverteilung der Körperlänge in Prozent der Gesamtzahl aller Individuen (nach Quetelet).

Säulen graphisch dar (s. Abb. 28), so erhält man eine charakteristische treppenförmige Abbildung; man spricht von der „Verteilungskurve" oder „Häufigkeitskurve".

Je höher die Säulen sind, um so mehr Individuen fallen in die betreffende Größenklasse. Die Grenzwerte nach oben und unten sind nur sehr spärlich besetzt. Wenn man durch die Klassenmitte eine fortlaufende Kurve zieht, erhält man einen Verlauf, der weitgehend einer sog. Gaussschen Fehlerkurve gleicht. Eine derartige Idealkurve ist zum Vergleich eingezeichnet. Offenbar entstammen die Größenwerte einem verhältnismäßig sehr gleichförmig gemischten Kollektiv. Würde man die gleichen Messungen etwa an den Mitgliedern von Rudervereinigungen machen, dann würde die tatsächlich gefundene Kurve sehr wahrscheinlich einen anderen Verlauf aufweisen, und zwar würde sie sich wohl nach rechts verschieben. (Über Fehlerkurven s. auch JOHANNSEN.)

Verteilungskurven und die gleich zu besprechenden Summenkurven lassen sich mit Vorteil in ein Koordinatennetz mit Wahrscheinlichkeitsteilung einzeichnen. Man erhält dann charakteristische Kurven, die sogleich erkennen lassen, ob ein reines oder gemischtes Kollektiv vorliegt. Auch für biologische Auswertungen ist das Wahrscheinlichkeitsnetz von außerordentlichem Nutzen (vgl. BURN, CLARK, PRIGGE, ferner die besondere Darstellung von BECKEL).

Wenn man an einer Seite beginnend die Prozentzahlen aller Klassen fortlaufend addiert und die so gewonnenen Werte zu den Klassenwerten graphisch in Beziehung bringt, so erhält man eine charakteristische S-förmige Kurve der Summenhäufigkeit (Abb. 29).

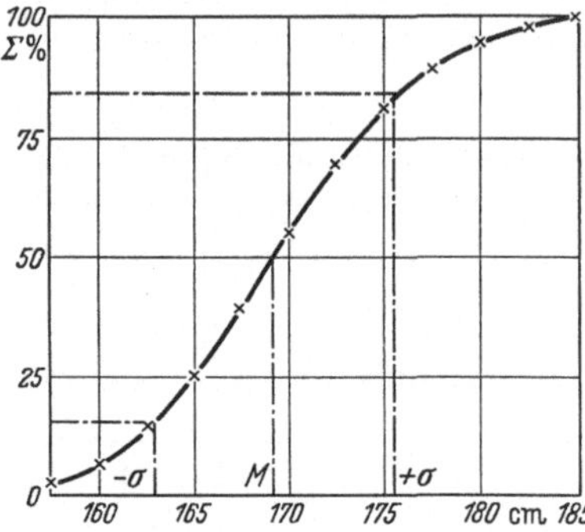

Abb. 29. Summenkurve der prozentualen Häufigkeit einer bestimmten Körperlänge (vgl. Abb. 28). σ Standardabweichung (Streuung; graphisch ermittelt); *M* Zentralwert (Mediane).

Bei den extremen unteren und oberen Werten verläuft die Kurve flacher, weil sich weniger Fälle addieren als in der Mitte. Der Zentralwert wird gefunden, wenn man von dem Ordinatenwert 50% parallel zur X-Achse nach rechts geht; der Schnittpunkt mit der Kurve auf die Abszisse projiziert gibt den gesuchten Wert, hier also 169,25 cm. Dieser ist natürlich von der willkürlichen Klasseneinteilung unabhängig. Im Idealfall ist der Zentralwert mit dem Mittelwert identisch. Aus mathematischen Gründen betrachtet man immer den Bereich der Fälle von 16% bis 84%, d. h. also gerade die zwei Drittel aller Fälle, die um den Mittelwert herumliegen. Ist nämlich die Streuung der Reaktion auf ein Gift oder eines anderen biologischen Merkmals groß, so sind die Schnittpunkte der bei 16 bzw. 84% zur X-Achse gezogenen Parallelen mit der Kurve weiter auseinander (bezogen auf die Abszisse) als bei kleiner Streuung. Im obigen Fall ist die Streuung um den Mittelwert $\pm$ 6,25 cm. Dieser Wert wird auch Standardabweichung genannt. Die Standardabweichung (nach oben und unten gerechnet) umfaßt in jedem Fall normaler Verteilung immer 68% aller Varianten und gibt durch ihre Größe das Ausmaß der Variabilität an. Drückt man die Standardabweichung in Prozenten des Mittelwertes aus, so bekommt man eine Größe, die Variationskoeffizient genannt wird und unabhängig von dem besonderen Merkmal (Zentimeter Länge, Kilogramm Gewicht usw.) mit anderen Variationskoeffizienten vergleichbar wird.

Die grundsätzliche Bedeutung der Standardabweichung im Gegensatz zu der nichtssagenden Variationsbreite geht auch aus folgendem hervor. Während im allgemeinen mit zunehmender Zahl der Beobachtungen die

Möglichkeit des Vorkommens noch extremerer Werte als der bisherigen
wächst, ist die Standardabweichung unabhängig davon. Das belegt z. B.
das Verhalten der Länge
von Bohnensamen (Jo-
HANNSEN, s. nebenste-
hende Tabelle).

Betrachtet man die
Variabilität gegenüber
Giftwirkungen, so findet
man vielfach ein ähn-
liches Verhalten wie bei
der Körperlänge [1]. Ein

Zahl der Samen	In mm gemessen		Variations-breite	Standard-abweichung
	größter Samen	kleinster Samen		
120	15,5	10,75	4,75	0,95
2500	16,25	8,25	8,0	0,92
5000	17,0	8,25	8,75	—
10000	17,25	8,25	9,0	—
12000	17,25	8,25	9,0	0,93

Versuch von CHAPMAN und MORRELL zeigt die prozentuale Häufigkeit
tödlicher Wirkungen von g-Strophanthin bei Fröschen (s. Abb. 30).

Es gibt also sehr unempfindliche und sehr empfindliche Tiere unter
diesem Versuchsmaterial, während die Mehrzahl sich durchschnittlich
verhält. Der Zentralwert ist 31,8 mit einer
„Streuung" von 3,0 nach oben und unten.
Der Variationskoeffizient, der sich in diesem Falle errechnet, ist keineswegs immer·
der gleiche wie bei anderen Giftwirkungen
oder sonstigen biologischen Merkmalen.
Das geht auch aus der Tabelle (S. 128)
hervor.

Außerdem hängt der Variationskoeffi-
zient von der „Mischung" der betreffenden
Tierart ab, d. h. dem Anteil erbgleicher
Individuen.

Während die Giftempfindlichkeit in
vielen Fällen eine regelmäßige, statistischen
Gesetzen folgende Streuung zeigt, findet
man oft eine ungleichförmige Verteilung.

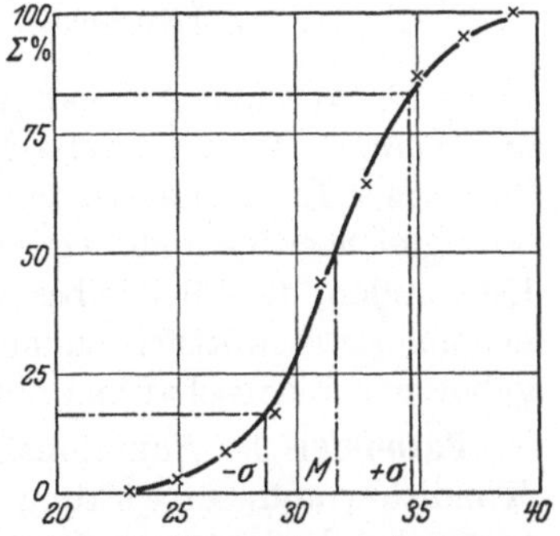

Abb. 30. Summenkurve der prozentualen Mortalität von Fröschen bei
verschiedenen Gaben von g-Strophanthin (nach CHAPMAN u. MORRELL).
Abszisse: Relative Giftgabe; Ordinate:
Mortalität.

Neben Beobachtungs- und Versuchsfehlern liegt mitunter ein hinsichtlich Rasse, Alter, Geschlecht usw. uneinheitliches Tiermaterial vor. Es
gibt außerordentlich viel Möglichkeiten, die zu gemischter Verteilung,
d. h. abnorm großer Zahl empfindlicher oder unempfindlicher Tiere führen.

Wesentlich ist, daß variable Giftempfindlichkeit nicht nur hinsichtlich
letaler, sondern auch aller sonstigen Wirkungen besteht, allerdings mit
je nach Gift sehr unterschiedlicher Streuung. Eine „Normaldosis" kann

---

[1] Bei stärkerer Streuung muß man logarithmische Gabenteilung der Abszissen
benutzen, wenn man asymmetrische Summenkurven vermeiden will (vgl. BECKEL,
ferner S. 81 die Bemerkungen über numerische und logarithmische Gabengrößen).
Die graphische Ermittlung der Streuung ist zwar nicht mathematisch exakt, sie
entspricht aber dem praktischen Bedürfnis oft hinreichend.

für den Arzt also immer nur ein therapeutischer Anhaltspunkt sein, der im Einzelfall nicht immer, aber meist davor schützt, eine zu schwache oder unerwünscht starke Wirkung zu bekommen. Da man die richtige Dosis vorher nicht mit völliger Genauigkeit abschätzen kann, muß man sie unter Umständen durch allmähliche Steigerung ausprobieren. „Individuelle" Dosierung ist also mehr als nur ein Schlagwort, nämlich ein exakter, der natürlichen Variabilität des Lebendigen Rechnung tragender Begriff.

Variables Merkmal	Art	Variations-koeffizient
Coffeinmortalität . . .	Ratte	7,7[1]
Strophanthinmortalität	Frosch	9,4
Neosalvarsanmortalität	Maus	14
Cardiazolkrämpfe . . .	Kaninchen	20
Körperlänge	Mensch ♂	4,1
Körpergewicht	Mensch ♂	10

[1] 40—79 g schwere Tiere.

(Nach Angaben von KISSKALT, CHAPMAN und MORRELL, KNAFFL-LENZ, BIEHLER, JOHANNSEN berechnet.)

b) Kondition und Giftwirkung.

Eine Reihe von im Laufe des individuellen Lebenserworbenen Eigenschaften oder gerade bestehenden Zuständen spielt für Art und Ausmaß von Giftwirkungen eine Rolle. Dazu sind zu rechnen: Pathologische Funktionsänderungen und Zustände, augenblicklicher Ernährungszustand, Arbeit und Ermüdung, voraufgegangene oder gleichzeitige anderweitige Giftwirkungen usw., kurz eine Reihe von Umständen, die für das besondere, augenblickliche Verhalten eines Organismus verantwortlich zu machen sind, und die man mitsamt den angeborenen Eigenschaften[1] unter dem Begriff „Kondition" zusammenfaßt.

Pathologische Funktionsänderungen und Zustände. Die Frage von Kondition und Giftwirkung ist namentlich für den Arzt von sehr weittragender Bedeutung. Denn in erster Linie sind es ja Krankheiten, welche die Kondition eines Menschen vorübergehend oder dauernd bestimmen. Aus der immer wieder gewonnenen Erfahrung, daß ein kranker Organismus sich ganz anders gegenüber chemischen und physikalischen Einflüssen verhält, wie ein gesunder, geht erneut hervor, wie wichtig bei pharmakologischen Vorgängen das Verhalten des Organismus ist.

Vielfach findet man dem Gedanken Ausdruck verliehen, daß eine krankhaft veränderte Organfunktion durch ein Mittel leichter, d. h. in geringeren Gaben zu beeinflussen und gegebenenfalls zu heilen ist, als notwendig sind, um beim gesunden Organ sichtbare Veränderungen hervorzurufen. Ein Beispiel hierfür ist, daß der insuffiziente Herzmuskel auf Digitalisdosen anspricht, die um ein Vielfaches geringer sind als die, welche am gesunden Herzen erkennbare Wirkungen verursachen. Aber das ist keineswegs immer der Fall, und in der allgemeinen Fassung, daß ein krankes Organ leichter reagiert, d. h. also meist ja auf schädliche Reize antwortet,

---

[1] Kondition ist ja mehr als die bloße Summe konditioneller Faktoren.

verliert der Satz jede Bedeutung; es ist selbstverständlich, daß bei vorhandener Schädigung gleich welcher Art eine toxische Schädigung stärker als unter gewöhnlichen Umständen zum Ausdruck kommt. Viele Fälle von „Wirkungsvertiefung" verschiedener Gifte stellen nichts weiter als eine solche banale Summation mehrerer schädlicher Einflüsse dar.

Wegen der tatsächlich höheren Empfindlichkeit kranker Organe ergeben sich für den Arzt wichtige Fälle von Giftgefährdungen. Als giftgefährdet bezeichnet man einen Menschen, wenn man auf Grund einer Krankheit gegenüber einem bestimmten Gift eine verminderte Widerstandsfähigkeit vermuten darf. Das ist z. B. der Fall bei Leberinsuffizienzkranken. Bereits bei Gesunden haben halogenhaltige Narkotika recht häufig postnarkotische Leberverfettungen als Ausdruck einer Schädigung des Parenchyms zur Folge gehabt. Bei Leberkranken ist die Verträglichkeit solcher Mittel wesentlich verschlechtert und man hat Spättodesfälle nach Narkose hierauf zurückführen können.

Ein ebenfalls sehr wichtiger Fall einer Giftgefährdung liegt bei bestimmten Nierenerkrankungen vor. Hier ist es untersagt, Quecksilberverbindungen zur Steigerung der Diurese zu geben, wie man es bei Ödemen aus anderer Ursache tut, weil Quecksilber ohnehin wie auch andere Schwermetalle das Nierenparenchym schädigen kann.

Während nun in diesen Fällen die Gefährdung durch unmittelbare Einwirkung des Giftes auf die erkrankten Zellen bedingt ist, kann ein Gift auch mittelbar schädlich wirken. Das ist der Fall, wenn die durch das Gift bewirkten Funktionsänderungen ihrerseits auf ein bereits vorher geschädigtes Organ zurückwirken; an sich handelt es sich also um gut verträgliche Wirkungen, sofern ein gesunder Organismus vorliegt, aber beim kranken treten eben Nebenwirkungen auf, die normalerweise nicht zur Beobachtung gelangen. So ist in vielen Fällen von Coronarsklerose der Genuß von Nicotin nicht deswegen schädlich, weil es unmittelbar auf den Herzmuskel wirkt, sondern weil sich den bestehenden Durchblutungsstörungen weitere Veränderungen des Blutangebotes zugesellen und die auftretende Blutdrucksteigerung oder Frequenzsteigerung obendrein dem noch schlechter durchbluteten Herzmuskel eine mehr oder weniger untragbare Mehrarbeit zumuten.

Es gibt aber auch krankhafte Zustände, die eine verringerte Giftempfindlichkeit mit sich bringen können. Es ist z. B. erstaunlich, welch große Gaben narkotischer Mittel oder von Scopolamin zur Beruhigung erregter Geisteskranker notwendig sind.

Ernährungszustand. Der Ernährungszustand beeinflußt Giftwirkungen insoweit, als bei der Errechnung einer Giftdosis das Körpergewicht unter Voraussetzung einer normalen Körperbeschaffenheit zugrunde gelegt wird. Wenn es sich aber um ausnahmsweise fette Menschen handelt, muß die Verteilung fettlöslicher Stoffe, also der meisten Narkotika z. B., zugunsten der fettreichen Regionen ausfallen, während das Zentralnervensystem weniger als in der Norm angeboten erhält. Die narkotische Wirkung ist also abgeschwächt. Tatsächlich berücksichtigt man auch in der Praxis solche Sonderfälle durch entsprechend höhere Dosierung (vgl. Vorschriften über die Avertinbasisnarkose). Unterernährung, Mangelernährung, salzarme oder -reiche Kost, einseitige Kostform sind Dinge, die mehr oder weniger auch die Giftempfindlichkeit beeinflussen.

Auch der Wasserreichtum der Nahrung kann für die Ausscheidung von Giften bedeutungsvoll werden; insoweit der Wasserbestand des Organismus davon betroffen (nicht geändert!) wird, soll die Frage hier bei den inneren Faktoren berührt werden. Es wurde bereits an anderer Stelle darauf aufmerksam gemacht, daß die Konzentration der zur Ausscheidung gelangenden Gifte im Harn durch Flüssigkeitszufuhr sehr einschneidend verändert werden kann. In gewissen Fällen wird aber sogar auch die Menge des ausgeschiedenen Giftes deutlich geändert, so daß man hier die Möglichkeit besitzt, die Entgiftung des Organismus willkürlich zu beeinflussen. BRAUNSTEIN und Mitarbeiter behandelten die Frage der Phenolausscheidung bei Kaninchen nach Haferfütterung (wasserarm) und nach Grünfütterung (wasserreich) bei parenteraler Phenolverabreichung. Als Durchschnitt von je acht Tieren fanden sie (s. vorstehende Tabelle).

Kostform	Ausgeschiedene Phenolmenge in % der Zufuhr	
	Gesamtphenol	gebundenes Phenol
Hafer . . .	36	16
Grünfutter .	60	8
Gemischt . .	50	10

Allerdings spielen vielleicht unter anderem Umstellungen im Säurebasenhaushalt mit, denn das Grünfutter ist reich an pflanzlichen Alkalien, während die Haferkost den Stoffwechsel in Richtung einer „Azidose" verändert. Aber durch Vermehrung der Wasserzufuhr konnte auch bei Haferkost die Ausscheidungsgröße gesteigert werden. Es ist klar, daß die Frage der Giftwirkung in engem Zusammenhang mit der Entgiftung bzw. Ausscheidung steht (vgl. Alkoholausscheidung durch die Niere).

Arbeit und Ermüdung. Auch Arbeit und Ermüdung sind Faktoren, die für den Ablauf der Giftwirkung zu berücksichtigen sind. Es ist eine auffallende Erscheinung, daß toxische Neuritiden gern in den Nervenstämmen vorkommen, die eine viel gebrauchte Extremität versorgen, bzw. die besonders beanspruchten Muskelgruppen derselben. Bei der Bleilähmung, die in bestimmten Berufszweigen beobachtet wird, findet man am häufigsten das Gebiet des N. radialis befallen, das bei der Arbeit am meisten gebraucht wird, während Lähmungen der unteren Extremitäten dabei sehr selten sind. Ob das auch eine Folge vermehrter Durchblutung und entsprechend größeren Giftangebots ist oder nur die Summation zweier Schädlichkeiten, Ermüdung und Gift, soll dahingestellt bleiben.

Allgemein wird immer der ungünstige Einfluß körperlicher Arbeit auf den Ausgang tödlicher Phosgenvergiftungen hervorgehoben; wahrscheinlich spielt nicht zuletzt die durch ein gesteigertes Atemvolumen bedingte Mehraufnahme des schädlichen Stoffes mit.

Daß Ermüdung die Giftwirkung wesentlich beeinflußt bzw. unterstützt, kann man häufig bei der Alkoholvergiftung beobachten. Im Zustande hochgradiger Ermüdung ist die zur Hervorrufung von Verkehrsunsicherheit notwendige Alkoholdosis wesentlich geringer als für den ausgeruhten Organismus, eine Tatsache, die in der Rechtsprechung bei Verkehrsunfällen mit in Rechnung gezogen wird.

Voraufgegangene und gleichzeitige Giftwirkung. Ein wichtiger Fall von geänderter Reaktionsbereitschaft des Organismus ist der, welcher unter Einwirkung des betreffenden oder eines anderen Giftes zustande kommt. Wenn man gewisse Gifte längere Zeit verabreicht, kann ein Zustand entweder verminderter oder erhöhter Giftempfindlichkeit eintreten; man spricht auch von *Giftgewöhnung* und *Allergie*. Wegen der Bedeutung dieser Erscheinungen soll darauf in besonderen Abschnitten eingegangen werden (s. Abschnitt VIII und IX).

Nicht jeder Zustand vermehrter Giftempfindlichkeit wird zu den eigentlich allergischen Giftreaktionen gerechnet; diese sind vielmehr durch bestimmte Eigentümlichkeiten ausgezeichnet (vgl. S. 144). Eine gesteigerte Empfindlichkeit gegen ein bestimmtes Gift kann im Laufe der Zeit auch auf andere Weise entstehen.

Gewisse Stoffe erlangen erst durch Veränderung im Stoffwechsel des Organismus ihre besondere Giftigkeit, ein Vorgang, der als „Giftung" bezeichnet wird. Die chemischen Änderungen, denen ein Gift unterworfen ist, sind also nicht durchweg zweckvoll auf den Bestand des Organismus gerichtet. Sofern durch mehrfache Giftverabreichung ein Stoffwechselvorgang dieser Art gesteigert werden kann — also ein Vorgang wenig zweckvoller Anpassung — muß rein theoretisch die Empfindlichkeit des Organismus zunehmen. In Wirklichkeit wird es kaum leicht sein, eine Häufung vielleicht nur geringer Nachwirkungen auszuschließen, auch wenn sicher keine Kumulation vorliegt. Eine im Laufe der Zeit gradweise Zunahme der Giftempfindlichkeit kann also nicht ohne weiteres als eine stoffwechselchemisch bedingte Zunahme der Giftung angesehen werden.

Eine geänderte Reaktionsbereitschaft gegen ein Gift wird schließlich in der mannigfaltigsten Weise durch gleichzeitig wirkende Gifte anderer Art hervorgerufen, auch darüber wird in einem besonderen Abschnitt gesprochen (s. Adschnitt XI).

2. Äußere Faktoren der Giftwirkung.

Äußere Faktoren, die in durchsichtiger Weise die Giftwirkung beeinflussen, sind nicht sehr zahlreich bekannt. Aber man darf daraus nicht schließen, daß ihr Einfluß überhaupt gering zu veranschlagen ist. Schon der normale, in gesteigertem Maße aber der kranke Organismus reagiert auf Schwankungen der Umweltbedingungen, namentlich auf solche metereologischer Art, in erheblicher Weise. Man darf ohne weiteres Gleiches für Giftwirkungen annehmen, auch wenn hier noch kaum sichere Unterlagen vorhanden sind, um diese Annahme zu rechtfertigen. Für die Giftwirkung bedeutungsvolle Faktoren äußerer Art sind unter anderem gleichzeitige Nahrungsaufnahme, Außentemperatur, Belichtung.

a) Gleichzeitige Nahrungsaufnahme.

Soweit die Gifte per os zugeführt werden, spielt die unterschiedliche Füllung des Magen-Darmkanals mit Nahrung eine große Rolle. Sehr schön kann man das aus Versuchen von TUOVINEN entnehmen, der die Alkoholresorption bei leerem und gefülltem Magen untersuchte (Abb. 31).

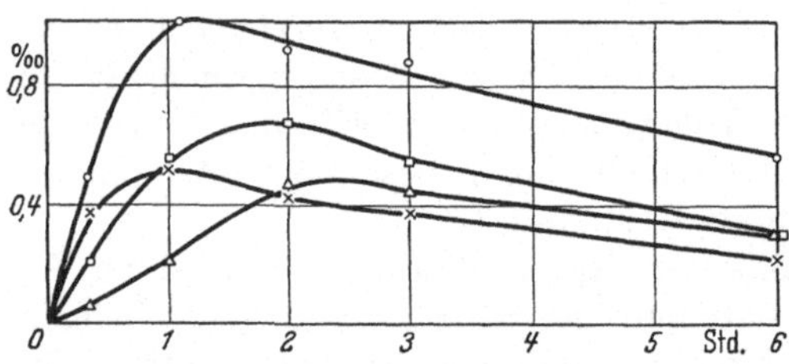

Abb. 31. Alkoholaufnahme bei unterschiedlicher Magenfüllung und oraler Zufuhr jeweils der gleichen Gabe (nach TUOVINEN). o——o nüchtern; □——□ Butternahrung; ×——× Fleisch; △——△ Kartoffeln.

Wie man aus den Kurven sieht, handelt es sich nicht nur um eine Verzögerung der Resorption, sondern auch um eine Verkleinerung der Gesamtaufnahme; das läßt sich nämlich aus der Verringerung der von den zugehörigen Kurven eingeschlossenen Flächen folgern. Ist die Resorptionsverzögerung durch Adsorption des Alkohols an die Nahrung verständlich, so muß die Verringerung der Gesamtaufnahme anders zustande kommen, denn mit fortschreitender Verdauung müßte sie sonst nachgeholt werden. Wahrscheinlich wird der Alkohol, wenn er mit der Nahrung in die tieferen Darmabschnitte gelangt, von den dort lebenden Mikroorganismen zum Teil zersetzt. Bei nicht zersetzlichen Giften kann man also vorwiegend nur eine Resorptionsverzögerung, nicht Verringerung erwarten, sofern nicht unresorbierbare Nahrungsanteile gewisse Giftmengen dauernd binden.

b) Temperatureinflüsse.

Die Temperaturabhängigkeit pharmakologischer Vorgänge als solche spielt für alle Vorgänge im Warmblüterorganismus aus begreiflichen Gründen keine bedeutende Rolle, denn die vorkommenden Abweichungen von der Normaltemperatur bewegen sich nur in mäßigen Grenzen. Für alle Versuche an überlebenden Organen und an Kaltblütern ist das nicht mehr der Fall. Die Temperaturabhängigkeit wurde deswegen häufiger untersucht, weil man hoffte aus dem Ausmaß der Zu- oder Abnahme der Reaktionsgeschwindigkeit auf das Vorliegen entweder

eines chemischen oder eines physikalischen Vorgangs als Ursache der
pharmakologischen Wirkung schließen zu können. Es hat sich nämlich
nach zahlreichen Erfahrungen herausgestellt, daß die Geschwindigkeit
chemischer Reaktionen für einen bestimmten Temperaturunterschied
stärker zunimmt als die Geschwindigkeit physikalischer Vorgänge.
Bei ersteren wird die Geschwindigkeit bei einer Zunahme der Reaktions-
temperatur um 10⁰ verdoppelt bis verdreifacht.

SOLLMANN untersuchte, wie die Zeitdauer bis zum Stillstand eines
mit Strophanthin vergifteten isolierten Froschherzens von der Temperatur
abhängt; er fand bei einer Strophanthingabe von 0,01 mg pro 1 ccm
Nährlösung (g-Strophanthin!) folgende Durchschnittswerte:

Temperatur	10^0	15^0	20^0	25^0	30^0
Zeit bis Stillstand in Minuten	450	120	26	13	4

Mit zunehmender Temperatur tritt also eine Wirkungsbeschleunigung
auf, und zwar beträgt diese für den Temperaturunterschied von 10—20⁰
das 17fache, für den Temperaturunterschied von 20—30⁰ das Sechsfache
des Ausgangswertes. Die Reaktionsbeschleunigung ist also gegenüber
Vorgängen in homogener Lösung außerordentlich groß und weiterhin
sehr inkonstant, d. h. mit steigender Tempera-
tur nimmt die Beschleunigung ab.

Daß am Gesamttier sehr verwickelte Verhältnisse bezüglich der Digitalisempfindlichkeit
bei wechselnder Körpertemperatur herrschen,
zeigen folgende Versuche. HERZOG und SCHWARZ
fanden bei künstlich durch Wärmestich oder
Injektion von Heuinfus fieberkrank gemachten
Tieren eine Steigerung der intravenös tödlichen
Strophanthingabe gegenüber Normaltieren, also
eine verminderte Empfindlichkeit mit steigen-
der Temperatur. Am Herz-Lungenpräparat fand WEESE keinen Unterschied der tödlichen Glykosidgabe, wenn das Präparat von einem Normal-
tier stammte und die Bluttemperatur von 37 auf 40⁰ gesteigert wurde.

Temperatur in Grad C	Mittlere tödliche Dosis in g/kg
0	0,55
10	0,7
15	0,8
18	0,78
20	0,8
30	0,68
33	0,5
40	0,31

Das Allgemeinbefinden auch des Warmblüters ist aber von der
Umgebungstemperatur abhängig. Man darf mit Sicherheit annehmen,
daß auch immer die Giftempfindlichkeit davon betroffen wird. Ein
Hinweis in dieser Richtung sind Versuche von SIEVERS und MCINTYRE,
bei denen eine erhebliche Abhängigkeit der mittleren letalen Dosis für
Novocain (Procain) bei Mäusen gefunden wurde, die 2 Stunden vor dem
eigentlichen Versuch bereits in entsprechende Temperaturbereiche gebracht wurden (s. obenstehende Tabelle).

Man sieht daraus, daß bei starker Beanspruchung des Wärme-
regulationsvermögens bei niederer oder hoher Außentemperatur die
Giftempfindlichkeit sehr stark verändert wird; im ersten Fall droht
Unterkühlung, im zweiten Hyperthermie.

Die Latenzzeit, d. h. der Zeitabschnitt vom Zusatz des Giftes bis zum Auftreten der ersten Wirkungen ist bei sinkender Temperatur vergrößert, wie für zahlreiche Gifte gezeigt werden konnte. Ein Versuch mit Nicotin zeigt die Abhängigkeit des Beginns der Muskelkontraktion sowohl von der Temperatur als auch von der Konzentration (LAUBENDER und KOLB, s. Abb. 32).

Das Gift unterscheidet sich hier in keiner Weise von der Wirkung anderer Reize. Bei elektrischer Reizung fand STEINHAUSEN einerseits eine Zunahme der Latenzzeit mit Verringerung der Stromstärke, auf der anderen Seite wird übereinstimmend bei konstantem Reiz mit steigender Temperatur eine Abnahme der Latenzzeit gefunden (vgl. FENN). Die Ergebnisse über die Abhängigkeit der Kontraktionshöhe werden dabei nicht einheitlich wiedergegeben; es wurde sowohl eine gleichmäßige Abnahme der Zuckungshöhe mit steigender Temperatur beschrieben, als auch eine nur vorübergehende Abnahme mit steigender Temperatur. Die Ergebnisse über den Einfluß von Giften auf die maximale Kontraktionshöhe bei verschiedener Temperatur sind ebenso uneinheitlich.

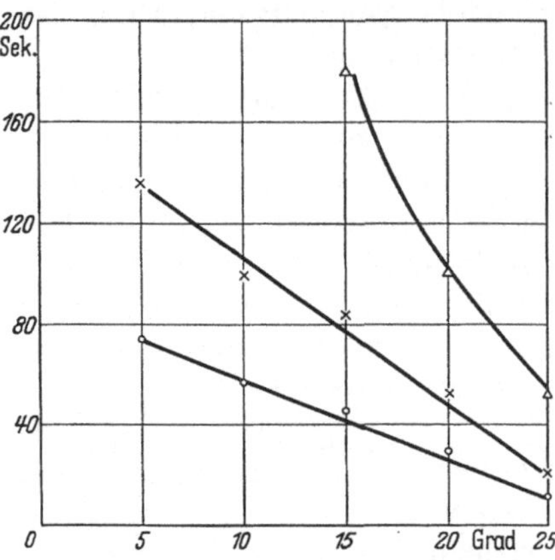

Abb. 32. Abhängigkeit der Latenzzeit der Nicotinwirkung (M. rectus abdominis des Frosches) von Temperatur und Konzentration (nach LAUBENDER u. KOLB). △——△ $2 \cdot 10^{-7}$; ×——× $4 \cdot 10^{-7}$; ○——○ $8 \cdot 10^{-7}$ Nicotin.

Die oben erwähnte Tatsache, daß ein Temperaturanstieg im Bereich niederer Temperaturen stärkere Beschleunigungen der Reaktion bedingt als bei höheren Temperaturen, findet sich auch bei physiologischen Vorgängen wieder. CLARK findet für die temperaturbedingte Frequenzsteigerung des isolierten Froschherzens bei 5^0 eine mehrfach größere Beschleunigung als bei 25^0.

Da es sich bei lebendem Gewebe um ein sehr verwickelt zusammengesetztes System handelt, wirkt jede Temperaturänderung in mehrfacher Richtung. Vor allen Dingen beeinflußt die Temperaturänderung niemals allein die irgendwie geartete Wechselbeziehung zwischen Gift und giftempfindlichem Substrat bzw. der giftbindenden Stelle, sondern das Verhalten des Gesamtsystems (z. B. die Viscosität) ändert sich ebenso. Es scheint sogar, daß in der Temperaturabhängigkeit das Verhalten der lebenden Substanz weit mehr zum Ausdruck kommt als die geänderte Bindungsweise des Giftes. Dafür spricht nicht zuletzt das immer wiederzufindende Verhalten des Temperaturkoeffizienten, der das Maß der Reaktionsbeschleunigung ausdrückt und fast immer mit steigender Temperatur bei physiologischen Vorgängen erheblich abnimmt, obwohl für rein chemische Vorgänge die Beschleunigung innerhalb eines verhältnismäßig so engen Temperaturbereiches gleich bleibt. Nachfolgende Tabelle diene als Beleg.

Wie vieldeutig oder auch nichtssagend die Beziehung des Temperaturzuwachses auf die Änderung einer Organfunktion sein kann, geht aus Versuchen von KNOWLTON und STARLING hervor; sie fanden nämlich, daß die Herzfrequenz beim Herz-Lungenpräparat eine lineare Funktion der Bluttemperatur ist. BAYLISS betont, wie abwegig es ist, daraus etwa folgern zu wollen, daß die Herzkontraktion nur ein physikalischer Vorgang sei.

Die Bemühung, durch Temperaturänderung das Gleichgewicht der Giftsubstratbindung zu verschieben, um dadurch gegebenenfalls auf exo- oder endotherme Vorgänge schließen zu können (kurz gesagt „hemmt" Wärmezufuhr exotherme Vorgänge und „fördert" endotherme), ist auch nicht als aussichtsreich zu bezeichnen, weil einerseits in dem für biologische Untersuchungen tragbaren Tempera-

Atmung von Vogelerythrocyten		Gärung von Hefezellen	
Temperatur-intervall	Temperatur-koeffizient	Temperatur-bereich	Temperatur-koeffizient
0 —16,4	5	5	5,6
16,4—28	3,2	10	3,8
28 —38	2,4	20	2,2
—	—	30	1,4

(Nach USUI bzw. SLATOR; der Koeffizient bezieht sich auf einen Umsatz bei t bzw. t + 10°.)

turbereich und in Anbetracht der Meßgenauigkeit die Gleichgewichtsverschiebungen meist gering sein dürften und weil man nicht weiß, wieweit eine tatsächliche Verschiebung durch anderweitige Temperatureinflüsse auf die Zelle verdeckt oder umgekehrt nur vorgetäuscht wird. Zudem dürfte die Giftsubstratbindung vorwiegend unter Wärmebildung verlaufen.

c) Belichtung.

Unter bestimmten Bedingungen kann die Wirkung an sich wenig wirksamer Gifte durch Belichtung gesteigert werden, nämlich wenn es sich um fluorescierende Stoffe handelt. Man spricht dann von photodynamischen Wirkungen. Ein bekanntes Beispiel photodynamischer Wirkungen ist der Fagopyrismus, die Buchweizenkrankheit. Dieses Krankheitsbild entwickelt sich nach dem Genuß von Buchweizen bei solchen Mäusen, die dem Licht ausgesetzt sind und ein weißes Fell besitzen. Es konnte festgestellt werden, daß diese, in erysipelartigen Entzündungen bestehenden Erscheinungen von einem fluorescierenden Farbstoff des Buchweizens hervorgerufen werden (ÖHMKE).

v. TAPPEINER und JODLBAUER fanden, daß Mikroorganismen in Lösungen, die fluorescierende Stoffe enthielten, ungleich schneller abgetötet wurden, wenn sie belichtet wurden, als wenn sie im Dunkeln verblieben. Daß es sich hier um eine irgendwie mit der Fluorescenz verknüpfte Erscheinung handeln muß, ging daraus hervor, daß andere Stoffe, denen die Fluorescenz fehlte, die aber im übrigen den wirksamen Stoffen sehr ähnlich konstituiert waren, nicht abtötend wirkten. Noch beweisender ist die Tatsache, daß die photodynamische Wirkung eines Porphyrins verschwindet, wenn man statt des ursprünglichen fluorescierenden Stoffes seine nicht fluorescierenden Komplexsalze mit Eisen und Kupfer untersucht; dagegen hatte das Zinksalz dieses Stoffes die fluorescierende Eigenschaft behalten und war photodynamisch wirksam (GAFFRON).

Es konnte ferner gezeigt werden, daß für die Lichtwirkung nur Strahlen notwendig sind, die vom gelösten, fluorescierenden Stoff absorbiert werden, daß aber andererseits das Fluorescenzlicht als solches unwirksam ist. Demnach mußte die schädliche Ursache in einem chemischen Vorgang zu suchen sein, der sich bei Belichtung des fluorescierenden Stoffes abspielt. Dabei war es merkwürdig, daß nur Stoffe, die in einem gewissem Umfang von der Zelle gebunden wurden, sich als wirksam erwiesen, wie JODLBAUER und HAFFNER feststellten.

STRAUB konnte im Modellversuch zeigen (Freisetzung von Jod aus Kaliumjodid und Bläuung von Stärke bei Belichtung der fluorescierenden Lösung), daß die Gegenwart von Sauerstoff für diesen Vorgang notwendig ist; das wurde von anderer Seite auch für die Wirkung auf lebende Zellen bestätigt. STRAUB nimmt als Ursache der Wirkung belichteter fluorescierender Lösungen die Bildung von Wasserstoffsuperoxyd an, NEUBERG denkt an eine Umwandlung des fluorescierenden Stoffes in eine chinoide Form (höhere Oxydationsstufe), die als solche mit der Zelle in Reaktion tritt. Bemerkenswerterweise fanden HANNES und JODLBAUER bei Temperatursteigerung um 20° eine Zunahme der photodynamischen Wirkung nur um das 1,1fache, während chemische Vorgänge im allgemeinen viel stärker durch Temperatursteigerung beschleunigt werden (vgl. über die Bedeutung des Temperaturkoeffizienten S. 133).

Zu den photodynamisch wirksamen Stoffen gehören unter anderem halogenierte Fluoresceine (z. B. das Eosin), wobei die Wirksamkeit mit zunehmendem Halogengehalt ansteigt; und zwar sind Jodverbindungen wirksamer als Bromverbindungen, diese wirksamer als Chlorverbindungen. Ferner gehören hierher einige Acridine und, wegen des natürlichen Vorkommens von Wichtigkeit, Chlorophyll und Hämatoporphyrine.

Eine Belichtung kann umgekehrt die Wirksamkeit eines pharmakologischen Vorgangs auch verringern. Der Sauerstoffverbrauch von Hefezellen wird durch einen Gehalt von 95% Kohlenoxyd in der zur Atmung zur Verfügung stehenden Luft etwa um die Hälfte verringert. Wenn man nun mit Licht geeigneter Wellenlänge bestrahlt, wird diese Hemmung erheblich verringert (WARBURG). Diese Wirkung ist so zu erklären, daß die Verbindung des Kohlenoxyds mit dem Atmungsferment, einem häminartigen Körper, bei Belichtung wieder dissoziiert, ähnlich wie man es beim Kohlenoxydhämoglobin und beim Eisencarbonyl gefunden hatte (vgl. HALDANE, ferner DEWAR zit. bei WARBURG). Dieser Vorgang der Photodissoziation ermöglicht dem Atmungsferment sich nun wieder mit Sauerstoff zu vereinigen und in normaler Weise zu funktionieren.

VIII. Giftgewöhnung.

Es wurde bereits oben bemerkt, daß Giftgewöhnung einen Fall erworbener Änderung der Giftempfindlichkeit darstellt. Dieser Zustand kann bei häufiger Zufuhr bestimmter Gifte auftreten, während im allgemeinen eine derartige Gewöhnung nicht stattfindet. Die Giftgewöhnung ist keine dauernde Änderung der Giftempfindlichkeit, sondern an die Fortdauer der Giftzufuhr gebunden. Im Gegensatz zur Giftsucht, die psychisch bedingt ist und eine veränderte Giftempfindlichkeit nicht notwendig hervorruft, liegt eine echte Gewöhnung nur dann vor, „wenn die Anfangsdosen nach einiger Zeit unwirksam werden und zur Erzielung des gleichen Effekts eine Steigerung der Gaben notwendig wird" (HILDEBRANDT).

Unter Giftsucht versteht man ein abnormes Verlangen nach häufiger Zufuhr bestimmter Gifte. Als Ursache für dieses Verlangen ist der Wunsch nach den eigentümlichen psychischen bzw. körperlichen Wirkungen (z. B. bei Schlafmittelmißbrauch) des betreffenden Giftes vorhanden. Eine Giftsucht kann mit gleichzeitiger Giftgewöhnung einhergehen, wie sehr ausgesprochen beim Morphinismus, während sie in anderen Fällen wenig oder gar nicht vorhanden ist, wie beim Cocainismus. Wird bei Süchtigen die weitere Zufuhr des Suchtgiftes unterbunden, treten häufig charakteristische psychische und körperliche Störungen auf, die als Abstinenzerscheinungen bezeichnet werden. Der Erfolg vieler Entwöhnungsversuche scheitert an dem Auftreten von Abstinenzerscheinungen.

Die Giftgewöhnung ist eine somatisch bedingte Erscheinung und ihre hauptsächlichen Ursachen sind allgemein entweder eine erworbene Unterempfindlichkeit des Organismus oder eine vermehrte Zerstörung oder Entgiftung des Mittels. Die Gewöhnung darf man wohl als eine Anpassungserscheinung betrachten, die im täglichen Leben häufiger vorkommt, als beachtet wird (Gewerbegifte!). Darüber hinaus dürfte es sich hier um eine Erscheinung von grundsätzlicher biologischer Bedeutung handeln, denn man begegnet ihr sowohl bei hochorganisierten Organismen wie auch bei Einzellern. In ursächlicher Hinsicht umfaßt „Gewöhnung" allerdings verschiedenartige Erscheinungen.

Die Gewöhnung ist offenbar nicht immer eine streng spezifische Erscheinung, d. h. nur auf das gewohnheitsmäßig zugeführte Gift beschränkt, sondern kann sich auch auf ähnliche Stoffe erstrecken. Das

gilt in ausgedehntem Maße für die Gewöhnung einzelliger Lebewesen
(s. unten), aber auch für höher organisierte Wesen. So findet VOLLMER,
daß alkoholgewöhnte Tiere gegen Urethan und Evipan unterempfindlich
geworden sind. Eine halbspezifische Gewöhnung besteht bei Morphinisten
gegen Morphinderivate wie Eukodal, Dilaudid usw.

1. Giftgewöhnung bei hochentwickelten Organismen.

Zu den bekanntesten Fällen von Giftgewöhnung zählt beim Warmblüter die Gewöhnung an Morphin. Während im allgemeinen die gut
wirksamen Gaben dieses Mittels für den Menschen bei 0,01 g liegen,
aber 0,4 g schon als mittlere letale Dosis gilt, nehmen morphingewöhnte
Menschen mitunter täglich mehrere Gramm zu sich. Als Ursache für
diese Unterempfindlichkeit des Gesamtorganismus kommen sowohl eine
vermehrte Entgiftung als auch eine verminderte Empfindlichkeit der
Gewebe an sich in Betracht. Im erstgenannten Sinne spricht die Tatsache, daß trotz steigender oder andauernder Morphingaben die ausgeschiedenen Mengen des Giftes immer geringer werden (FAUST).

Für die Annahme einer vermehrten Morphinzersetzung im Organismus
ergeben dagegen Versuche von KEESER und Mitarbeiter an allerdings
anderen Versuchstieren keinen Anhaltspunkt; die Frage muß also noch
als strittig bezeichnet werden.

Da aber bei morphingewöhnten Tieren andererseits in den Organen
noch derartige Mengen an Morphin nachgewiesen werden konnten, daß
bei nichtgewöhnten Tieren längst schwere Vergiftungserscheinungen zu
beobachten gewesen wären, muß man auch auf eine verminderte Empfindlichkeit der giftbeladenen Zellen schließen (RÜBSAMEN). Es ist aber
bemerkenswert, daß diese erworbene Unterempfindlichkeit nicht einmal
alle Organe und Funktionen des Körpers zu betreffen braucht; es zeigte
sich nämlich, daß bei morphingewöhnten Hunden die auf Reizung
vagischer Apparate beruhende Herzverlangsamung noch nach den gleichen
Gaben auftritt, die auch bei normalen Tieren zur gleichen Veränderung
führen (VAN EGMOND).

Dieser Befund ist ein erneuter Beleg für die schon mehrfach zum
Ausdruck gebrachte Ansicht, daß die Art und Weise einer Giftwirkung
in der Hauptsache von dem besonderen Verhalten des Organismus und
seiner Teilfunktion abhängt; eine Gewöhnung hinsichtlich letaler Gaben
bedingt also keineswegs eine entsprechende Giftgewöhnung seitens
anderer Verrichtungen.

Die Tatsache, daß beim Cardiazol, Coramin und Coffein und anderen
erregenden bzw. krampfmachenden Giften keine Gewöhnung wesentlicher
Art bekannt ist, hatte Veranlassung gegeben, zu vermuten, daß eine
Gewöhnung an erregende Gifte im Gegensatz zu lähmenden Giften
überhaupt nicht vorkommt. Für einen derartig weitgehenden Schluß

dürften aber die vorhandenen Unterlagen nicht ausreichend sein, denn die Erfahrungen über lang dauernde Giftzufuhr sind hier oft nicht sehr genau. Andererseits konnte BIEHLER eine ausgesprochene Gewöhnung an Strychnin nachweisen.

Schon die alltäglichen Erfahrungen scheinen das Vorkommen einer Gewöhnung an Alkohol zu bejahen. Tatsächlich verbrennt nach GABBE der Gewöhnte den Alkohol nach intravenöser Zufuhr schneller als der normale Organismus; allerdings sind die Unterschiede zwischen gewöhntem und normalem Organismus nicht annähernd so groß wie bei der Morphingewöhnung.

Wahrscheinlich spielen auch bei der Gewöhnung Artunterschiede mit. KEESER und ÖLKERS fanden jedenfalls bei chronisch alkoholvergifteten Kaninchen keine Unterschiede der Blutalkoholkurve im Vergleich zu normalen Tieren. Damit ist allerdings eine Wirkungsabschwächung bei ersteren noch nicht ausgeschlossen, denn es könnte sich ja bei der Alkoholgewöhnung auch um eine verminderte Empfindlichkeit des Zentralnervensystems handeln, wie es bei Morphin beobachtet wurde.

Bemerkenswerterweise fand VOLLMER schon nach einmaliger Alkoholgabe bei Mäusen und Ratten eine Gewöhnung, die in Verringerung von Wirkungsdauer und

Versuchstag	Wirkungsdauer in Minuten bei	
	Mäusen	Ratten
1.	294	440
6.	225	297
11.	189	225
16.	151	206
21.	136	190
26.	114	169
31.	95	144

Wirkungsgrad zum Ausdruck kam. Die Veränderung der Wirkungsdauer geht aus der obenstehenden Tabelle hervor; es handelt sich um Tiere, die alle 5 Tage 4,7 g Alkohol/kg in 10% Lösung subcutan erhalten haben.

Wieweit die Gewöhnung hier durch Änderung von Resorptionsbedingungen (unter anderem auch Schwielenbildung) usw. beeinflußt, also mehr unspezifischer Art ist, bleibt unentschieden.

Möglicherweise wird die Alkoholverbrennung dadurch gesteigert, daß sich das entsprechende Oxydationsferment vermehrt. Derartige Anpassungen der Fermentmenge kennt man auch in anderen Fällen. So kann man Bierhefe an Galaktose gewöhnen (WILLSTÄTTER), bei Grünalgen fand SJÖBERG bei Ernährung mit Stärke Amylasebildung, während Zuckerzusatz die Amylasebildung zurückdrängt und dafür die Saccharasebildung fördert. Ferner richtet sich die Menge der einzelnen Fermente in den Verdauungssäften nach der Art der zugeführten Nahrung.

Im ganzen betrachtet kann man die Frage der Alkoholgewöhnung noch nicht als ausreichend geklärt bezeichnen.

Ein ganz anderer Mechanismus der Giftgewöhnung liegt bei der Arsenikverabreichung per os vor. CLOETTA fand nämlich, daß ein Hund, der monatelang mit steigenden Gaben von Arsenik gefüttert worden war, bereits auf $^1/_{60}$ einer sonst gut vertragenen Dosis einging, als das Gift subcutan injiziert wurde. Ferner fand sich während der Gewöhnung an Arsenik eine Verringerung der prozentualen Arsenikmenge im Urin bezogen auf die Zufuhr. Daraus muß man schließen, daß offenbar infolge der Gewöhnung weniger Arsenik resorbiert wird. In diesem Falle muß man also eine auf die Darmschleimhaut beschränkte Funktionsänderung annehmen, die zur Resorptionseinschränkung führt. Diese veränderte Empfindlichkeit gegenüber Arsenik kann aber auch von den übrigen Körperzellen erlangt werden, denn ULLMANN konnte zeigen, daß bei intravenöser Zufuhr allmählich eine Gewöhnung an sonst giftige Gaben zu erreichen war.

Eine besondere Form von „Giftgewöhnung" ist als sog. *Tachyphylaxie* beschrieben worden. EICHLER und KILLIAN konnten z. B. beobachten, daß wiederholte Injektionen von Histamin bei Kaninchen allmählich immer weniger wirksam wurden; die anfängliche Blutdruckwirkung blieb aus und bei vorbehandelten Tieren war die tödliche Gabe um etwa das 50fache gesteigert. Die blutdrucksenkende Wirkung konnte durch Ammonchlorid (reagiert sauer) verringert werden, durch Sodainjektion verstärkt werden. SCHAUMANN beobachtete ein ähnliches Unwirksamwerden bei wiederholter Injektion für das Ephedrin. Wie schon der Ausdruck Tachyphylaxie besagt, ist das Kennzeichnende die Schnelligkeit, mit welcher die Reaktionsweise des Organismus geändert wird. Es ist deshalb wahrscheinlich, daß an dem Vorgang Umstellungen des Körpers beteiligt sind, die als Ursache für die eigentlichen Gewöhnungserscheinungen weniger in Betracht kommen. Es ist auch fraglich, ob die Gewöhnung an Histamin nach tagelanger Vorbehandlung auf die gleiche Ursache zurückzuführen ist, wie die im akuten Versuch auftretende Unempfindlichkeit gegenüber fortgesetzter Injektion.

2. Giftgewöhnung bei einzelligen Organismen.

Durch Erfahrungen bei chemotherapeutischen Versuchen wurde man darauf aufmerksam, daß auch einzellige Organismen sich an ein Gift gewöhnen können, eine Erscheinung, die man hier Arzneifestigkeit genannt hat. Ein Unterschied grundsätzlicher Art besteht allerdings zwischen der Giftgewöhnung der vielzelligen Organismen und der von Einzelligen: Während es sich bei den erstgenannten um eine Änderung der *individuellen* Giftempfindlichkeit handelt, kann man bei letzteren immer nur das *durchschnittliche* Verhalten einer Vielzahl von Individuen, einer Population berücksichtigen. Damit ergeben sich sofort folgende wichtige Fragen: Ist die Arzneifestigkeit eine Eigenschaft, die alle Zellen erwerben und kann diese erworbene Eigenschaft weitervererbt werden? Oder kommt die Arzneifestigkeit selektiv zustande, indem nur eine Reihe gegen das Gift besonders resistenter Individuen überleben und nun die ihnen eigentümliche natürliche Resistenz weiter vererben? Es ist klar, daß die Beantwortung dieser Fragen auch im Hinblick auf die Gewöhnungserscheinungen beim Warmblüter von großem Interesse ist.

Die Giftfestigkeit ist natürlich immer nur als ein quantitativer Unterschied in der Empfindlichkeit normaler und „fester" Stämme aufzufassen und bedeutet nicht, daß letztere völlig unempfindlich geworden sind. Berücksichtigt man einen charakteristischen Unterschied zwischen dem hochorganisierten Organismus und den Einzellern, der in dem häufigeren Vorkommen von Giftgewöhnung bei letzteren besteht, so scheint das schon für selektive Festigung zu sprechen. Es ist eine immer wieder zu beobachtende Tatsache, daß aus einer Vielzahl gleichartiger Individuen eine kleine Menge gegen ein Gift besonders empfindlich, ein anderer kleiner Teil besonders widerstandsfähig ist und der Rest durchschnittlich reagiert. In Wirklichkeit sind natürlich die Übergänge fließend, aber diese immer wiederkehrenden Empfindlichkeitsunterschiede, die auf der natürlichen Variabilität beruhen, sind gegenüber jedem Gift vorhanden. Infolgedessen kann man sich vorstellen, daß bei nicht allzu großer Giftgabe einige widerstandsfähige Mikroorganismen überleben und sich weiter vermehren. Während dieser Vorgang beim hochorganisierten Organismus als Ganzes nicht in Frage kommt, und während z. B. auch die Zellen des Zentralnervensystems kaum oder nicht regeneriert werden, muß man bei Einzellern mit einer Auslese rechnen. Es entspricht übrigens den Erfahrungen der praktischen Chemotherapie, daß gerade nach zu geringen Gaben (z. B. nach den sog. verzettelten Dosen) Arzneifestigkeit beobachtet wird bzw. der Heilerfolg ausbleibt.

Handelt es sich aber um eine erworbene Festigkeit, so wäre zu untersuchen, wieweit hier eine Vererbung erworbener Eigenschaften vorliegt, denn eine weitere Möglichkeit, die sog. mutative Festigung, wäre nur eine besondere Art der Selektion. Mutation ist das zufällige Auftreten neuer Eigenschaften und sofern sie als verminderte Empfindlichkeit sich auswirkt, würden die davon betroffenen Zellen übrigbleiben. —

Eine tatsächlich eingetretene Festigkeit wird erst nach Überimpfen der Parasiten auf ein zweites nicht vorbehandeltes Wirtstier angenommen, um die Möglichkeit auszuschließen, daß die Festigkeit etwa nur die Folge einer durch Gewöhnung zustande kommenden besseren Entgiftung seitens des erstinfizierten Tieres ist.

Die Arzneifestigkeit erstreckt sich meist nicht nur auf das einzelne, jeweils zur Festigung benutzte Gift, sondern auch auf Stoffe, die ihm chemisch verwandt sind (EHRLICH). Gelegentlich kann man sich die Festigkeit sogar auf Stoffe erstrecken, die einer ganz anderen Klasse angehören wie das zur Festigung verwandte Gift. So konnte KUDICKE zeigen, daß man einen Trypanosomenstamm mit einer einzigen Acridinbehandlung arsenfest machen kann. Bei einer solchen einmaligen Giftbehandlung ist nun tatsächlich von einer „Gewöhnung" überhaupt nicht mehr zu reden, vielmehr scheint hier ganz eindeutig ein selektiver Vorgang vorzuliegen; Chemoflexion und mutative Festigung, von der EHRLICH bzw. MORGENROTH sprechen, sind hier sehr unwahrscheinlich.

Eine Festigung kann mit Triphenylmethanen, Benzidindisazoverbindungen, Acridinen, Arsen- und Antimonverbindungen und anderen Substanzen erzielt werden. Die erreichte Festigung äußert sich in einer 10—100mal verringerten Empfindlichkeit gegenüber sonst schädlichen Dosen bzw. Konzentrationen. Diese Festigung kann zudem zahlreiche Tierpassagen überdauern. Bemerkenswert ist die Tatsache, daß die Festigung durch Wechsel der Tierart zu verringern ist, während sie nach Rückimpfung auf die Ausgangsart wiederkehrt (VOEGTLIN und Mitarbeiter). Das spricht jedenfalls dafür, daß der Wirtsorganismus am Zustandekommen der Festigung oder besser gesagt, der chemotherapeutischen Wirkung nicht ganz unbeteiligt ist.

GONDERS machte die Beobachtung, daß Trypanosoma Lewisii, die als harmloser Parasit im Blut von Ratten vorkommt, nach der Vermehrung in der Rattenlaus, die ihr natürlicher Zwischenwirt ist, ihre Festigkeit verliert. In diesem Zusammenhang ist darauf hinzuweisen, daß nach KOCH und v. PROWAZEK u. a. in diesen Zwischenwirten eine geschlechtliche Vermehrung derartiger Trypanosomen anzunehmen ist, eine Tatsache, die bei der Erörterung der Vererbung der Festigkeit von Bedeutung ist.

Die Dauer einer Festigung kann unter Umständen recht erheblich sein, so fand JOLLOS eine, wenn auch nicht sehr hochgradige Festigung gegen Arsenik bei Paramaecien für 7 Monate bestehen, worauf sie langsam zu normaler Empfindlichkeit abnahm.

Auf die Frage Selektion oder erworbene Empfindlichkeitsabnahme wirft auch folgender Versuch ein Licht. Es konnte gezeigt werden, daß eine Chininfestigkeit, die sich auch gegenüber ähnlichen Stoffen zeigte, nach wenigen Passagen verschwand, wenn sie durch einmalige Vorbehandlung erzielt wurde, jedoch dauerte, wenn die Vorbehandlung länger durchgeführt wurde (MORGENROTH).

Eine in vitro an Reinkulturen erzielte Festigung von Spirochaeta refringens gegen Sublimat verlor sich nach Fortlassen des Giftes bereits nach wenigen Überimpfungen (AKATSU und NOGUCHI), ein Hinweis dafür, daß die Festigung eine Anpassungserscheinung und keine vererbbare Eigenschaft darstellt. HÄNDEL und BÄRTHLEIN konnten *Typhus-* und Paratyphusstämme gegen Chinin etwa 30mal widerstandsfähiger machen als zu Beginn, aber auch hier ging die Festigung wieder zurück, und zwar in annähernd gleicher Zeitfolge, wie sie aufgetreten war. Schließlich kann mit der Festigung auch eine anderweitige Änderung von Eigenschaften auftreten, so konnte JUNGEBLUT zeigen, daß hämolytische

Streptokokken nach ihrer Festigung gegen Trypaflavin gleichzeitig eine Virulenzverminderung aufweisen.

Wenn man auf Grund aller dieser Befunde erneut die Frage nach der Vererblichkeit der erworbenen Arzneifestigkeit aufwirft, muß man zu ihrer Verneinung gelangen. Zwar überdauert die Festigung mehr oder weniger zahlreiche Generationsfolgen, aber dabei ist zu berücksichtigen, daß es sich bei der üblichen Vermehrung der Mikroorganismen nur um einfache Teilungsvorgänge vorher bestehender Einheiten handelt, wobei die Teilstücke die gleichen Eigenschaften behalten. Es liegen zwingende Gründe vor anzunehmen, daß bei geschlechtlicher Vermehrung jedesmal die Arzneifestigkeit verlorengeht. In diesem Sinne spricht auch das obengenannte Beispiel nach GONDERS. Ist somit die zeitliche Dauer der Arzneifestigkeit und das Zurückschlagen in die ursprüngliche Empfindlichkeit geklärt, so ist noch fraglich, wie die erworbene Festigung zustande kommt.

Die Ursache dieser Art der Giftfestigkeit der Mikroorganismen ist wahrscheinlich nicht einheitlich, am meisten müßten solche Annahmen von Interesse sein, die auch auf die Giftgewöhnung des Säugerorganismus und anderer höherer Organismen anwendbar sind. Das ist in erster Linie der Fall, wenn man annimmt, daß eine verminderte Empfindlichkeit unter dem ständigen Einfluß des Giftes individuell erworben wird. Diese Ansicht besagt ja eigentlich nichts anderes als der Ausdruck Gewöhnung in gewissem Sinne an sich schon bedeutet, nämlich daß hier keine aktive Leistung der Zelle vorliegt. Vielmehr ist es das Fehlen irgendeines Faktors, oder wie man es sonst nennen mag, wodurch die Zelle anders reagiert als sonst. Man kann z. B. an eine Verminderung von chemischen Gruppen denken, die das Gift normalerweise binden. Andererseits umfaßt der Ausdruck Gewöhnung im üblichen Sprachgebrauch aber auch solche Fälle, in denen es zu aktiven Gegenregulationen gegen die Gifteinwirkung kommt. Hier kann man auch an strukturelle und funktionelle Änderungen der Zelloberfläche denken; derartige Permeabilitätsänderungen nimmt z. B. YORKE zur Erklärung der Arzneifestigkeit an.

Die große Zahl aller möglichen Antigen-Antikörperreaktionen ist ein Beleg dafür, in wie mannigfaltiger und mehr oder weniger schneller Weise Anpassungserscheinungen an ungewöhnliche Bedingungen erfolgen können. Man kann Anpassungen, die ja die Voraussetzung für den Kampf ums Dasein bilden, auch bei den Mikroorganismen und auch gegenüber Giften voraussetzen. Daß daneben auch noch selektive Festigungen vorkommen, geht aus den Befunden hervor, wo einmalige Giftbehandlung genügte, um feste Stämme zu gewinnen. Eine derartige Ausmerzung wenig widerstandsfähiger Erreger wird wohl immer eine Rolle spielen.

Vom Standpunkt des Individuums, bzw. einer Gruppe solcher, die sich an ein Gift gewöhnen, gewinnt somit der Vorgang der Gewöhnung

etwas unverkennbar Zweckvolles, das sich wie andere Anpassungserscheinungen auf die Erhaltung der Art richtet.

Es soll aber zum Schluß noch einmal ausdrücklich hervorgehoben
werden, daß unter dem Begriff Gewöhnung der Ursache nach zum Teil
verschiedene Dinge verstanden werden, die nur scheinbar gleichartig in
Erscheinung treten. Das Verbindende ist das Unwirksamwerden von
zuvor wirksamen Giftmengen oder Konzentrationen. Der wesentliche
Unterschied liegt darin, daß es sich einmal um Erscheinungen individueller
das andere Mal kollektiver Anpassung handelt. Die biologische Bedeutung
der dabei sich abspielenden Vorgänge ist ganz verschieden und kann durch
Reaktionsumstellung auf der einen, Auslese auf der anderen Seite kurz
gekennzeichnet werden.

IX. Giftallergie (Idiosynkrasie gegen Gifte).

Die Ausdrücke Giftallergie und Arzneimittelidiosynkrasie bedeuten
dasselbe, man versteht darunter eine nach vorheriger Einwirkung bestimmter Gifte auftretende abnorme Giftwirkung, d. h. die allergische
Reaktion. Im Grunde genommen sind also auch Gewöhnungserscheinungen, bei denen eine verminderte Empfindlichkeit vorliegt, „allergische"
Reaktionen; man hat sich aber gewöhnt in Anlehnung an den entsprechenden Sprachgebrauch bei Allergien anderer Ursache unter allergischen Reaktionen Überempfindlichkeitserscheinungen zu verstehen.
Wieweit es sich dabei auch um sachlich von der Gewöhnung verschiedene
Dinge handelt, wird aus den zu schildernden Tatsachen hervorgehen.
Es werden ferner nicht einmal alle Erscheinungen von Überempfindlichkeit gegen Gifte (vgl. z. B. Giftnachwirkungen) zu den allergischen
Reaktionen gerechnet, weil sich diese durch einen bestimmten Ent-
stehungsvorgang ganz eindeutig abgrenzen lassen.

1. Formen und Vorkommen der allergischen Reaktion.

Die allergischen Reaktionen äußern sich in eigentümlichen, bei den
verschiedenen Fällen sehr ähnlich auftretenden Störungen, die von der
besonderen chemischen Beschaffenheit des auslösenden Giftes, des sog.
Allergens, weitgehend unabhängig sind.

Es gibt Giftallergien, die auf verschiedene Ursachen hin, immer als
Asthmaanfall in Erscheinung treten, umgekehrt findet man bei ver-
schiedenen Allergikern (d. h. Menschen, die allergisch reagieren) trotz
der gleichen auslösenden Ursache sehr verschiedene allergische Reaktionen.
Es sind aber immer, wie bereits hervorgehoben, typische Reaktionen.
Offenbar darf man daraus wohl auf einen grundsätzlich einheitlichen
Mechanismus des Zustandekommens der allergischen Reaktion schließen,
wobei die Reaktionstypen nur der Ausdruck der besonderen Empfindlich-

keit gerade der betreffenden Organe sind. Die immer wieder auftretenden Formen allergischer Reaktionen sind folgende (nach DOERR):

1. Das allergische Asthma;
2. Rhinitis und Conjunctivitis;
3. Dermatosen (Urticaria, Ekzeme, Ödeme);
4. Gastrointestinale Störungen;
5. Migräne;
6. Parästhesien (Prurigo u. a.).

Diese Formen treten bei der allergischen Reaktion einzeln oder gemeinsam auf.

Ein sehr bekanntes Beispiel von Giftallergie ist das Primelexanthem, das bei empfindlichen Menschen schon nach bloßer Berührung von Primelblättern auftritt. KARRER und BLOCH konnten zeigen, daß die auslösende Ursache für die Hautreaktion ein in den Primeln vorhandener, stickstofffreier, nicht wasserlöslicher Stoff ist, der die Formel $C_{14}H_{18}O_3$ oder $C_{14}H_{20}O_3$ besitzt. Es ist bemerkenswert, daß es gelingt, unter geeigneten Bedingungen der Vorbehandlung *jeden Menschen für diesen Stoff zu sensibilisieren*, also überempfindlich zu machen.

Zu allergischen Reaktionen neigen aber die Menschen in sehr verschiedenem Grade, wobei offenbar familiäre Einflüsse eine Rolle spielen. Es ist aber nicht so, daß etwa die Empfindlichkeit gegenüber einem bestimmten Gift oder eine bestimmte allergische Reaktionsform familiär gehäuft auftritt, sondern man kann nur allgemein feststellen, daß in bestimmten Familien die Neigung zu allergischen Krankheiten überhaupt vererbt wird.

2. Die Giftallergene.

Als Giftallergene, d. h. also Allergene mit bestimmter chemischer Konstitution, kommen sehr verschiedene Stoffe in Frage, die zum Teil deswegen von Bedeutung sind, weil sie als Gewerbegifte eine große Rolle spielen. Einige von diesen Stoffen sind in der folgenden Tabelle (S. 146) aufgeführt (vgl. u. a. v. HERFF).

Auch bei diesen an sich wohldefinierten Verbindungen ist im Einzelfall die Möglichkeit nicht auszuschließen, daß Beimischungen oder Verunreinigungen die eigentliche sensibilisierende Wirkung auslösen. Wenn man z. B. die auffallende Tatsache betrachtet, daß Benzol soviel häufiger Anlaß zu allergischen Reaktionen gibt als Toluol und Xylol, die ihm chemisch doch sehr nahe stehen, so kann man auch unter Berücksichtigung seiner ausgedehnteren Verwendung vermuten, daß vielleicht die gewohnheitsmäßige Verunreinigung des Benzols mit Thiophen dafür die Ursache ist. Soviel geht aber aus der Aufführung chemischer Allergene hervor, daß es sich um völlig uneinheitliche Substanzen mit den verschiedenartigsten Eigenschaften sowohl in chemischer wie in pharmakologischer Hinsicht handelt.

Chemische Gruppenzugehörigkeit	Einzelsubstanzen
Anorganische Metallverbindungen	Sublimat, Nickelsulfat, Natrium- und Kaliumchromat, Natrium- und Kaliumbichromat
Organische Metallverbindungen	Salvarsan, Neosalvarsan
Halogene, halogenhaltige Stoffe	Jod und Jodide, Jodoform, Yatren, Brom und Bromide, Bromoform, Chlor, Chlorkresol
Phenole	Phenol, Kresol, Resorcin, Hydrochinon, Pyrogallol, Phenolphthalein
Anilinderivate	Anästhesin, Cycloform, Novocain, Phenacetin
Azobenzole	Scharlachrot, Pellidol
Alkaloide	Morphin, Codein, Atropin, Chinin, Antipyrin, Pyramidon, Emetin
Sonstiges	Formaldehyd, Aspirin, Veronal, Menthol, Alkohol

3. Übertragbarkeit der allergischen Reaktion.

Wenn man einen normalen Menschen Blut oder Serum eines Allergiekranken injiziert, kann man ihn passiv allergisch machen, d. h. bei Berührung mit dem Allergen, das bei dem Kranken einen Anfall auslöst, tritt nun auch bei dem vorher Gesunden eine Überempfindlichkeitsreaktion auf. Allerdings muß man das Allergen in diesem Fall schon intracutan injizieren oder unmittelbar auf die Schleimhäute des Sensibilisierten bringen. Die passive Allergie unterscheidet sich also dadurch, daß sie schwerer auslösbar ist, ferner sind die Reaktionsformen weniger vielgestaltig bzw. gelingt es auf diese Weise nicht einen Asthmaanfall hervorzurufen. Die Reaktionsform des passiv allergisch gemachten Menschen ist außerdem ganz unabhängig von den Erscheinungen des Serumspenders.

Auf Grund dieser Tatsachen nimmt man an, daß im Blut des allergischen Spenders Stoffe vorhanden sind, die mit dem Allergen reagieren können und die man passiv übertragen kann; man nennt deshalb diese Stoffe „Reagine". Der Nachweis solcher Stoffe bzw. die passive Übertragung der Allergie läßt sich nach PRAUSNITZ und KÜSTER auch einfacher erbringen, indem man das Serum des Allergikers einem Gesunden unter bzw. in die Haut spritzt und das Allergen ebenfalls dort einwirken läßt. Wenn man dagegen das Allergen an einer anderen Stelle der Haut injiziert, so kann man keine allergische Reaktion beobachten, also ein Beweis, daß die Allergie in diesem Fall örtlich gebunden ist.

Für den örtlichen Sitz der Überempfindlichkeit spricht auch folgender Versuch (NAEGELI und Mitarbeiter): Bei einem Fall von Antipyrinexanthem, der durch bestimmte Stellen normaler und allergischer Hautreaktionen ausgezeichnet war, wurde durch Autotransplantation eine reagierende Hautstelle in normale Gebiete verpflanzt und umgekehrt eine den letzteren entnommene Hautstelle in den Bezirk reagierender Haut gebracht. Nach erneuter Antipyrinverabreichung behielten die transplantierten Hautstücke die ursprüngliche Reaktionsweise trotz der andersartigen Reaktion ihrer unmittelbaren Nachbarschaft bei, ein Verhalten, das sowohl mikroskopisch wie auch in vitro nachgeprüft werden konnte.

Die passive Allergie bleibt mehrere Wochen lang bestehen, beschränkt sich aber in dieser Zeit allein auf die ursprünglich allergische Stelle. Es ist also so, als ob der passiv allergisch gemachte Organismus keine neuen Reagine produzieren kann und als ob die passiv übertragenen fest an das Gewebe gebunden sind, jedenfalls für geraume Zeit. Wenn man die Reagine in vitro mit Allergen behandelt bzw. absättigt, bleibt die folgende Übertragung wirkungslos. Die passive Übertragung ist aber in diesem Fall nicht bei allen Giften auf die Dauer wirkungslos, sondern die Empfindlichkeit kann sich wieder herstellen. Das ist nichts anderes wie die Beobachtung, daß man nach passiver Übertragung der Allergie und Hervorrufung der Reaktion durch das betreffende Allergen zuerst auch eine mehr oder weniger lange Aufhebung der abnormen Empfindlichkeit beobachtet, bis die Reaktion in alter Stärke wieder auslösbar ist —, sofern die Hautstelle überhaupt noch allergisch geblieben ist.

Demnach ergibt sich, daß die Reagine sowohl im Gewebe haften, als auch unmittelbar mit dem Allergen in Bindung treten, eine Bindung, die aber in beiden Fällen langsam gelöst werden kann (Zerstörung oder Ausscheidung des Reagins?). Bemerkenswert ist, daß Reagine mit Empfindlichkeit gegen mehrere Allergene übertragen werden können und daß die Überempfindlichkeit gegen ein Allergen durch die Zufuhr desselben und nach erfolgter Reaktion aufgehoben sein kann, ohne daß die Allergie gegenüber den anderen Allergenen nachgelassen hat. Wieweit diese Überempfindlichkeitserscheinungen alle durch einen bei der Antigen-Antikörperreaktion entstehenden einheitlichen Stoff verursacht werden, der nur infolge der unterschiedlichen Organempfindlichkeit des Allergikers zu so verschiedenen Reaktionsformen führt, ist eine hier nicht mehr zu behandelnde Frage.

Zur Kenntnis der Reagine ist noch zu bemerken, daß sie monatelang haltbar sind und mäßiges Erhitzen (bis 56°) $^1/_2$ bis 1 Stunde vertragen; sie können nicht durch eine Dialysiermembran hindurchwandern, besitzen demnach also ein hohes Molekulargewicht.

4. Allergie und Anaphylaxie.

Wenn man die mitgeteilten Tatsachen über Giftallergie überblickt, kann man die Berechtigung erkennen, sie einer anderen allergischen Erscheinung, nämlich der anaphylaktischen Reaktion an die Seite zu stellen. Die vorhandenen Berührungspunkte mit diesem Vorgang sollen kurz erwähnt werden.

Bemerkenswert ist vor allem, daß die gleichen Störungen, die bei der Giftallergie auftreten, auch bei anaphylaktischen Versuchen zu beobachten sind; die *Reaktionsform* ist also die gleiche. Trotz der Vielzahl der auslösenden Antigene begegnet man immer denselben typischen anaphylaktischen Erscheinungen. Ähnlich wie bei der Anaphylaxie das Antigen spezifisch wirkt, indem nur seine erneute Zufuhr und nicht die anderer Stoffe den Anfall auslöst, tritt die Giftallergie auch immer *nur gegenüber einem bestimmten Gift* auf; davon unabhängig können in beiden Fällen mehrere Antigene sensibilisierend wirken.

Der Unterschied, daß man bei der Anaphylaxie durchweg sehr hochmolekulare Stoffe als Antigene wirksam findet, nämlich Eiweißstoffe, gibt Anlaß zu der Vermutung, daß vielleicht auch bei der Giftallergie das eigentliche Allergen, das also die Rolle des Antigens spielt, erst dadurch wirksam wird, daß es irgendwie an Eiweiß gebunden wird. Daß alle möglichen Gifte in mehr oder weniger lockere Bindung mit dem Eiweiß, namentlich des Blutes treten, ist bekannt. Offenbar müssen dann aber beim Allergiker besondere Verhältnisse vorliegen, um hier zur Bildung wirksamer Allergene bzw. zur allergischen Reaktion zu führen. Das Eiweiß, an welches das Allergen gebunden wird, hat gewissermaßen nur Trägerfunktion, während die Spezifität durch den gebundenen Giftanteil bedingt würde. Bei gewöhnlichen Antigenen konnte man durch bestimmte chemische Maßnahmen die Spezifität wesentlich im Sinne der eingeführten Molekülgruppe umgestalten (sog. chemospezifische Antigene, OBERMAYER und PICK, LANDSTEINER).

X. Veränderungen der Gifte im Organismus.

Ebensowenig wie die chemische Reaktionsfähigkeit der Gifte einen Maßstab für die pharmakologische Wirksamkeit darstellt, ebensowenig trifft das in allgemeiner Form für die Veränderung der Gifte im Organismus zu. Es finden sich vielmehr Fälle, wo ein Stoff, der energischen Oxydationsmitteln gegenüber sehr widerstandsfähig ist, vom Körper — wenigstens teilweise — verbrannt wird und umgekehrt, daß leicht oxydable Stoffe im Körper nicht verändert werden. Im allgemeinen sind die Bedingungen des Organismus nach chemischen Begriffen außerordentlich milde, aber durch die große Zahl der organischen Katalysatoren, d. h. Fermente, kann der Organismus die mannigfaltigsten Leistungen vollbringen. Entsprechend der Vielzahl schon physiologisch vorhandener Umsetzungsmöglichkeiten findet man auch bei körperfremden Stoffen mannigfaltige Veränderungen. Diese haben keineswegs den Charakter von Abwehr- oder Schutzmaßnahmen, sondern sind einfach eine Folge der vorhandenen Reaktionsbedingungen einerseits, der besonderen Eigenschaften des Giftes andererseits. Nur so ist es zu erklären, daß mit der Veränderung vieler Gifte sowohl eine Entgiftung als auch Giftung einhergehen kann, wobei die Verstärkung der Giftigkeit allerdings seltener vorkommt.

Typische Veränderungen der Gifte im Organismus sind folgende:
1. Oxydationen;
2. Reduktionen;
3. Synthesen;
4. Hydrolytische Spaltungen.

1. Oxydationsvorgänge.

Bei vielen Giften verlaufen die Oxydationsvorgänge wie bei Nahrungsstoffen. Aminosäuren (als Seitenketten z. B.) können, wie folgt, oxydiert werden (NEUBAUER):

$$\underset{\substack{\text{Amino-}\\\text{säure}}}{\overset{R}{\underset{COOH}{\overset{H}{C}\diagdown NH_2}}} \xrightarrow{-H_2} \underset{\substack{\text{Imino-}\\\text{säure}}}{\overset{R}{\underset{COOH}{C{=}NH}}} \xrightarrow{+H_2O} \underset{\text{Hydrat}}{\overset{R}{\underset{COOH}{\overset{OH}{C}\diagdown NH_2}}} \xrightarrow{-NH_3} \underset{\substack{\text{Keton-}\\\text{säure}}}{\overset{R}{\underset{COOH}{C{=}O}}} \xrightarrow{-CO_2} \underset{\substack{\text{Alde-}\\\text{hyd}}}{\overset{R}{\underset{H}{C{=}O}}} \xrightarrow{+O} \underset{\substack{\text{Carbon-}\\\text{säure}}}{\overset{R}{COOH}}$$

Die Seitenkette kann also unter Desaminierung um ein C-Atom verkürzt werden; unter Oxydation wird dabei nicht nur ausschließlich die Anlagerung von Sauerstoff verstanden (s. auch unter Reduktion). Bei Fettsäuren spielt sich nach KNOOP die Oxydation als sog. β-Oxydation ab:

$$\begin{array}{c}(\beta)\\(\alpha)\end{array}\ \underset{COOH}{\overset{R}{CH_2 \atop CH_2}} \xrightarrow{-H_2} \underset{COOH}{\overset{R}{CH \atop \underset{\shortparallel}{CH}}} \xrightarrow{+H_2O} \underset{COOH}{\overset{R}{CHOH \atop CH_2}} \xrightarrow{-H_2} \underset{COOH}{\overset{R}{C{=}O \atop CH_2}} \xrightarrow{+H_2O} \underset{COOH}{\overset{R}{COOH \atop \cdots\cdots \atop CH_3}}$$

Allerdings sind auch andere Eigenschaften auf die Oxydation von Einfluß; während z. B. p-Tyrosin vollständig verbrannt wird, wird das Isomere mit der Hydroxylgruppe in o- oder m-Stellung nicht angegriffen.

Es kann hier auf die vielen Einzelheiten des Abbaus nicht eingegangen werden, vielmehr interessiert nur das Verhalten einiger wichtiger Verbindungen. Wenn oben gesagt wurde, daß mangelnde Reaktionsbereitschaft einer Substanz unter gewöhnlichen Bedingungen nicht für die Verhältnisse des Organismus zuzutreffen braucht, so gilt das auch für das Benzol. Wie JAFFÉ, später THIERFELDER und KLENK zeigten, entsteht unter Ringsprengung und Oxydation teilweise Muconsäure aus dem Benzol. Im allgemeinen setzt sonst gerade der Benzolring nach mehr oder weniger weitgehendem Abbau vorhandener Seitenketten im Organismus weiteren Veränderungen großen Widerstand entgegen.

Andererseits kann der Benzolkern als solcher oxydiert werden, wodurch Phenole entstehen, bei weiterer Oxydation auch Dioxybenzole. Naphthalin verhält sich hierin ähnlich wie das Benzol (KLINGENBERG).

Aminophenol wird aus Anilin gebildet; kommt eine Seitenkette am Benzol vor, wie beim Toluol, Xylol, Äthylbenzol, Propylbenzol usw., geht die Oxydation bis zur Benzoesäure. Sind mehrere Seitenketten vorhanden, wird gewöhnlich nur eine oxydiert.

Aromatische körperfremde Aminosäuren werden nach dem oben gegebenen Schema abgebaut, ein einfacher Fall ist z. B. der Übergang der Phenylaminoessigsäure in Benzoesäure. Bei dem Abbau von Aryl-fettsäuren entstehen aus Säuren mit einer geraden Zahl von Kohlenstoff-atomen der Seitenkette Phenylessigsäure, aus solchen mit ungerader Zahl von Kohlenstoffatomen Benzoesäure, Befunde, die KNOOP als Stütze für die allgemeine Bedeutung der β-Oxydation anführt.

Alle diese Erfahrungen treffen natürlich nur in einem Teil der Fälle zu, so daß man nicht von Gesetzen sprechen kann. Wie geringfügige Ein-flüsse hier ändernd eingreifen, wurde durch die Erwähnung der ver-schiedenen Abbaufähigkeit der Tyrosin-Isomeren hervorgehoben.

Der Erfolg einer Oxydation kann unter Umständen eine völlige Entgiftung bedeuten, das ist der Fall beim Äthylalkohol. Umgekehrt wird der Methylalkohol durch seine Oxydation zum Formaldehyd zu einem gefährlichen Zellgift, und es kommt auf diese Weise zu den be-kannten Opticusschädigungen mit teilweise dauernder Erblindung (FLURY, KEESER). In physiologischer Hinsicht ist es bemerkenswert, daß nur die Methylalkoholverabreichung von einer Mehrausscheidung von Ameisen-säure im Urin gefolgt ist (POHL), so daß man vermuten darf, daß die Oxydation der niedrigen Fettsäuren, die im Stoffwechsel durch Abbau entstehen, wie Essigsäure, nicht hauptsächlich denselben Weg einschlägt wie beim Methylalkohol.

Ein weiteres Beispiel dafür, daß die Stoffwechselvorgänge den ver-abreichten Giften gegenüber „blind“ sind, ist das Colchicin, welches erst im Organismus in das stark wirksame Oxydicolchicin umgewandelt wird (JACOBJ). Alkohole und Aldehyde aliphatischer und aromatischer Verbindungen werden dagegen vielfach in die entsprechenden Säuren umgewandelt, die weniger wirksam sind.

Ein bekanntes Beispiel der Oxydation eines anorganischen Stoffes ist der Schwefel, der nach vorübergehender Reduktion zu Schwefelwasser-stoff, über das Sulfit in Sulfate übergeht. Von per os verabreichtem Schwefel kann so ein Teil als Sulfat im Harn erscheinen (HEFFTER, PRESCH). Metallisches Arsen wird vom Gewebe langsam in Oxyde um-gewandelt, wie gleichfalls der an sich bereits giftige Arsenwasserstoff. In beiden Fällen schädigt die unter anderem entstehende arsenige Säure das Gewebe schwer. Phosphor wird zu Phosphorsäure oxydiert.

2. Reduktionsvorgänge.

Da der Organismus Arbeit leisten muß und Wärme benötigt, spielen sich in ihm im großen Umfang Verbrennungsvorgänge ab. Summarisch gesehen laufen diese nur unter Sauerstoffaufnahme ab, wie andere Verbrennungen außerhalb des Körpers. Tatsächlich bestehen aber keineswegs alle Oxydationen im Organismus in der Anlagerung von Sauerstoff oder auch nur unter unmittelbarer Beteiligung des Sauerstoffs. Vielfach verlaufen Oxydationen in vivo so, daß ein Stoff in eine höhere Oxydationsstufe übergeht, während ein anderer gleichzeitig reduziert wird. Wenn nun der reduzierte Stoff unmittelbar (oder unter Umständen wiederum erst mittelbar) durch Sauerstoff auf seine alte Oxydationsstufe gebracht wird, ist bilanzmäßig gesehen die Oxydation des ersten Stoffes durch Aufnahme entsprechender Sauerstoffmengen zustande gekommen, ohne daß derselbe überhaupt mit Sauerstoff in unmittelbare Berührung gekommen ist. Wenn eine Substanz reversibel reduziert und oxydiert werden kann, ist sie im Prinzip ein Oxydationskatalysator, sofern man unter Katalysator einen Stoff versteht, der eine bestimmte Reaktion beschleunigt, ohne selbst im Endergebnis verändert oder verbraucht worden zu sein. Im hier besprochenen Fall hätte der erstgenannte Stoff mit Sauerstoff allein gar nichts anfangen können, erst die katalytische Tätigkeit des zweiten Stoffes führte zu seiner Verwertung. Die Folge dieser Erscheinungen ist aber auch, daß der Körper häufig nur vorübergehend reduziert.

Ein sehr anschauliches Beispiel für die Reduzierung eines Giftes und zugleich für den soeben erörterten Mechanismus ist die Reduktion von Methylenblau durch Hefezellen und viele andere tierische Gewebe. Das reduzierte Methylenblau verliert seine Farbe, man spricht dann von Leukomethylenblau. Schüttelt man den reduzierten Farbstoff mit Luft, kehrt die ursprüngliche Farbe wieder und die Zellen können von neuem den Leukofarbstoff bilden. Die Reduktion des Methylenblaus besteht in Anlagerung von zwei Atomen Wasserstoff, die aus irgendeinem zelleigenen Substrat stammen; dieses nennt man auch Donator und den Farbstoff Akzeptor (mit Bezug auf den Wasserstoff). Es ist nun bemerkenswert, daß weder im reduzierten noch im oxydierten Methylenblau überhaupt ein Sauerstoffatom vorhanden ist. Daraus ist also deutlich zu entnehmen, daß der ursprüngliche Begriff: Reduktion = Entzug von Sauerstoff zu wenig umfassend ist für die Vorgänge, die im ganzen gesehen dazu gehören. Demnach unterscheidet man folgende Reduktionsvorgänge:

1. Sauerstoffentzug: $HgO = Hg + O$;
2. Hydrierung: $H_2 + R \cdot CH : CHR = RCH_2 \cdot CH_2R$;
3. Aufnahme eines Elektrons: $Fe^{\cdots} + e = Fe^{\cdot\cdot}$.

Verlaufen diese Vorgänge in umgekehrter Richtung von rechts nach links, handelt es sich um Oxydationen.

Ähnlich wie aus dem Leukomethylenblau wieder Methylenblau entstehen kann, wird unter Umständen auch Hydrochinon wieder in Chinon zurückverwandelt. Gleiches gilt auch für Aminophenol, das reversibel oxydiert bzw. reduziert wird (s. untenstehende Formel).

Stoffe, welche wie die letztgenannten reversibel in eine „chinoide" Form übergehen können, haben zum Teil eine besonders starke pharmakologische Wirksamkeit. Wahrscheinlich spielt bei der Adrenalinwirkung ein derartiger Wechsel der Oxydationsstufe eine Rolle (vgl. ferner die Vorstellungen von HEUBNER über die Methämoglobinbildung durch Anilin).

Das Gleichgewicht zwischen chinoider und reduzierter Form einer bestimmten Substanz liegt einmal mehr zur einen, einmal mehr zur anderen Seite verschoben. Bei Farbstoffen kann man eine Reduktion häufig am Auftreten einer Leukostufe sehr einfach erkennen. Derartige unmittelbare Feststellungen lassen sich z. B. für Säurefuchsin und Lichtgrün (VERZÁR) machen. Die reduzierende Wirkung des lebenden Gewebes unterscheidet sich ähnlich wie bei der Oxydation deutlich von dem Verhalten der betreffenden Gifte gegen Reduktionsmittel in vitro: Methylenblau z. B. wird vom Gewebe leicht, von Sulfit in vitro aber gar nicht entfärbt.

Während die Reduktionsstufen der meisten Verbindungen im allgemeinen nur vorübergehend auftreten, kann man durch Paarung eine endgültige Festlegung in reduzierter Form beobachten. Chloralhydrat wird z. B. vom Organismus zum Trichloräthylalkohol reduziert und in dieser Form mit Glucuronsäure gepaart zur Ausscheidung gebracht. Normalerweise werden dagegen die Aldehyde zu den entsprechenden Carbonsäuren weiter oxydiert, sofern sie überhaupt veränderlich sind.

3. Synthesen.

Bereits physiologisch ist der Organismus zu erstaunlichen synthetischen Leistungen befähigt. Die Grünpflanze vollführt diese Synthesen in größtem Ausmaß ohne Zufuhr oxydativer Energie bzw. von Sauerstoff, sondern lediglich vermittels der Luftkohlensäure und der Sonnenenergie, die durch das Blattgrün (Chlorophyll) nutzbar gemacht wird. Der tierische Organismus bedarf dazu oxydativ gewonnener Energie. Gegenüber den in feinster Weise differenzierten Synthesen, die nach der Dissimilation der Nahrungsstoffe einsetzen und dem Aufbau der Leibessubstanz dienen, sind die Synthesen, die mit körperfremdem Material vorgenommen werden, verhältnismäßig einfacher Art und auf einige wenige typische Vorgänge beschränkt.

a) Veresterung mit Schwefelsäure.

Die Veresterung mit Schwefelsäure führt zu dem Auftreten der sog. Ätherschwefelsäuren, weil die Bindung der Paarlinge über ein ätherartig

gebundenes Sauerstoffatom erfolgt; dabei findet Wasseraustritt statt.
Die Veresterung mit Schwefelsäure findet hauptsächlich bei Phenolen
statt, deren Hydroxyl sich hierbei wie eine Alkoholgruppe verhält.
Die Bindung erfolgt also anders wie bei den Sulfosäuren, wobei der
Schwefel unmittelbar mit dem Kernkohlenstoff in Verbindung tritt.
Benzol wird daher erst in Phenol umgewandelt, ehe es mit Schwefel-
säure gepaart wird:

$$\text{C}_6\text{H}_5 + \text{O} \longrightarrow \text{C}_6\text{H}_5\text{—OH} + \text{H}_2\text{SO}_4 \longrightarrow \text{C}_6\text{H}_5\text{O} \cdot \text{S} \underset{\text{O}}{\overset{\text{O}}{<}} \text{OH} + \text{HO}_2 .$$

Die Veresterung ist allerdings nicht die einzige Veränderung, welche
die Phenole im Organismus erleiden. In ähnlicher Weise wie Phenol
verhalten sich Kresol, Thymol, Brenzcatechin, Hydrochinon, Resorcin,
Pyrogallol, Nitrophenol, Aminophenol, m- und p-Oxybenzoesäure u. a.

Während die ungepaarten Ausgangskörper meist sehr schädlich sind
und auf Grund ihrer Lipoidlöslichkeit bzw. geringen Dissoziation überall
leicht eindringen, sind die Ester mit Schwefelsäure gut wasserlöslich und
dringen als starke Elektrolyte nur sehr schwer in die Zellen ein. Die
Paarung an Schwefelsäure stellt dadurch eine der wirksamsten Entgiftungsmaßnahmen des Organismus dar.

Bemerkenswert ist, daß man durch Zufuhr von Sulfat keinen, durch
Zufuhr von Sulfit nur einen mäßigen Einfluß auf die Menge der ausgeschiedenen gepaarten Schwefelsäuren ausüben kann (Tauber). Das
zeigt zugleich, wie sehr es im Organismus offenbar auf das Zusammen-
treffen bestimmter Zustände der reagierenden Moleküle ankommt, die
in der endgültigen Zusammensetzung gar nicht mehr zum Ausdruck
kommen.

b) Paarung mit Glucuronsäure.

Neben der Veresterung mit Schwefelsäure wird Phenol auch mit
Glucuronsäure gepaart und kann in dieser Form ebenfalls leicht in den
Harn übertreten:

$$\text{HOOC} \cdot \text{CHOH} \cdot \text{CH} \cdot \text{CHOH} \cdot \text{CHOH} \cdot \text{CH} \cdot \text{O} \cdot \text{C}_6\text{H}_5$$
$$\underset{\text{O}}{\rule{4cm}{0.4pt}}$$

Avertin, Chloralhydrat, Campher, Borneol, Naphthol, Morphin u. a.
werden in ähnlicher Weise mit Glucuronsäure gepaart ausgeschieden.
Der Ausgangspunkt für alle diese Feststellungen war die Auffindung der
Campherglucuronsäure im Harn durch Schmiedeberg. Künstlich dem
Organismus zugeführte Glucuronsäure wird nicht verwertet (Biberfeld),
auch wird normalerweise keine Glucuronsäure in wesentlichen Mengen
gebildet. Auf Grund von Versuchen von Sundwik, ferner Fischer
und Piloty nimmt man an, daß der Paarling zuerst mit der Aldehydgruppe eines Glucosemoleküls in Verbindung tritt und daß erst dann
die endständige Gruppe zum Carboxylrest aufoxydiert wird; andernfalls

wäre es kaum verständlich, daß die labile Aldehydgruppe der Oxydation entgangen sein sollte. Neben den bisher besprochenen Glucuronsäuren, die glykosidartig bzw. ätherartig gebaut sind (Sauerstoff als Brückenatom), kann auch eine esterartige Bindung z. B. mit Benzoesäure eintreten:

$$\mathrm{HOOC \cdot CHOH \cdot CH \cdot CHOH \cdot CHOH \cdot CH \cdot O \cdot CO \cdot C_6H_5}$$

Wichtig ist, daß die Glucuronsäure und ihre Paarlinge in alkalischer Lösung auf Metalloxyde reduzierend wirken. Eine Unterscheidung von Traubenzucker ist aber dadurch möglich, daß Glukuronsäure nicht durch Hefezellen vergoren wird.

c) Paarung mit Glykokoll.

Die Paarung mit Glykokoll tritt in der Hauptsache, soweit bekannt, mit Benzoesäure ein, wobei die sog. Hippursäure gebildet wird. Es handelt sich dabei um die Entstehung eines Säureamids:

$$\mathrm{C_6H_5COOH + H_2N \cdot CH_2COOH = C_6H_5CONH \cdot CH_2COOH + H_2O.}$$

Auch bei anderen aromatischen Säuren kommt es nach vorheriger Bildung von Benzoesäure zum Auftreten von Hippursäure. Als normales Eiweißabbauprodukt steht Glykokoll jederzeit im Stoffwechsel zur Verfügung. Ausgeführt wird diese Synthese neben anderen Organen in der Niere.

Neben den bisher aufgeführten synthetischen Leistungen des Organismus gibt es noch eine Reihe anderer (z. B. Acetylierung), die aber vorerst ohne allgemeineres Interesse sind und nur ein Hinweis auf die vielfachen Umsetzungsmöglichkeiten sind, über welche der Organismus verfügt. In allen synthetischen Vorgängen, soweit Gifte als Paarlinge auftreten, kann man in pharmakologischer Hinsicht eine Entgiftungsmaßnahme erblicken. Allerdings ist der Schluß auf eine zweckgerichtete Einrichtung trotzdem kaum zulässig, insoweit andere Umsetzungen an Giften (z. B. Oxydationen) zu Verstärkung ihrer Wirkung führen können.

4. Hydrolytische Spaltungen.

Im Verdauungskanal finden unter physiologischen Verhältnissen bereits zahlreiche hydrolytische Spaltungen verschiedenster Art statt. Im allgemeinen werden diese durch spezifische Fermente bewerkstelligt. Aber auch Wasserstoffionen können vielfach katalytisch wirken. Dadurch daß der Magensaft eine sehr beträchtliche Acidität aufweist, können auch ohne Mitwirken von Fermenten Hydrolysen vor sich gehen. Einer derartigen Zerlegung fallen z. B. auch die Digitalisglykoside anheim, wenn man sie per os verabreicht. Die Zersetzlichkeit der Glykoside überhaupt, wie auch der verschiedenen Digitalisglykoside ist allerdings quantitativ sehr unterschiedlich. Während Arbutin (Glykosid der Bären-traubenblätter) im Organismus sehr leicht in Traubenzucker und Hydro-chinon zerfällt, wird Phlorrhizin auch nach innerlichem Gebrauch fast in unveränderter Menge unzersetzt im Harn ausgeschieden (HEFFTER).

Leicht spaltbare Ester werden auch vom Organismus verseift. Cocain, Atropin u. a. verlieren dadurch ihre Wirksamkeit.

Wie in Wasser werden auch im Organismus Säurechloride mehr oder weniger rasch gespalten. Ein wichtiges Beispiel ist der Zerfall des Phosgens:

$$COCl_2 + H_2O = 2\,HCl + CO_2\,.$$

Das unzersetzte Molekül dringt leichter in Zellen ein als die abge-spaltene Säure; möglicherweise beruhen darauf die besonderen Wirkungen, wiewohl Phosgen auch als ganzes Molekül reagieren kann (z. B. Bildung substituierter Harnstoffe usw.).

XI. Gleichzeitige Wirkung verschiedener Gifte.

Der einfachste Fall gleichzeitiger Giftwirkung bei einem Organismus ist der, daß jedes Gift unabhängig und ohne gegenseitige Beeinflussung seine ihm eigentümlichen Wirkungen ausübt. Dieser Fall ist bei lokal angreifenden Mitteln wegen mangelnder Eindringungsfähigkeit oder wegen örtlicher Bindung usw. verwirklicht.

Ob auch resorptive Giftwirkungen unabhängig nebeneinander be-stehen, darf man rein theoretisch bezweifeln. Es ist nicht mit Sicherheit auszuschließen, daß in irgendeiner Weise sich die Mittel bzw. ihre Wirkungen doch gegenseitig beeinflussen; unsere Kenntnisse der Einzel-wirkung der Gifte sind meist zu lückenhaft, um derartiges ablehnen zu können. Ebenso wie kein Teilgeschehen im Organismus ohne Steuerung seitens übergeordneter Einrichtungen verläuft, ebenso findet man seitens aller Teilvorgänge Rückwirkungen auf den Gesamtorganismus; das gilt nicht nur unter physiologischen Bedingungen, sondern auch bei pharmakologischen Vorgängen. Die Wahrscheinlichkeit spricht also dafür, daß man es immer mit Wechselwirkungen zu tun hat, wenn einem Organismus zwei Mittel in an sich bereits wirksamer Menge verabreicht werden.

Bevor auf diese im eigentlichen Sinne funktionellen Wechselwirkungen eingegangen wird, müssen bestimmte chemische bzw. physikalische Wechselwirkungen von Giften besprochen werden, die auch in vivo zu charakteristischen Folgen für den Organismus führen, in dem sie sich abspielen.

1. Chemische bzw. physikalische Wechselwirkungen.

Ebenso wie in vitro können manche Gifte unter geeigneten Bedin-gungen auch in vivo so miteinander reagieren, daß gegenüber der alleinigen

Verabreichung veränderte Wirkungen auftreten. Es ist hierbei nicht einmal notwendig, daß jedes der an der Wechselwirkung beteiligten Mittel für sich allein im Organismus zu charakteristischen Wirkungen führt, jedenfalls innerhalb der in Frage kommenden Konzentrationsgrenzen; es kommt sogar vor, daß jedes der Mittel allein unwirksam ist, obwohl sie gemeinsam eine deutliche Wirkung hervorrufen.

Die Wechselwirkung im eben besprochenen Sinne kann auch außerhalb des Organismus stattfinden, ohne daß sich bei nachträglicher Zufuhr an dem pharmakologischen Erfolg etwas ändert. Das zeigt sinnfällig, daß an dieser Art Wechselwirkung von Giften der Organismus überhaupt nicht beteiligt ist. Der pharmakologische Vorgang ist hierbei etwas durchaus Sekundäres und nur gewissermaßen das Mittel, um die Zu- oder Abnahme bzw. das Auftreten giftiger Eigenschaften, die mit der Wechselwirkung einhergehen sichtbar zu machen. Man kann die hierher gehörigen Fälle in dieser Richtung trennen und spricht dann von Pseudoantagonismus und Pseudosynergismus, weil das lebende Substrat bei der Wechselwirkung keine Rolle spielt.

a) Pseudoantagonismus.

Ein Pseudoantagonismus liegt bei der entgiftenden Wirkung von Sulfhydrilverbindungen gegenüber gewissen Arsenderivaten vor, die von VOEGTLIN und Mitarbeiter gefunden wurde, und die auf Bildung weniger giftiger Komplexverbindungen beruht; in der Tat konnte LABES unabhängig davon einen derartigen Arsenikcysteinkomplex durch seine Löslichkeit näher charakterisieren.

Ein praktisch sehr wichtiger Fall ist die Abschwächung der Wirkung eines noch im Magen vorhandenen Alkaloides durch Verabreichung von Tierkohle. Hier besteht die Wechselwirkung in einem Adsorptionsvorgang, der mit gleichem Erfolg auch außerhalb des Körpers zustande kommen kann; würde man ein in vitro bereitetes Kohlealkaloidgemisch verabreichen, wäre die Wirkung genau die gleiche.

Der Pseudoantagonismus kann also sowohl auf chemischem wie auf physikalischem oder physikalisch-chemischem Wege zustande kommen. Der Vorgang als solcher ist so klar, daß es keiner weiteren Beispiele bedarf.

b) Pseudosynergismus.

Hierher sind nicht nur Fälle mit Wirkungssteigerung zu rechnen, sondern auch solche, bei denen erst durch die Wechselwirkung überhaupt ein merkbarer Erfolg auftritt. Dieser Art z. B. ist die gemeinsame Wirkung von Amygdalin und Emulsin (GRISSON). Für sich allein injiziert macht keines der genannten Mittel besondere Erscheinungen, zusammen wirken sie schwer giftig. Amygdalin ist nämlich ein blausäurehaltiges Glykosid, welches durch die fermentative Wirkung des Emulsins gespalten wird und dabei Blausäure entstehen läßt. — Im übrigen sind Fälle von Pseudo-synergismus wegen ihrer Seltenheit nicht von Bedeutung.

2. Funktionelle Wechselwirkungen.

Die Einbeziehung in die Gruppe funktioneller Wechselwirkungen schließt natürlich nicht aus, daß auch diese Wirkungen auf chemischem oder physikalischem Wege zustande kommen. Es wird lediglich vorausgesetzt, daß jedes gleichzeitig verabreichte Mittel in irgendeiner Weise mit dem lebenden Substrat in Wechselwirkung tritt. Hier ist auch der Ausdruck Antagonismus oder Synergismus am richtigen Platz. Denn ähnlich wie man den Muskel, der eine bestimmte Gelenkbewegung rückgängig macht, den Antagonisten des diese Bewegung hervorrufenden nennt, macht das antagonistische Gift eine bestimmte, durch ein anderes Gift hervorgerufene *Wirkung* wieder rückgängig.

Die Ausdrücke Antagonismus und Synergismus sind in einem durchaus funktionellen Sinne entlehnt. Wenn sie gelegentlich auch für gegenseitige Beziehungen in leblosen Systemen zur Anwendung gelangen, so kann man über den Nutzen eines derartigen Gebrauchs sehr geteilter Meinung sein.

Man unterscheidet funktionelle Wechselbeziehungen mit Wirkungs-abschwächung (Giftantagonismus) und mit Wirkungssteigerung bzw. Wirkungsergänzung (Giftsynergismus).

a) Giftantagonismus.

Von Giftantagonismus spricht man, wenn eine beliebige Leistung von Organen oder Zellen, die durch ein Gift in bestimmter Weise geändert worden ist, durch ein anderes, gleichzeitig verabreichtes oder wirksames Gift in entgegengesetztem Sinne beeinflußt wird. Bevor auf eine Erklärung für diesen Vorgang eingegangen wird, sind einige allgemeine Erfahrungen über Giftantagonismus mitzuteilen.

Unmittelbarer und mittelbarer Antagonismus. Wenn beide an der Wechselwirkung beteiligten Mittel einen gemeinsamen Angriffspunkt besitzen, handelt es sich um einen unmittelbaren oder direkten, wenn sie einen getrennten Angriffspunkt besitzen, um einen mittelbaren oder indirekten Antagonismus. Am einfachsten liegt die Sache beim mittelbaren Antagonismus; er kann nur bei „zusammengesetzten" Funktionen beobachtet werden, d. h. solchen, die entweder eine Differenzierung in zwei gegensätzlich arbeitende Teilvorrichtungen besitzen oder bei denen der Funktionsablauf über mehrere Teilabschnitte vor sich geht (Funktionskette).

Gegensätzliche Teilvorrichtungen finden sich z. B. an der Pupille, deren Weite sowohl durch den Dilatator wie den Sphincter geregelt wird, indem beide Muskeln entgegengesetzte Wirkungen hervorbringen. Hier ist also ein mittelbarer Giftantagonismus der Art möglich, daß nach vorausgegangener pharmakologischer Reizung des Dilatator pupillae eine nachfolgende Verengerung durch ein den Sphincter erregendes Gift entsteht. Beide Gifte haben einen völlig verschiedenen Angriffspunkt und wirken nur vom Standpunkt der Gesamtfunktion, der den Lichteinfall regelnden Pupillenweite, als Antagonisten.

Ein mittelbarer Antagonismus in einer Funktionskette ist z. B. bei jedem Reflexbogen möglich. Infolge seiner Zusammensetzung aus Reizaufnahmeort, zentralen Schaltstellen nebst zu- und fortleitenden Bahnen und aus Erfolgsorgan kann eine Unterfunktion eines Anteils, bedingt durch Giftlähmung, durch gesteigerte Erregbarkeit eines anderen wettgemacht werden. Diese Betrachtung bezieht sich allerdings nicht auf das einzelne Neuron, sondern auf die Gesamtzahl aller am Zustandekommen des betreffenden Reflexes beteiligten Elemente.

Demgegenüber ist die Bestimmung eines unmittelbaren Antagonismus wesentlich schwieriger. Insofern im mikroskopischen oder ultramikroskopischen Gebiet die Gifte doch verschiedene Angriffspunkte haben können, kann man dann auch von mittelbarem Antagonismus sprechen. Der Maßstab wäre nur nicht mehr die Gesamtfunktion eines bestimmten Organes, sondern die der Zellen, wo die Gifte angreifen. Die Frage nach dem Zustandekommen des unmittelbaren Antagonismus berührt zudem sehr weitgehend die Frage nach dem Wirkungsmechanismus der betreffenden Gifte überhaupt. Es folgt jedenfalls daraus, daß zu erkennen sein muß, welche Funktionsstufe der Bezeichnung unmittelbarer oder mittelbarer Antagonismus zugrunde liegt, wenn man Mißverständnisse vermeiden will. Es folgt weiter, daß diese Trennung mehr oder weniger willkürlich ist. Denn sachlich ist es nicht begründet, jeden Giftantagonismus an der gleichen Zelle als unmittelbar zu bezeichnen, weil man dadurch die innere Differenzierung auch der einzelnen Zelle außer Acht läßt. Für die Praxis ist es dagegen zweckmäßig und eindeutiger, antagonistische Wirkungen am gleichen Zellelement als unmittelbar antagonistisch zu bezeichnen, wenn man sich bewußt bleibt, damit nichts über den eigentlichen Angriffspunkt der Gifte im chemischen oder physikalischen Sinne festzulegen (s. dazu auch S. 164).

Art der antagonistischen Gifte. Die antagonistische Wirksamkeit von Giften ist an bestimmte Voraussetzungen gebunden, von denen die „Spezifität" noch gesondert besprochen wird. Zuvor sollen allgemeinere Eigenschaften klargestellt werden. Keineswegs wirken Substanzen mit an sich entgegengesetzter Einzelwirkung bei gleichzeitiger Verabreichung auch notwendig antagonistisch. Umgekehrt gibt es Fälle, in denen die antagonistischen Mittel einzeln gegeben entweder nicht entgegengesetzte Wirkungen oder sogar gleichartige hervorrufen.

Nicht entgegengesetzte Einzelwirkungen findet man z. B. bei der Calciumwirkung auf die Magnesiumnarkose (MELTZER und AUER). Magnesiumchlorid oder -sulfat ruft bei subcutaner Injektion (per os ist es zu schwer resorbierbar) eine regelrechte Narkose hervor, die durch eine folgende intravenöse Calciumsalzzufuhr jederzeit mit Regelmäßigkeit durchbrochen werden kann. Injiziert man Calcium allein, so beobachtet man auch nach hohen Dosen keine Erregungserscheinungen, wie man vielleicht nach Art sonstiger Weckmittel bei Narkosen vermuten könnte, und welche bei diesen Mitteln in abnormer Übererregbarkeit und Krampfausbruch bestehen. Im Gegenteil, Calciumsalze werden sogar bei nervöser Übererregbarkeit (Spasmophilie, Tetanie) zur Dämpfung ärztlich verordnet.

Auch an sich gleichsinnig wirkende Mittel können bei gleichzeitiger Verabreichung antagonistische Wirkungen entfalten. Schon WARBURG, MEYERHOF u. a. fanden, daß die oxydationshemmende Wirkung der Blausäure auf bestimmte Zellen durch Alkohol und Urethan in solchen Konzentrationen vermindert oder wenigstens nicht entsprechend vermehrt wurde, die allein bereits den Sauerstoffverbrauch senkten. Auch KREHAN beobachtete, daß die Hemmung des Wurzelwachstums der Keimlinge von Lupinus albus durch Blausäure nach Zugabe von Alkohol verringert oder aufgehoben wird.

Es ist also festzustellen, daß aus den allgemeinen pharmakologischen Eigenschaften irgendeines Giftes keinerlei Voraussage über seine Brauchbarkeit als antagonistisches Mittel gegen ein anderes möglich ist.

Spezifität der antagonistischen Wirkung. Die Spezifität jeder antagonistischen Wirkung kommt zum Ausdruck:

1. in der Besonderheit der Mittel;
2. in dem gegenseitigen Gabenverhältnis;
3. in der Beschaffenheit des Erfolgsorganismus bzw. -organs.

Man kann an Stelle eines antagonistischen Mittels nur in sehr begrenztem Umfang ein anderes, ähnlich wirkendes Gift wählen. Bemerkenswerterweise ist ein derartiger Austausch an der einzelnen Zelle (vgl. den Blausäure-Narkotikum-Antagonismus) offenbar leichter möglich, als bei hoch entwickelten Organismen. In den ärztlich so wichtigen Fällen von Narkosestörungen kann man daher nicht jedes Analepticum bei jedem Narkotikum gleich gut verwenden. Der Giftantagonismus ist vielmehr die Folge einer besonderen gegenseitigen Abstimmung der Mittel, die auf den Bindungsverhältnissen von Gift und Zelle und den Eigentümlichkeiten der Wirkung beruhen dürfte (vgl. auch ZIPF). Die Spezifität der Mittel kommt auch dann zum Ausdruck, wenn es sich um Stoffe handelt, die so weitgehende Ähnlichkeiten haben, wie Cardiazol und Coramin als Analepticum einerseits, Urethan und Veronal als Narkotikum andererseits; das zeigt folgender Versuch (AXMACHER).

Wenn man Kaninchen mit 1,0 g Urethan/kg narkotisiert, so kann man im Höhepunkt der Narkose nicht mit Cardiazol, wohl aber mit Coramin eine deutliche Verringerung der Narkosewirkung auf die Körperstellung erzielen; umgekehrt wirkt Cardiazol sehr gut bei einer Narkose mit 0,18 g Veronal/kg, während hier Coramin versagt.

Jede Narkose erfordert also ihr besonderes Analepticum, aber nicht allein das, sondern auch ein besonderes Dosierungsverhältnis. Viele praktische und experimentelle Widersprüche über fragliche antagonistische Beeinflussung von Giftwirkungen beruhen auf der Außerachtlassung der Tatsache, daß die vorhandene oder fehlende Wirkung das Ergebnis ganz bestimmter Dosierungsverhältnisse sein kann. Es ist für den Arzt von Wichtigkeit, daß die antagonistische Wirksamkeit einer bestimmten Gabe bei Steigerung statt dessen eine Wirkungsvertiefung in ursprünglicher Richtung zur Folge haben kann. Das zeigt nebenstehender Versuch (an Ratten) von ZIPF.

Coramin wirkt also bei der niederen Dosis von Chloralhydrat in einer bestimmten Menge gut antagonistisch, darüber hinaus sogar synergistisch; bei der höheren Chloralhydratgabe von vornherein nicht oder nur narkoseverlängernd.

g/kg Coramin	Mittlere Narkosedauer in Stunden Chloralhydrat-Dosis in g/kg	
	0,2	0,3
0	120	180
0,03	105	180
0,05	83	240
0,2	125	240
0,3	240	240

Schließlich werden die funktionellen Wechselbeziehungen noch durch die Eigenart des Wirkungssubstrates beeinflußt. Diese Tatsache ist kaum verwunderlich, wenn man berücksichtigt, daß bereits die Wirkung eines einzelnen Giftes durch konstitutionelle Eigentümlichkeiten des betreffenden Organismus abgewandelt werden kann. Die tatsächliche Auswirkung zeigt folgende Tabelle (nach CLARK):

Wirksamkeit verschiedener Gifte gegen Acetylcholin

Substrat	Atropin	Novocain	Nicotin	Curarin
Blutegel	0	+	+	+
Bauchmuskel (Frosch)	+	+	+	+
Froschherz	+	+	0	+
Herz von Helix pomatica	0	+	+	+
Hühnerdarm	+	+	0	0

An den Beobachtungen ist bemerkenswert, daß sich im Fall des Nicotin-Acetylcholin-Antagonismus am Bauchmuskel wieder zwei an sich gleichartig wirkende Mittel gegenseitig abschwächen.

Der Giftantagonismus ist als solcher auf eine oder wenige Funktionen des Gesamtorganismus beschränkt; das steht in Einklang mit den Bemerkungen über die Spezifität des Wirkungssubstrates. So kann z. B. die Atmung in der Narkose durch ein Analepticum gut beeinflußt werden, während die Körperstellung noch eben so wie zuvor gelähmt bleibt. Alle diese Tatsachen weisen wieder darauf hin, wie außerordentlich bedeutungsvoll das besondere Verhalten des Organismus und seiner Teile ist.

b) Giftsynergismus.

Von Giftsynergismus spricht man, wenn eine Funktion, die durch ein Gift in bestimmter Richtung beeinflußt worden ist, durch ein zweites gleichzeitig oder später verabreichtes Mittel in gleichem Sinne beeinflußt wird. Auch hierbei lassen sich Fälle von unmittelbarem und mittelbarem Synergismus trennen.

Unmittelbarer und mittelbarer Synergismus. Wenn man einem Tier ein bestimmtes Narkotikum zuführt, kann man mit einem zweiten Narkotikum die Narkose noch vertiefen, so daß die erzielte Narkosetiefe größer ist als bei alleiniger Verabreichung der entsprechenden Einzelgabe jedes der beiden Narkotika; auch ärztlich macht man von solchen Kombinationsnarkosen (vgl. auch Basisnarkose) den ausgedehntesten Gebrauch, um bestimmte Schädigungen zu vermeiden, die den einzelnen Mitteln anhaften und die bei der Teildosis weniger in Erscheinung treten als bei voller zum gleichen Narkosegrad notwendigen Dosis. Da beide Narkotika auf die zentralnervösen Funktionen wirken, oft ohne daß man wesentliche Unterschiede im Angriffspunkt bzw. in der Wirkungsweise auffinden kann, handelt es sich also um einen unmittelbaren Giftsynergismus.

Wenn man zu einer Cocaingabe noch Atropin in den Conjunctivalsack verbringt, so tritt eine stärkere Pupillenerweiterung ein als bei alleiniger Cocainverabreichung. Das Cocain reizt die sympathischen Fasern des Dilatator pupillae, während das Atropin die verengernd wirkenden Fasern des N. oculomotorius ausschaltet. Trotz gleicher Wirkung haben die Gifte verschiedene Angriffspunkte, und aus diesem Grunde spricht man von mittelbarem Synergismus.

Addition (Summation) und Potenzierung. Bei der gleichsinnigen Wirkung zweier Mittel auf eine bestimmte Funktion ergeben sich folgende Möglichkeiten: 1. Die Wirkungen der einzelnen Mittel „addieren" (s. auch S. 164) sich; 2. die Wirkungen der einzelnen Mittel verstärken sich gegenseitig. Den ersten Fall von Synergismus nennt man auch Summation der Wirkung, den zweiten Wirkungspotenzierung. Es wird sich noch zeigen, wie vieldeutig und ungenau der Begriff Summation ist; für die Potenzierung trifft das auch zu.

OVERTON fand in vielen Versuchen, daß sich die Wirkungen gleichzeitig gegebener Narkotika unter bestimmten Bedingungen fast genau additiv verhalten (Versuche an Kaulquappen). Wenn man in einer Lösung die Hälfte einer vollnarkotischen Konzentration eines Narkotikums hat und ein zweites Narkotikum in entsprechender Konzentration zur Lösung bringt, wird demnach der gleiche Erfolg beobachtet, wie wenn jedes Mittel für sich in doppelter Konzentration gelöst wäre. Das ist ein Fall von reiner „Summation" der Wirkungen (vgl. weiter unten).

Nach BÜRGI kann man mit geringen, nicht zu *merklichen* Wirkungen führenden Scopolamingaben die narkotische Wirkung von Urethangaben erheblich vertiefen; das würde als Wirkungspotenzierung (s. auch Sensibilisierung) zu bezeichnen sein. Bei der Potenzierung ist das gegenseitige Gabenverhältnis nicht gleichgültig, Abweichungen davon können zu andersartigen Wirkungen führen. STRAUB und CAESAR konnten zeigen, daß Narkotin die Wirkung von Morphin potenziert und daß dabei gewisse optimale Gabengemische vorhanden sind. Optimal war ein Teil Morphin + 0,2 bzw. ein Teil Narkotin, während ein Teil Morphin + 0,5 Teile Narkotin wirkt, als ob nur Morphin gegeben wäre. Es herrscht also auch hier Spezifität der Dosierung.

Wenn zwei Gifte tatsächlich zu einer Wirkungspotenzierung führen, so kommt diese Erscheinung keineswegs bei allen ihren Angriffspunkten zum Ausdruck. TAKAHASHI konnte nämlich zeigen, daß zwar die stopfende Wirkung des Morphins beim Koloquintendurchfall der Katze durch Codein in außerordentlicher Weise gesteigert werden kann, daß aber bei entsprechender Dosierung eine potenzierte Wirkung auf das Zentralnervensystem nicht festzustellen war. Wie beim Giftantagonismus findet sich auch hier Spezifität des Wirkungssubstrates.

Die viel diskutierte Behauptung von BÜRGI, daß Gifte, die derselben pharmakologischen Gruppe angehören, d. h. gleiche Angriffspunkte besitzen, sich in ihrer Wirkung nur addieren und solche, die verschiedene Angriffspunkte haben, sich in ihrer Wirkung potenzieren, hat sich nur in beschränktem Umfang als richtig erwiesen. Es läßt sich also aus einer Wirkungssummation nicht in jedem Fall auf einen unmittelbaren Synergismus, und aus einer Wirkungspotenzierung nicht auf einen mittelbaren Synergismus schließen.

Sensibilisierung. Es kommt ferner ein besonderer Fall funktioneller Wechselwirkung vor, wobei Wirkungssteigerung eintritt, ohne daß *jedes* der beteiligten Gifte im gleichen Sinne wirkt. HUNT konnte nämlich beobachten, daß Eserin die Wirkung von Acetylcholin auf das Herz und die Pupille verstärkt, und FÜHNER zeigte, daß die Wirkung von Acetylcholin auf den Rückenmuskel des Blutegels durch Eserin ebenfalls in außerordentlicher Weise verstärkt wird, während das bei Cholin und Pilocarpin nicht der Fall ist. Später wurde dann durch LOEWI und NAVRATIL gezeigt, daß die Ursache für die verstärkte Wirkung des Acetylcholins die Hemmung eines spaltenden Fermentes, der Cholinesterase, durch das Eserin sei. Diese Hemmung der hydrolytischen Spaltung des Acetylcholins bewirkt also eine Wirkungssteigerung des Acetylcholins in ganz anderer Weise wie in den bisher besprochenen Fällen von Synergismus, denn allein bewirkt das Eserin keine Kontraktion.

Ein ähnlicher Sachverhalt liegt bei der Wirkung des Adrenalins auf den Blutdruck nach vorausgegangenen, an sich unwirksamen Cocaingaben vor. Allerdings ist hier der Wirkungsmechanismus ein anderer.

Man bezeichnet etwas derartiges auch als Sensibilisierung. Insoweit auch bei der Sensibilisierung das Zusammenwirken zweier Gifte erforderlich ist, stellt sie einen Sonderfall von Giftsynergismus dar. Ein praktisch wichtiger Fall von Giftsensibilisierung ist die Gefährdung von Arbeitern in Anilin bzw. Nitrobenzol verarbeitenden Betrieben durch etwa gleichzeitig genossenen Alkohol.

Sensibilisierung bedeutet also die Verstärkung einer bestimmten Giftwirkung durch ein zweites Gift, welches die betreffende Wirkung an sich nicht hervorruft. Die Giftsensibilisierung besitzt auch Beziehungen zur Giftpotenzierung, denn hierbei handelt es sich zwar um gleichartige Wirkungen der beiden Gifte, aber die gemeinsame Wirkung geht weit über eine „Summation" hinaus, mit anderen Worten das Wirkungssubstrat ist empfindlicher gemacht worden.

3. Wirkungsweise bei unmittelbar funktioneller Wechselwirkung.

Aus den oben beschriebenen Tatsachen ergibt sich, daß es nicht erlaubt ist, bei antagonistischen oder synergistischen Beziehungen ohne weiteres auf einen gleichen Angriffspunkt der an der Wechselwirkung beteiligten Gifte zu schließen. Es ergab sich vielmehr, daß oft mit Sicherheit verschiedene Angriffspunkte vorhanden sind. Es fragt sich, ob Gründe vorliegen, die für den einen oder anderen Fall auch einen direkten „Synergismus" oder „Antagonismus" im physikalischen oder chemischen Sinne wahrscheinlich machen und wie das zum Ausdruck kommt.

Substanz	Konzentration in %	%-Hemmung der Kohlensäurebildung von Hefezellen
Chloralhydrat. .	1	59
Urethan	2,5	32
Chloralhydrat-Urethan . . .	1 bzw. 2,5	73

Wenn man gleichzeitig zwei Narkotika auf Zellen einwirken läßt, so findet man im Vergleich zur Einzelwirkung z. B. folgendes (Axmacher, s. vorstehende Tabelle).

Obwohl Narkotika als typische „synergistisch" wirkende Mittel gelten, ist also die Gesamtwirkung im Gemisch nicht gleich der Summe der Teilwirkungen, sondern geringer. Mit anderen Worten, die Mittel beeinflussen sich in gewissem Sinne „antagonistisch", und zwar hinsichtlich der Gärung als Gesamtvorgang in unmittelbarer Weise.

Aber selbst ein im Vergleich zu anderen Funktionen so eng begrenzter Angriffspunkt wird bei der Messung nur summarisch erfaßt. Die Gärung selbst ist wieder ein verwickelt zusammenhängender Ablauf verschiedener Teilvorgänge und die Möglichkeit, daß die „antagonistische" Wirkung von Chloralhydrat und Urethan nur mittelbar zustande kommt, kann nicht ohne weiteres abgelehnt werden. Die Betrachtung eines noch einfacheren Vorganges kann aber weiterführen. Rona und Mitarbeiter fanden bei der Beeinflussung der Rohrzuckerspaltung durch Invertase folgendes (s. Tabelle auf S. 164).

Die Reihenfolge, in der die Giftzusätze erfolgen, ist übrigens für das Versuchsergebnis ohne Belang; also auch hier eine scheinbar „antagonistische" Wirkung, und es scheint so, als ob es eine Summation von Wirkungen im rechnerischen Sinn gar nicht gibt. Das ist auch deswegen unwahrscheinlich, weil zwar in dem vorhergehenden Versuchsbeispiel eine 1%-Lösung von Chloralhydrat 59% Hemmung bewirkt, aber eine 2%-Lösung (also 1 + 1%) keineswegs völlige, sondern nur 78% Hemmung.

Es läßt sich unter vereinfachenden Annahmen aus dem Massenwirkungsgesetz ableiten, daß die Wirkung des Gemisches kleiner sein muß als die algebraische Summe der Einzelwirkungen, wie auch die Einzelwirkung nicht linear proportional der Giftkonzentration ist. In

Substanz	Konzentration in Mol/L	%-Hemmung der Invertase
Chinin	0,0015	40
Urethan	0,45	26
Chinin-Urethan. .	0,0015 bzw. 0,45	42

Wirklichkeit spielen allerdings noch zahlreiche andere Faktoren mit, wie z. B. gegenseitige Löslichkeitsbeeinflussung der Gifte usw.

Die Feststellung von OVERTON, daß man die halben Konzentrationen zweier Narkotika meist mit demselben Erfolg mischen kann, wie ihn die volle Konzentration jedes Mittels einzeln bewirkt, ist in diesem Zusammenhang sehr bemerkenswert.

Aus diesen Ausführungen geht demnach hervor, wie notwendig es ist, den Ausdruck Synergismus oder Antagonismus auf bestimmte funktionelle Wechselbeziehungen zu beziehen, um Mißdeutungen zu vermeiden. Will man aber den Zusammenhang mit den zuletzt beschriebenen Stoffwechselwirkungen wahren, so müßte man diese Begriffe etwa folgendermaßen fassen: Beim Giftsynergismus ist die Gesamtwirkung größer, beim Giftantagonismus kleiner als die größte Einzelwirkung. Man muß sich dann vorstellen, daß beim unmittelbaren Giftsynergismus die Bindung des zweiten Giftes am Angriffspunkt keinen qualitativ anderen Erfolg hat wie die des Agonisten, daß dagegen beim Antagonismus eine geänderte Wirkung als Folge der Giftsubstratbindung auftritt.

Eine der neuen Bestimmung des Begriffes Giftantagonismus entsprechende Feststellung wurde von WARBURG gemacht: Die Blausäurehemmung der Atmung von Vogelerythrocyten wird durch Zugabe von Alkohol, Urethanen usw. unter Umständen bis zu 50% verringert, obwohl die genannten Stoffe an sich auch die Atmung schädigen. Hier ist also tatsächlich die Gesamtwirkung geringer als die größte Einzelwirkung (nämlich der Blausäure).

Insoweit jedes Gift zu allen Zellmolekülen eine, wenn auch zum Teil sehr geringe Affinität hat, die praktisch oft gleich Null sein mag, kann man folgern, daß bei gleichzeitiger Wirkung mehrerer Gifte immer ein Wettstreit um das giftbindende Substrat in der Zelle einsetzt. Man kann schon aus diesem Grunde stets mit unmittelbaren funktionellen Wechselwirkungen rechnen, wozu dann noch gegebenenfalls mittelbare kämen. Die eigentümliche Funktionsteilung des Organismus einerseits und die besondere Empfindlichkeit gewisser Stellen gegenüber gewissen Giften wird allerdings gerade die letzteren besonders klar in Erscheinung treten lassen.

Aus dem Gesagten ergibt sich, daß die eingehendere Untersuchung unmittelbar funktioneller Wechselwirkungen recht verwickelte Verhältnisse zutage bringt, wobei der Übergang von im eigentlichen Sinne funktionellen Vorgängen zu solchen rein chemischer Art fließend ist. Es ist deshalb notwendig, den Begriff Funktion auf die Zelle als Ganzes bzw. eine Vielzahl von Zellen zu beschränken. Funktionelle Wechselwirkungen am gleichen Zellelement werden also in jedem Fall als unmittelbar oder direkt bezeichnet, und dabei wird die Frage der gleichzeitig ablaufenden feineren chemischen oder physikalischen Vorgänge offengelassen.

XII. Chemische Konstitution und pharmakologische Wirkung.

Die Bemühungen, einen Zusammenhang zwischen chemischer Konstitution und pharmakologischer Wirkung zu erkennen, reichen ziemlich weit zurück, denn es gibt mehrere Beweggründe, um sich damit zu beschäftigen. Schon rein theoretisch interessiert es zu wissen, warum eine bestimmte chemische Verbindung gerade so und nicht anders wirkt. Ein weiterer Grund war der Wunsch, auf Grund der Eigenschaften bekannter Körper zu neuen Heilmitteln zu gelangen, die womöglich bessere therapeutische Eigenschaften besitzen sollten als die Ausgangssubstanzen. Für die Synthese neuer Verbindungen mußte die Kenntnis, nach welchen Gesichtspunkten hierbei zu verfahren sei, wertvoll sein. Der Schluß, daß chemisch ähnliche Stoffe sich auch pharmakologisch ähnlich verhalten, konnte nicht durchweg bestätigt werden. Im Gegenteil zeigte sich, daß abgesehen von bestimmten homologen Reihen im chemischen Sinne nahe verwandte Stoffe doch sehr unterschiedliche Wirkungen haben können; man mußte feststellen, daß alle Beziehungen, die tatsächlich zwischen Konstitution und Wirkung gefunden wurden, im wesentlichen rein empirischer Natur waren. Offensichtlich hat man vielfach auch zu sehr chemisch gedacht und die Umsetzungsmöglichkeiten eines Stoffes auf die erwarteten Wirkungen bezogen. Demgegenüber spielen im biologischen Geschehen aber gerade die physikalischen Eigenschaften eine sehr große Rolle und über diese sagt die chemische Struktur in den wenigsten Fällen Hinreichendes aus (vgl. SCHULEMANN). Die oft kaum überbrückbaren Widersprüche bei der Übertragung der Ergebnisse aus einem Teilgebiet dieser Forschung auf ein anderes finden so vielfach eine Klärung.

Bei dieser Sachlage muß die Frage des Zusammenhangs zwischen Konstitution und Wirkung allgemeiner und weniger genau lauten: Was kann man überhaupt über die pharmakologische Wirksamkeit bestimmter Stoffgruppen in allgemeiner Hinsicht aussagen? Dabei ist wohl zu unterscheiden zwischen der rein beschreibenden Gegenüberstellung gewisser Moleküleigenschaften und pharmakologischen Wirkungen und andererseits der Frage nach dem ursächlichen Zusammenhang beider.

1. Allgemeines über Salzwirkungen.

Unabhängig von ihrer besonderen Natur spielt bei den Salzen die elektrische Ladung eine große Rolle, man unterscheidet demzufolge Kationen- und Anionenwirkungen. Schon bei der Resorption im Magen-Darmkanal macht sich die Bedeutung der elektrischen Ladung bemerkbar, indem mehrwertige Ionen (sowohl positive wie negative) wenig oder gar nicht aufgenommen werden; die abführende Wirkung beruht, wie an anderer Stelle auseinandergesetzt wurde, wesentlich auf dieser Eigenschaft.

Ausgedehnte Wechselbeziehungen bestehen zwischen den Salzen und dem Eiweiß, das selbst auch Elektrolyteigenschaften besitzt. Das äußert sich in der Beeinflussung der Quellbarkeit, Löslichkeit, Viscosität, Fällbarkeit und anderen Eigenschaften des Eiweiß und der aus ihm bestehenden Strukturen. Auch hierbei handelt es sich vorwiegend um elektrische Vorgänge. HOFMEISTER hat diese Wechselbeziehungen zwischen Neutralsalzen und Eiweiß zuerst im Hinblick auf die Quellung (der Gelatine) untersucht. Er konnte die Wirksamkeit der verschiedenen Ionen in einer Reihe („lyotrope Reihe") ordnen, die er in gleicher Weise bei der Beeinflussung der Löslichkeit von Hühnereiweiß wiederfand; die Quellung ist ja an sich schon durch gleichzeitig verlaufende Lösungsvorgänge kompliziert. Als Beispiel für diese lyotropen Ionenreihen sei die unterschiedliche Konzentration verschiedener Natriumsalze angeführt, bei der erstmalig in Hühnereiweißlösungen eine Fällung als Zeichen verminderter Löslichkeit auftritt.

Salz	Molare Konzentration	Salz	Molare Konzentration	Salz	Molare Konzentration
Citrat . . .	0,56	Acetat . .	1,69	Chlorat . .	5,52
Tartrat . .	0,78	Chlorid . .	3,62	Jodid . .	∞
Sulfat . . .	0,80	Nitrat . .	5,42	Rhodanid .	∞

Jodid und Rhodanid fällen überhaupt nicht mehr und sind auch am meisten quellungsfördernd, während die mehrwertigen Anionen wirksamer sind als die einwertigen.

Eiweiß besitzt als Ampholyt sowohl saure als auch basische Gruppen. Bei einer bestimmten Wasserstoffionenkonzentration ist die Menge ionisierter Gruppen ein Minimum, man spricht dann von dem isoelektrischen Punkt des Eiweißes. Dieser Punkt ist zugleich durch ein Minimum der Löslichkeit gekennzeichnet, weil die Ionen besser löslich sind als die undissoziierte Substanz. Unter bestimmten Voraussetzungen kann man das Löslichkeitsminimum an dem Auftreten einer Trübung und Flockung erkennen; das Flockungsoptimum ist mit dem isoelektrischen Punkt des Eiweißes im einfachsten Fall identisch.

Die Wirkung von Neutralsalzen gibt sich nun darin zu erkennen, daß sie in der Lage sind, das Flockungsoptimum zu verschieben, indem sie dem Eiweiß nach Adsorption ihre Ladung mitteilen; sowohl Anionen wie Kationen können das in mehr oder weniger wirksamer Weise (MICHAELIS und RONA, MICHAELIS und v. SZENT-GYÖRGYI). Kationen (mit wenig wirksamen Anionen, Chloride z. B.) verschieben das Flockungsoptimum des Eiweißes nach der alkalischen Seite, d. h. Flockung tritt schon bei weniger saurer Reaktion auf, als sie im isoelektrischen Punkt herrscht; umgekehrt verschieben Anionen (mit wenig wirksamen Kation, Alkalisalze z. B.) das Flockungsoptimum nach der sauren Seite.

Der Vorgang ist so zu verstehen, daß auf der „alkalischen" Seite — vom isoelektrischen Punkt aus betrachtet und ohne daß tatsächlich alkalische Reaktion herrschen muß —, genauer auf der weniger sauren Seite Eiweiß in zunehmendem Maße als Säure dissoziert; es ist um so stärker negativ geladen, je geringer die Wasserstoffionenkonzentration ist, weil schwache Säuren allgemein erst bei schwach saurer oder alkalischer Reaktion merkbar dissoziieren (d. h. H-Ionen abspalten). Erst bei zunehmender Wasserstoffzahl (= Zahl der H-Ionen) wird die Dissoziation des Eiweißes wieder zurückgedrängt, es verliert an elektrischer Ladung und erreicht im isoelektrischen Punkt, wie bereits gesagt, ein Löslichkeitsminimum oder flockt unter Umständen aus. Im Maße ihrer Adsorbierbarkeit übernehmen die Kationen die entladende Rolle der H·-Ionen und dadurch kommt die Flockung schon vor Erreichung des eigentlichen isoelektrischen Punktes zustande. Im umgekehrten Sinne gilt diese Betrachtung für Anionen auf der sauren Seite des isoelektrischen Punktes. Für diese Wechselbeziehungen von Salzen und Eiweiß ergab sich im wesentlichen wieder eine ähnliche Ionenreihe wie nach HOFMEISTER, allerdings mit unterschiedlicher Stellung einzelner Ionen. Die Wirksamkeit der einzelnen Ionen nahm wie folgt zu:

Kationenreihe: $Ca'' < Na' < Zn'' < Cu'' < La''' < Al'''$
Anionenreihe: $F' < Cl' < Br < J' < NO_3' < SO_4'' < SCN' < $ Sulfosalicylat$'''$.

Man erkennt aus diesen Reihen, daß die Wertigkeit der einzelnen Ionen zwar eine wichtige, aber nicht allein maßgebende Rolle spielt, andernfalls wären die Unterschiede zwischen dem Nitrat und den Halogeniden unverständlich ebenso wie zwischen dem zweiwertigen Calcium und einwertigen Natrium. Von einwertigen Ionen sind namentlich gewisse höher molekulare Ionen in ganz besonderem Maße wirksam, gleiches gilt auch für mehrwertige. MICHAELIS und v. SZENT-GYÖRGYI beobachteten z. B. für Fuchsin bzw. Eosin eine starke Verschiebung des Flockungsoptimums zur alkalischen bzw. sauren Seite schon bei sehr geringen Konzentrationen dieser Salze, für eine Reihe von Alkaloiden fand LABES ähnliches. Hier spielen offenbar noch sonstige Moleküleigenschaften mit, welche die Adsorbierbarkeit an Eiweiß begünstigen.

Ist schon bei diesen in vitro erhobenen Feststellungen der Einblick in tiefere Zusammenhänge von Konstitution und Wirkung nicht immer eindeutig, so liegen die Dinge bei der Wirkung von Salzen auf den Gesamtorganismus noch wesentlich schwieriger. Stark wirksam sind hier nicht nur Schwermetalle, sondern auch gewisse Leichtmetalle. Kalium besitzt einen tief greifenden Einfluß auf die Erregbarkeit, der dem des Calciums entgegengesetzt ist, Magnesium wirkt narkotisch, Aluminium sehr giftig.

Die Tatsache, daß man im lebenden Organismus die Anionen meist weniger wirksam findet als die Kationen, könnte daran denken lassen, daß die Blut- bzw. Gewebsreaktion höherer Organismen sich auf der alkalischen Seite des isoelektrischen Punktes der meisten Eiweißkörper befindet und daß deswegen hauptsächlich Kationen pharmakologisch wirksam sind; und zwar, weil sie die Löslichkeit oder vielleicht besser gesagt die Verteilung (Dispersität) durch Minderung der elektrischen Ladung herabsetzen, während Anionen ja unter diesen Bedingungen aufladend wirken. Aber abgesehen davon, daß Eiweiß im Hinblick auf die geringe notwendige Gabe der metallischen Gifte im Überschuß vorhanden ist, kann man kaum die besondere resorptive Wirkung der Metalle auf den Organismus in so einfacher Weise kolloidchemisch erklären, eher die lokale. Es spielen offenbar besondere Eigentümlichkeiten der Metallionen mit, die vorläufig weder aus ihrer Wertigkeit, noch aus ihrer Stellung in der elektrischen Spannungsreihe einigermaßen genau bestimmt werden können. Betrachtet man ferner bei den Anionen die hemmende Wirkung des Fluorions auf die Glykolyse oder die schlafmachenden Eigenschaften der Bromide, so stellt das ebenfalls etwas ganz Unerwartetes dar, auf das keine chemische oder physikalische Eigenschaft der Nachbarglieder — soweit bisher bekannt — hindeutet.

Man hat gelegentlich den Versuch unternommen, aus der tödlichen Gabe verschiedener Salze bestimmte Zusammenhänge zwischen chemischen Eigentümlichkeiten und pharmakologischer Wirkung abzuleiten. Aber die zugrunde gelegten experimentellen Feststellungen sind unter so verschiedenen Bedingungen erhoben, daß ein Vergleich letaler Dosen zwecklos ist. Schon die Injektionsgeschwindigkeit kann sich erheblich auf die Größe der letalen Dosis auswirken, dafür sind die Versuche von RABBENO ein Beispiel; je größer die Infusionsgeschwindigkeit von Chromsalzen gewählt wurde, um so mehr vertrugen die Tiere bis zum schließlich erfolgenden Tod. Die mit steigender Injektionsgeschwindigkeit erfolgende Zunahme der letalen Dosis beruht auf einem Nachhinken der Reaktion zwischen Gift und Organismus (nach EICHLER) bzw. auf einer Zunahme der Entgiftung, die ja der Blutkonzentration entsprechend zunimmt.

Die Wirkung von Metallsalzen wird auch von der Seite zu betrachten sein, daß viele in Wasser bestimmte Komplexe bilden, und daß namentlich der Organismus viele Stoffe enthält, die in gleicher Weise wie Wasser zu Komplexbildungen befähigt sind (über die verschiedenen Formen, in denen Salze wirksam werden können s. auch HEUBNER).

Als Ergebnis des Überblicks über die Salzwirkungen kann man für anorganische Salze jedenfalls feststellen, daß jedes Atom bzw. Ion eine vorzugsweise spezifische Wirkung auf den Organismus entfaltet; allerdings zeichnen sich offensichtlich alle mehrwertigen Ionen und namentlich auch Schwermetallsalze durch besondere Wirksamkeit aus.

2. Konstitution und Wirkung bei organischen Verbindungen.

Organische Verbindungen sind, soweit sie pharmakologische Bedeutung haben, vorwiegend reine Kohlenwasserstoffe, die zum Teil noch Stickstoff und Sauerstoff enthalten. Die Unterschiede sind also nicht durch die Verschiedenheit der aufbauenden Atome, als vielmehr durch ihre Anzahl und besondere Gruppierung bedingt. Man sollte also annehmen, daß man mit größerer Erfolgsaussicht als bei anorganischen bei organischen Verbindungen nach dem Zusammenhang von Konstitution und Wirkung suchen könnte, da sich doch ihre Eigenschaften irgendwie additiv aus denen der Atome und Atomgruppierungen ergeben müssen, und andererseits immer nur wenige Arten von Atomen zum Aufbau dienen. Wenn man außerdem der vergleichenden Betrachtung eine möglichst spezifische und gut meßbare Funktionsbeeinflussung zugrunde legt, müßte dieser Versuch theoretisch wenigstens gangbar sein.

Im folgenden soll an wichtigen Beispielen gezeigt werden, was die Erfahrung gegenüber solchen Hoffnungen lehrt.

a) Narkotika.

Schon 1869 behauptete RICHARDSON auf Grund seiner Versuche, daß die narkotische Wirksamkeit der Alkohole mit steigendem Molekulargewicht zunimmt. FÜHNER untersuchte die Wirksamkeit der Alkohole an Seeigeleiern (Furchungshemmung) und konnte eine Gesetzmäßigkeit beobachten, die er auch in früheren Versuchen von OVERTON wiederfand. Durch Vergleich der auf die Entwicklung der befruchteten Eier gleich hemmend wirkenden Konzentration ergab sich: „In der homologen Reihe der einwertigen gesättigten primären Alkohole nimmt die Wirksamkeit für die normalen Glieder (Glieder mit unverzweigter Kette) um ein Konstantes zu: Jedes folgende Glied ist dreimal so wirksam als das vorhergehende. Die Glieder mit verzweigter Kette und die sekundären Alkohole sind weniger wirksam als die erstgenannten.“ Zum Beleg finden sich in der folgenden Tabelle die Werte von FÜHNER mit denen von OVERTON (Versuche an Kaulquappen) verglichen:

Substanz	Hemmung der Eientwicklung durch Mol/L	Relative Wirksamkeit *	Narkose von Kaulquappen durch Mol/L	Relative Wirksamkeit *
CH_3OH	0,72	0,6	0,57	0,5
C_2H_5OH	0,41	1	0,29	1
C_3H_7OH	0,14	2,9	0,11	2,6
C_4H_9OH	0,045	9,1	0,04	7,3
$\frac{CH_3}{CH_3}{>}CH \cdot C_2H_4OH$.	0,02	20,5	0,023	12,6
$C_7H_{15}OH$	0,0017	241	—	—
$C_8H_{17}OH$	0,00051	804	—	—
$\frac{CH_3}{CH_3}{>}CH \cdot C_5H_{10}OH$.	0,00088	466	0,0004	725

* Bezogen auf Äthylalkohol.

Die Wirksamkeit der Alkohole steigt also etwa in geometrischer Progression, $1:3:3^2:3^3$, während jeweils das Molekül um eine CH_2-Gruppe vermehrt wird. Der Methylalkohol fällt besonders stark aus der Reihe, weil er nicht lediglich ein indifferentes Narkotikum darstellt, sondern bei seiner Oxydation den stark giftigen Formaldehyd bildet; seine besonders starke Wirkung dürfte möglicherweise zum Teil auf diesem Umstand beruhen.

TRAUBE fand, daß ähnlich wie die pharmakologische Wirksamkeit auch die Capillarität (Erniedrigung der Oberflächenspannung von Wasser) homologer Reihen um einen konstanten Faktor für jede hinzukommende CH_2-Gruppe steigt; er folgerte, daß zwischen diesen beiden Tatsachen ein Zusammenhang bestehen müsse und machte ihn zum Inhalt seiner Narkosetheorie. MEYER und HEMMI zeigten, daß aber nicht nur die Capillarität, sondern auch die von ihnen für wichtiger angesehene Öllöslichkeit homologer Verbindungen diese Regelmäßigkeit in der Beziehung von Konstitution und physikalischer Eigenschaft aufweist. Als Beleg sollen einige ihrer Werte dienen:

Substanz	Teilungskoeffizient Öl/Wasser	Relativer Wert *	Capillarität	Relativer Wert *
CH_3OH	0,0097	1	0,07	1
C_2H_5OH	0,036	3,7	0,2	2,9
C_3H_7OH	0,16	16,5	0,62	8,9
$i-C_4H_9OH$	0,59	60,8	2,2	31,4
$i-C_5H_{11}OH$	2,13	219	7,0	100

* Bezogen auf Methylalkohol.

Auch der Siedepunkt der Alkohole steigt innerhalb gewisser Grenzen mit jeder Methylengruppe um ziemlich regelmäßige Beträge an. Jedenfalls darf man aus alledem entnehmen, daß tatsächlich ein *Zusammenhang zwischen der chemischen Konstitution* und den *physikalischen Eigenschaften* in gewissen Fällen nachweisbar ist. Es ist fraglos von großer theoretischer Bedeutung, daß ein solcher *Zusammenhang auch zwischen Konstitution und pharmakologischer Wirkung* besteht, wie aus den oben mitgeteilten Versuchen hervorgeht. Wie sich leider zeigen wird, ist dieses mustergültige Beispiel vereinzelt.

Es fragt sich, ob man daraus eine bestimmte physikalische Wirkungsweise erschließen kann. Da sich aber in homologen Reihen mit zunehmender Kettenlänge gleichzeitig viele Eigenschaften ändern, von denen wohl nur ein Teil bekannt ist, muß jeder Versuch, eine Korrelation zwischen einer dieser Eigenschaften und einer etwaigen pharmakologischen Wirkung herzustellen, als unerlaubt oder zum mindesten gewagt angesehen werden. —

In qualitativer Hinsicht geht die Bedeutung der Einführung von weiteren CH_2-Gruppen für die Wirksamkeit z. B. auch aus Versuchen von v. ISSEKUTZ und Mitarbeitern hervor, die bei Tetrazolen mit zunehmender Zahl von Methylengruppen eine Verstärkung der krampfauslösenden und blutdrucksteigernden Wirkung fanden.

b) Quartäre Ammoniumbasen.

Bei auf Grund anderer Vorstellungen unternommenen Versuchen von BROWN und FRASER stellte sich heraus, daß gewisse Alkaloide, die am Stickstoff methyliert und dadurch in quartäre Ammoniumbasen umgewandelt worden waren, durch diesen Eingriff curareähnliche Wirkungen bekommen hatten, d. h. die motorische Nervenendplatte wie Curare zu lähmen vermochten. Spätere Untersuchungen zeigten, daß fast ganz allgemein quartäre Ammoniumbasen ähnlich wirken, und damit war in der Tat ein bemerkenswerter Zusammenhang zwischen chemischer Konstitution und pharmakologischer Wirkung aufgedeckt, der zunächst rein qualitativ betrachtet wurde. KÜLZ untersuchte dann systematisch eine Reihe substituierter Ammoniumjodide und fand am Nervmuskelpräparat folgendes Verhalten (s. nachstehende Tabelle auf S. 172).

Alle diese Ammoniumbasen wirken curareartig auf den motorischen Nerven, aber mit zunehmender Kettenlänge tritt keineswegs regelmäßig eine Wirkungssteigerung auf; insonderheit fällt die Substituierung mit dem Propylrest als weniger wirksam aus der Reihe. Immerhin ist ein gewisser Einfluß im Sinne der Wirkungssteigerung mit Vermehrung der CH_2-Gruppe unverkennbar, wenn man die letzten drei Glieder des Äthylammoniumjodides betrachtet. Zusammenhänge zwischen Konstitution und Wirkung ähnlicher Art, wie bei der Narkose geschildert wurde, bestehen jedenfalls nicht.

Überraschend ist in diesem Zusammenhang, daß nach REID HUNT und RENSHAW der Stickstoff der quartären Basen durch Phosphor,

Substanz	Lähmende Konzentration in Mol/Liter	Substanz	Lähmende Konzentration in Mol/Liter
$(CH_3)_4N \cdot J$ . . .	$1{,}8 \cdot 10^{-4}$	$(C_2H_5)_4N \cdot J$ . . .	$4{,}0 \cdot 10^{-3}$
$\genfrac{}{}{0pt}{}{(CH_3)_3}{C_2H_5}{>}N \cdot J$ . . .	$5 \ \cdot 10^{-4}$	$\genfrac{}{}{0pt}{}{(C_2H_5)_3}{CH_3}{>}N \cdot J$ . . .	$4 \ \cdot 10^{-3}$
$\genfrac{}{}{0pt}{}{(CH_3)_3}{C_3H_7}{>}N \cdot J$ . . .	$1{,}4 \cdot 10^{-3}$	$\genfrac{}{}{0pt}{}{(C_2H_5)_3}{C_3H_7}{>}N \cdot J$ . . .	$2 \ \cdot 10^{-3}$
$\genfrac{}{}{0pt}{}{(CH_3)_3}{C_4H_9}{>}N \cdot J$ . . .	$1{,}2 \cdot 10^{-4}$	$\genfrac{}{}{0pt}{}{(C_2H_5)_3}{C_4H_9}{>}N \cdot J$ . . .	$5 \ \cdot 10^{-4}$
$\genfrac{}{}{0pt}{}{(CH_3)_3}{C_5H_{11}}{>}N \cdot J$ . . .	$1{,}1 \cdot 10^{-4}$	$\genfrac{}{}{0pt}{}{(C_2H_5)_3}{C_5H_{11}}{>}N \cdot J$ . . .	$2{,}5 \cdot 10^{-4}$
$\genfrac{}{}{0pt}{}{(CH_3)_3}{C_7H_{15}}{>}N \cdot J$ . . .	$1{,}0 \cdot 10^{-4}$	$\genfrac{}{}{0pt}{}{(C_2H_5)_3}{C_8H_{17}}{>}N \cdot J$ . . .	$0{,}7 \cdot 10^{-4}$
$\genfrac{}{}{0pt}{}{(CH_3)_3}{C_8H_{17}}{>}N \cdot J$ . . .	$0{,}9 \cdot 10^{-4}$		

Arsen, Wismut und Schwefel ersetzt werden kann; man spricht dann von Phosphonium-, Arsonium-, Stiboniumbasen usw., die alle curareähnlich wirken. Allerdings gehören alle aufgeführten Elemente in die gleiche Gruppe des periodischen Systems, und ähnlich wie in der Gruppe der Alkalimetalle bestehen auch bei ihnen in chemischer Hinsicht viel Übereinstimmungen. Demnach beruht offenbar die curareartige Wirkung auf einer ganz besonderen strukturellen Anordnung der Substituenten, während deren besondere Eigentümlichkeiten nur von untergeordneter Bedeutung sind. Daß es tatsächlich vorwiegend auf eine solche Gruppierung ankommt, wird ferner durch die Ersetzbarkeit des Stickstoffatoms gezeigt. Damit ist aber fraglos ein ganz eindeutiger Zusammenhang von chemischer Konstitution und pharmakologischer Wirkung festgestellt, einerlei, welche Klärung dieser Tatbestand einmal finden wird.

c) Adrenalingruppe.

Stoffe mit adrenalinähnlicher Konstitution sind in großer Zahl synthetisiert worden. Sofern für die vorliegende Fragestellung nur die blutdrucksteigernde Wirkung bekannt ist, muß von einem Vergleich abgesehen werden, denn der Blutdruck kann auf sehr verschiedene Weise zunehmen. Zentrale Reizung des Vasomotorenzentrums, Reizung vasokonstriktorischer Nervenendigungen, unmittelbare Erregung der Gefäßmuskulatur wirken gleichermaßen blutdrucksteigernd, obwohl es sich um qualitativ verschiedenartige Vorgänge handelt. Jede strenge Vergleichsmöglichkeit entfällt aber, sofern nicht ein gleicher Wirkungsmechanismus sichergestellt ist, oder solange nicht andere Adrenalinwirkungen mitverglichen werden.

Ein grundsätzliches Bedenken gegen die quantitative Verwertbarkeit aller derartigen Versuche am warmblütigen Tier muß aber auch noch genannt werden: Die Auswertung aller Beobachtungen leidet darunter, daß die Giftverteilung hier zu keinem Gleichgewichtszustand führt, wie er sich etwa bei Fischen, die in einer Lösung bekannter Konzentration schwimmen, herstellt. Der Wirkungsvergleich kann daher zu Ergebnissen führen, die in gewissen Fällen ebensogut auf spezifischen Unterschieden des pharmakologischen Vorgangs im engeren Sinne wie auf unspezifischer Beteiligung von Resorption, Verteilung, Permeabilität usw. beruhen können. Auch dieser Umstand macht den Vergleich mehrerer Wirkungen erwünscht.

BARGER und DALE hatten gezeigt, daß bereits aliphatische Amine den Blutdruck steigern, daß die Einführung eines aromatischen Ringes die Wirkung steigert und daß sie bei Umwandlung desselben in ein- oder mehrwertige Phenole schließlich einen Höhepunkt erreicht. Ferner fanden sie die Länge der Seitenkette von Einfluß, indem bei bestimmter Zahl der Kohlenstoffatome die Wirkung optimal war; von Bedeutung war schließlich die Stellung der Hydroxylgruppen und die Substitution der Aminogruppe.

SCHAUMANN hat eine Reihe adrenalinähnlicher Substanzen eingehender untersucht und erhielt folgende Ergebnisse:

Substanz	Relative Wirksamkeit * auf				Ergo-tamin-umkehr	Cocain-sensibi-lisie-rung
	Uterus	Darm	Blut-zucker	Blutdruck		
C_6H_5—CHOH·CH·NH·CH$_3$ / CH$_3$ (OH)	1/2000	1/300	0	1/500	0	0
C_6H_5—CHOH·CH·NH·CH$_3$ / CH$_3$	1/2000	1/300	0	1/2000	0	0
HO—C_6H_4—CHOH·CH·NH·CH$_3$ / CH$_3$ (HO)	1/2000	1/300	0	1/1000	±	±
C_6H_4—CHOH·CH·NH·CH$_3$ / CH$_3$ (HO)	1/150	1/300	0	1/250	+	+
HO—C_6H_3—CHOH·CH·NH·CH$_3$ / CH$_3$ (HO)	1/50	1/5	1/30	1/1000	—	—
HO—C_6H_3—CHOH·CH·NH$_2$ / CH$_3$ (HO)	1/20	1/2	1/10	1/2	+	+
HO—C_6H_3—CHOH·CH·NH·CH$_3$ / C$_2$H$_5$	1/650	—	1/400	senkend	—	—

* Bezogen auf Adrenalin; — = nicht untersucht.

Man kann sehen, daß die Zahl und die Stellung der Hydroxylgruppen von Bedeutung für das adrenalinähnlichere Verhalten ist. Der Übergang vom Ephedrin zu den Oxyephedrinen macht den betreffenden Stoff in allen hier untersuchten Wirkungen dem Adrenalin ähnlicher, obwohl die Einzelwirkungen nicht im gleichen Wirkungsverhältnis zum Adrenalin stehen; während die Blutdruckwirksamkeit des Dioxy-nor-ephedrins halb so groß wie die des Adrenalins ist, ist die Uteruswirkung z. B. nur ein Zwanzigstel. Es ist praktisch wichtig, daß man also bei der Synthese unter Umständen die Hauptwirkung unter Abschwächung von Nebenwirkungen erhalten kann.

Als wesentlich geht ferner aus diesen Untersuchungen hervor, daß die phenolischen Hydroxylgruppen maßgeblich an der Wirkung des Adrenalins beteiligt sind, denn die hydroxylfreien Verbindungen entfernen sich in ihrer Wirkungsstärke und in der Wirkungsart immer mehr vom Adrenalin.

3. Stereochemische Einflüsse auf die Wirksamkeit.

Die Bedeutung der chemischen Konstitution für die Wirkung eines Giftes erscheint in einem ganz anderen Licht, wenn man sieht, daß zwei Stoffe, die sich lediglich durch die Drehung von polarisiertem Licht unterscheiden, außerordentliche Abweichungen in der Wirkungsstärke voneinander aufweisen. Optische Isomerien, die bekanntlich durch das Vorhandensein asymmetrischer Kohlenstoffatome bedingt sind, treten auch unter den natürlich vorkommenden Giften auf, und zwar ist durchweg eine der isomeren Formen bevorzugt vertreten. Für eine Anzahl pharmakologisch wichtigerer Verbindungen soll die folgende Tabelle einen Einblick in die Wirkungsunterschiede geben:

Substanz	Relative Wirksamkeit	Vergleichsfunktion bzw. -organ
l-Thyroxin	4	Sauerstoffverbrauch
d-Thyroxin	1	Sauerstoffverbrauch
l-3,4-Dioxynorephedrin	160	Blutdruck
r-Dioxynorephedrin	1	Blutdruck
l-Dioxynorephedrin	160	Uterus
r-Dioxynorephedrin	1	Uterus
l-Adrenalin	15	Blutdruck
r-Adrenalin	1	Blutdruck
l-Hyoscyamin	40	Speichelsekretion
r-Hyoscyamin	1	Speichelsekretion
l-Cocain	1	Sensible Nerven
r-Cocain	2	Sensible Nerven

(Nach GADDUM, SCHAUMANN, ABDERHALDEN, CUSHNY, GOTTLIEB.)

Es ist keineswegs so, daß immer Isomere mit gleicher Drehungsrichtung besonders gut wirksam sind, aber es scheint, als ob linksdrehende Verbindungen im allgemeinen vom Organismus bevorzugt würden.

Schon bei der Tätigkeit der Fermente findet man die optische Aktivität von Bedeutung. DAKIN beobachtete, daß Esterase aus Schweineleber einen racemischen Mandelsäureester unter Auftreten von optischer Aktivität spaltet, also demnach eine Modifikation bevorzugt. Allerdings sind mitunter wie im genannten Beispiel komplizierte Vorgänge vorhanden derart, daß ein Isomeres in einem Fermentprozeß die größere Bindungsenergie zeigt, sein Antipode die größere Zerfallsenergie, so daß die Konzentration der Ausgangs- und Spaltprodukte eine große Rolle bei der Bevorzugung eines Isomeren spielt.

4. Ergebnis.

Die vorhergehend mitgeteilten Beobachtungen sollen dem Nachweis. dienen, daß überhaupt eindeutige Beziehungen zwischen Konstitution und Wirkung vorkommen bzw. feststellbar sind. Diese Beziehungen sind mehr oder weniger rein beschreibender Art, oft ohne erkennen zu lassen, warum mit einer bestimmten Änderung des Moleküls diese oder jene Wirkung zunimmt.

Mitunter ergeben sich auch praktisch brauchbare Erfahrungen; so weiß man, daß Spaltung veresterter Carboxylgruppen ebenso wie die Einführung von freien Carboxylgruppen der pharmakologischen oder therapeutischen Wirkung vielfach abträglich ist. Der Grund dafür ist, daß Salze von Carbonsäuren bei der üblichen Reaktion des Organismus schlecht in die Zellen eindringen.

Mitunter findet man aber auch, daß z. B. der Stellungswechsel zweier Substituenten oder ähnliche geringfügige Änderungen der chemischen Struktur des Giftes die ursprüngliche Wirkung stark abschwächen oder verändern. Namentlich die Chemotherapie ist sehr reich an derartigen Erfahrungen.

Das Ausmaß, mit dem man gewisse allgemeine Erfahrungen über Konstitution und Wirkung über den Sonderfall hinaus übertragen kann, ist im allgemeinen sehr beschränkt, zum mindesten aber stark verschieden. In vielen Fällen ist eine Allgemeingültigkeit in größerem Umfang vorhanden — so, wenn man sagt, daß Halogenierung die narkotische Wirksamkeit aliphatischer Kohlenwasserstoffe erhöht —, in anderen Fällen ist die Allgemeingültigkeit viel begrenzter —, so, wenn man das Vorkommen von Doppelbindungen für in pharmakologischer Hinsicht besonders bedeutungsvoll hält; im chemischen Sinne sind diese Stoffe zwar (von aromatischen Körpern abgesehen) reaktionsfähig, im pharmakologischen Verhalten sieht man oft keinen wesentlichen Unterschied zwischen der ungesättigten und der gesättigteren Verbindung (vgl. z. B. Äthylen und Acetylen hinsichtlich der narkotischen Wirkung).

Es wäre unrichtig, wollte man die fraglos vielfach bestehenden Beziehungen zwischen Konstitution und Wirkung ohne weiteres zu Vorstellungen über die eigentliche Wirkungsweise der betreffenden Gifte auswerten. Der Standpunkt von EHRLICH, daß die Zelle über ganz bestimmte Chemoreceptoren verfüge, die diesen Giften entsprächen, ist heute verlassen. Auch muß man sich klar sein, daß die Strukturformel nur ein bescheidener Ausdruck für die wirkliche Beschaffenheit der Gifte ist.

Wenn man die Unterschiede in der pharmakologischen Wirksamkeit optisch isomerer Verbindungen in Betracht zieht, ist erstaunlich, welches Maß von Differenzierung offenbar bei den Zellen vorausgesetzt werden muß. Daß diese Differenzierung übrigens schon zu Unterschieden der Aufnahme führen kann, geht aus Versuchen von KOTAKE und OKAGAWA hervor; sie fanden nämlich, daß Erythrocyten l- bzw. d-Oxyphenylmilch-säure in verschiedenem Ausmaß aufnehmen.

So unklar und rätselhaft die Beziehungen von Konstitution und Wirkung meist auch sind, sie beweisen doch so viel, daß der pharmako-logische Vorgang offenbar immer auf einer feinen, zufälligen und gegen-seitigen „Abstimmung" von Zelle und Gift beruhen muß. Diese „Ab-stimmung" ist nicht ausschließlich im chemischen Sinne zu verstehen — das würde nur eine Art Seitenkettentheorie bedeuten —, sondern dahin, daß sowohl die Eigentümlichkeiten der Giftbeschaffenheit wie die besondere Empfindlichkeit der Zelle von Bedeutung sind. Das Gift ist gewissermaßen einem Geldstück im Automaten vergleichbar: Es muß passend sein, aber die Wirkung, die es auslöst, läuft ohne Rücksicht auf seine besondere Beschaffenheit ab. Auch dieses Bild hat nur begrenzte Berechtigung, denn in der Tat sind manche pharmakologische Wirkungen (man denke an die Kohlenoxydvergiftung) so weitgehend untersucht, daß man ein fast lückenloses Bild der Wirkungsweise hat; und dabei handelt es sich, jedenfalls im genannten Beispiel, um einen verhältnis-mäßig wenig verwickelten chemischen Vorgang.

Dieser Sachverhalt mag davor hüten, die Dinge schematisch zu betrachten. So berechtigt und erwünscht das Bestreben nach Einheit und Ordnung ist, so nachteilig wäre die Verkennung, daß im Natur-geschehen Vielfalt herrscht.

Namen- und Schriftenverzeichnis.

(Die eingeklammerten Zahlen hinter den Namen entsprechen der Seite, auf welcher der betreffende Verfasser zitiert wurde. Darstellungen zusammenfassenden Inhalts sind durch * gekennzeichnet und mit Titelangabe versehen.)

ABDERHALDEN, E. (59): Z. physiol. Chem. **25**, 65 (1898).

— (174): zit. nach AMMON.

ADOLPH (74): zit. nach CUSHNY.

AKATSU u. NOGUCHI (142): J. exper. Med. **25**, 349. Zit. nach Jber. Tierchem. **49**, 565 (1919).

*AMMON, R.: Bedeutung der Stereochemie in der Physiologie. Erg. Physiol. **37**, 366 (1935).

ANTEN (70): Arch. f. exper. Path. **48**, 331 (1902).

AXMACHER, FR. (7): Arch. f. exper. Path. **171**, 289 (1933).

— (55): Arch. f. exper. Path. **173**, 722 (1933).

— (82): unveröffentlichte Versuche.

— (87): Arch. f. exper. Path. **187**, 364 (1937).

— (91): unveröffentlichte Versuche.

— (114, 116): Arch. f. exper. Path. **180**, 142 (1936).

— u. H. LUDWIG (117): Biochem. Z. **286**, 1 (1936).

— (159): Arch. f. exper. Path. **183**, 478 (1936).

— (163): unveröffentlichte Versuche.

BACHEM, C. (27): Arch. f. exper. Path. **101**, 127 (1924).

BARCROFT, J. (19, 98): Die Atmungsfunktion des Blutes, Bd. 1. Berlin 1927.

— (49): Erg. Physiol. **25**, 818 (1926).

— (67): Die Atmungsfunktion des Blutes, Bd. 1, S. 89. Berlin 1927.

BARGER, G. G. u. H. DALE (173): J. of Physiol. **41**, 19 (1910/11).

BAUER, H. (96): Arch. f. exper. Path. **172**, 699 (1933).

BAYLISS, W. M. (58, 61, 135): Grundriß der allgemeinen Physiologie. Berlin 1926.

BECKEL, A. (126): Z. Unters. Nahrgsmitt. **66**, 158 (1933).

— u. K. DAEVES (127): Stahl u. Eisen **1934**, 1305.

BEHRENS, B. (79): Arch. f. exper. Path. **140**, 237 (1929).

— D. (2): Slg Vergiftgsfäll. **7**, C 41 (1936).

BENNHOLD, H. (76): Klin. Wschr. **1932 II**, 2057.

BERGER, W., E. TROPPER u. F. RISCHER (15): Klin. Wschr. **1926 II**, 2394.

BETHE, A. (56): Biochem. Z. **127**, 18 (1922).

— (61, 100): Pflügers Arch. **127**, 219 (1909).

BIBERFELD, J. (153): Biochem. Z. **65**, 479 (1914).

BIEHLER, W. (67): Arch. f. exper. Path. **107**, 20 (1925).

— (128, 139): Arch. f. exper. Path. **178**, 692 (1935).

BLUME, W. u. F. S. NOHARA (70): Arch. f. exper. Path. **173**, 413 (1933).

BORNSTEIN, A. (21): zit. nach CHRISTENSEN.

BRANDL, I. (27): Z. Biol. **11**, 277 (1892).

BRAUNSTEIN, A. E., A. N. PARSCHIN u. O. D. CHALISOWA (74, 130): Biochem. Z. **235**, 311 (1931) und folgende Arbeiten.

BREYER, H. (108): Pflügers Arch. **99**, 481 (1903).

BRODIE (24): zit. nach VERZÀR (25).

*BROEMSER, PH. (4): Erregbarkeit, Reiz- und Erregungsleitung, allgemeine Gesetze der Erregung. Handbuch der normalen und pathologischen Physiologie, Bd. 1, S. 277.

BRONNER, H. u. P. KLEINOFEN (68): Klin. Wschr. **1937 I**, 105.

BROWN u. FRASER (171): zit. nach KÜLZ.

BRUGSCH, TH. u. H. HORSTERS (75): Arch. f. exper. Path. **124**, 129 (1927).

BÜCHNER, F. (96): Arch. f. exper. Path. **176**, 59 (1934).

BÜRGI (162): zit. nach WINTERSTEIN.

BURN (80): Biologische Auswertungsmethoden. Berlin 1937.

CAMPBELL (43): J. of Physiol. **59**, 1 (1924/25).

CHAMBERS, R. (59): Proc. Soc. exper. Biol. a. Med. **17**, 41 (1919).

CHAPMANN, C. N. u. C. A. MORRELL (127): zit. nach CLARK, General pharmacology, S. 146. Berlin 1937.

CHRISTENSEN, E. H. (22): Erg. Physiol. **39**, 348 (1937).

CLARK, A. J. (44): J. of Pharmacol. **16**, 415 (1921).

— (82): J. of Physiol. **61**, 530 (1926).

— (98): Mode of action of drugs on cells. London 1933.

— (123): Quart. J. exper. Physiol. **5**, 385 (1912).

— (98, 126, 160): General pharmacology. Handbuch der experimentellen Pharmakologie, Erg.-Werk, Bd. 4. 1937.

— (134): J. of Physiol. **54**, 275 (1920/21).

CLOETTA, M. (139): Arch. f. exper. Path. **54**, 196 (1906).

COHNHEIM, O. (24): zit. nach VERZÀR (25).

— (44): zit. nach KLEMENSIEWICZ: Handbuch der allgemeinen Pathologie, Bd. 2, 1, S. 341.

*CUSHNY, A. R. (69): Die Absonderung des Harns. Jena 1926.

— (174): zit. nach AMMON.

DAKIN, J. (174): J. of Physiol. **30**, 253 (1904); **32**, 199 (1905).

DELHOUGNE, F. (27): Arch. f. exper. Path. **159**, 128 (1931).

DIEBOLD, O. u. O. MERTENS (20): Pflügers Arch. **237**, 585 (1936).

DÖBELI, E. (123): Mschr. Kinderheilk. **9**, 397 (1911).

*DOERR, R. (145): Allergische Phänomene. Handbuch der normalen und pathologischen Physiologie, Bd. 13, S. 650.

DOMINGUEZ, R. u. MITA (72): Amer. J. Physiol. **114**, 240 (1935/36).

DREYER, M. B. u. E. B. VERNEY (72): J. of Physiol. **57**, 451 (1923).

EGMOND, A. A. J. VAN (138): Arch. f. exper. Path. **65**, 197 (1911).

EHRLICH, P. (111, 113): Ber. dtsch. chem. Ges. **42** I, 17 (1909).

— (141): Berl. klin. Wschr. **1907** I, 233, 280, 310, 348.

EICHLER, O. (72): Arch. f. exper. Path. **144**, 251 (1929).

— u. H. KILLIAN (140): Arch. f. exper. Path. **159**, 606 (1931).

— (169): Handbuch der experimentellen Pharmakologie, Bd. 3/3, S. 1503.

EMBDEN u. ADLER (62): Z. physiol. Chem. **118**, 1 (1922).

ERNST, E. u. J. FRICKER (62): Pflügers Arch. **234**, 399 (1934).

EXNER (42): zit. nach CHWOLSON: Lehrbuch der Physik, Bd. 1, S. 520. Braunschweig 1902.

FALK (123): Pflügers Arch. **34**, 530 (1894).

FAUST, E. S. (138): Arch. f. exper. Path. **44**, 217 (1900).

FELKE, H. (113): Klin. Wschr. **1938** I, 13.

FENN, W. O. (134): Handbuch der normalen und pathologischen Physiologie, Bd. 8/1, S. 166.

FIKENTSCHER, FINK u. EMMINGER (63): zit. nach C. CARRIÉ: Die Porphyrine. Leipzig 1936.

FINDEISEN, W. (22): Pflügers Arch. **236**, 367 (1935).

FISCHER, E. u. O. PILOTY (153): Ber. dtsch. chem. Ges. **24**, 521 (1891).

FLURY, F. (150): zit. nach MEYER-GOTTLIEB, 8. Aufl., S. 89.

FREUNDLICH, H. (10): Kapillarchemie, 4. Aufl., Bd. 1, S. 384. Leipzig 1930.

FÜHNER, H. (105): zit. nach HÖBER: Physikalische Chemie, 6. Aufl., S. 581.

FÜHNER (162): Arch. f. exper. Path. **52**, 69 (1905).
— (169): Arch. f. exper. Path. **82**, 51 (1918).
FULD (77): Münch. med. Wschr. **1908 I**, 908.
GABBE, E. (139): Dtsch. Arch. klin. Med. **122**, 81 (1917).
GADDUM (174): zit. nach AMMON.
GAFFRON (136): Biochem. Z. **179**, 157 (1926).
GAZA, W. v. u. B. BRANDI (38): Klin. Wschr. **1926 I**, 1123.
GEHLEN, W. (84, 85, 87): Arch. f. exper. Path. **171**, 541 (1933).
GINSBERG, W. (74): Arch. f. exper. Path. **69**, 381 (1912).
GIRNDT, O. u. R. HÜSGEN (123): Mschr. Kinderheilk. **71**, 153 (1937).
GLAESSNER u. WITTGENSTEIN (77): Klin. Wschr. **1923 II**, 1650.
GOLLWITZER-MEIER, KL. (20): Pflügers Arch. **222**, 104 (1929).
GONDERS, R. (142): Zbl. Bakter. I **61**, 102 (1911).
GOTTLIEB (174): zit. nach AMMON.
GRAHAM u. COLE (75): Amer. J. med. Sci. **172**, 625 (1926).
GRISSON, H. (156): Diss. Rostock 1887.
GROLLMANN, A. (22): Amer. J. Physiol. **88**, 432 (1929).
GRÜNINGER, U. (81): Arch. f. exper. Path. **126**, 77 (1927).
HAMBURGER (24): Biochem. Z. **11**, 443 (1908).
— (26): Erg. Physiol. **23**, 77 (1924).
— (45): zit. nach VERZÀR (25).
HÄNDEL u. BÄRTHLEIN (142): Zbl. Bakter. II **57**, 196 (1913).
HANNES u. JODLBAUER (136): zit. nach JODLBAUER.
HANSEN, KL. (53): Biochem. Z. **160**, 291 (1925).
HARVEY, N. (61): Amer. J. Physiol. **31**, 335 (1913).
HAY, M. (26): zit. nach HAMBURGER (26).
HECHT, G. (53): Arch. f. exper. Path. **183**, 87 (1936).
— (76): Medizin und Chemie. Leverkusen 1934.
— K. (100): Arch. f. exper. Path. **113**, 338 (1926).
HEDIGER, ST. (32): Klin. Wschr. **1928 II**, 1553.
HEFFTER, A. (150): Erg. Physiol. **2 I**, 95 (1903).
— (155): Erg. Physiol. **4**, 184 (1905).
HEIDENHAIN (10): Pflügers Arch. **56**, 579 (1894).
— (24): zit. nach STARLING (13).
HENDERSON u. HAGGARD (20): zit. nach P. TRENDELENBURG: Schmerz-Nark.-
    Anästh. **2**, 1 (1929/30).
HENDERSON SMITH (91): zit. nach A. J. CLARK: The mode of action of drugs on
    cells, S. 74.
HENNING, N. (77): Arch. f. exper. Path. **165**, 191 (1932).
*HERFF, D. v. (145): Klinische Bedeutung der Arzneimittel als Antigene. Leipzig
    1937.
HERZ u. ROTHMANN (52): zit. nach HÖBER (8), S. 507.
HERZOG, F. u. H. SCHWARZ (133): Arch. f. exper. Path. **151**, 12 (1930).
*HEUBNER, W. (22): Durchlässigkeit der Lunge für fremde Stoffe. Handbuch der
    normalen und pathologischen Physiologie, Bd. 2, S. 473.
— (95): Arch. f. exper. Path. **181**, 131 (1936).
*— (169): Allgemeines zur Pharmalokogie der Metalle. Handbuch der experi-
    mentellen Pharmakologie, Bd. 3/2, S. 621.
— (152): Klin. Wschr. **1934 II**, 1633.
— u. A. v. NYARI (89): Arch. f. exper. Path. **177**, 60 (1934).
*HILDEBRANDT, F. (137): Gewöhnung an Gifte. Handbuch der normalen und
    pathologischen Physiologie, Bd. 13, S. 833.
HILLER, S. (109): Proc. Soc. exper. Biol. a. Med. **24**, 427, 938 (1927).

HÖBER, R. (8): Physikalische Chemie der Zelle und Gewebe, 6. Aufl., S. 532.
— (8): Naturwiss. **24**, 196 (1936).
— (9): Physikalische Chemie, 6. Aufl., S. 510.
— (59): Physikalische Chemie, 6. Aufl., S. 478.
HOFMEISTER, F. (166): Arch. f. exper. Path. **25**, 13 (1888); **28**, 210 (1891).
HOLCK, H. G. O. u. Mitarb. (121, 122): J. of Pharmacol. **60**, 323 (1937).
HUF, E. (10): Pflügers Arch. **238**, 97 (1937).
HUNT, R. (162): zit. nach J. H. GADDUM: Gefäßerweiternde Stoffe der Gewebe,
    S. 75. Leipzig 1936.
HÜRTHLE, K. (53): Handbuch der normalen und pathologischen Physiologie,
    Bd. 7/2, S. 1470.
ISSEKUTZ, B. v. (112): Arch. f. exper. Path. **173**, 499 (1933).
— (114): Arch. f. exper. Path. **173**, 479 (1933).
— LEINZINGER u. v. ISSEKUTZ (106): Arch. f. exper. Path. **176**, 8 (1934).
— LEINZINGER u. NOVÁK (171): Arch. f. exper. Path. **177**, 398 (1935).
JACOBJ, C. (2): Slg Vergiftgsfällen **2**, C 1 (1931).
— (150): Arch. f. exper. Path. **27**, 119 (1890).
JAFFÉ, M. (149): Z. physiol. Chem. **62**, 58 (1909).
JANCSÓ, N. v. (112): Klin. Wschr. **1932 II**, 1305; **1933 I**, 287.
— u. H. v. JANCSÓ (114): Zbl. Bakter. **132**, 257 (1934).
JANSSEN, S. u. H. REIN (72): Ber. Physiol. **42**, 567 (1927).
JENSEN, P. (59, 101): Pflügers Arch. **62**, 172 (1896).
*JODLBAUER, A.: Die physiologische Wirkung des Lichtes. Handbuch der nor-
    malen und pathologischen Physiologie, Bd. 17, S. 305.
— u. F. HAFFNER (136): Biochem. Z. **118**, 150 (1921).
JOEL, A. (107): Pflügers Arch. **161**, 5 (1915).
JOHANNSEN (126, 127): Elemente der exakten Erblichkeitslehre. Jena 1926.
JOLLOS (142): Biol. Zbl. **33**, 222 (1913).
JOSING (108): Jb. Bot. **36**, 197 (1901).
JUNGEBLUT, K. (142): Z. Hyg. **99**, 254 (1923).
JURISIC, P. J. (10): Pflügers Arch. **238**, 103 (1937).
KAHLSON, G. (100): Arch. f. exper. Path. **169**, 44 (1933).
KÄRBER, G. u. L. LENDLE (108): Arch. f. exper. Path. **160**, 440 (1931).
KARRER u. BLOCH (145): zit. nach DOERR.
KEESER, E. (150): Dtsch. med. Wschr. **1931 I**, 398.
— u. H. A. OELKERS (139): Arch. f. exper. Path. **187**, 606 (1937).
— — u. W. RAETZ (138): Arch. f. exper. Path. **173**, 622 (1933).
KISSKALT, K. (128): Z. Hyg. **81**, 42 (1916).
KLAPP, R. (40): Arch. f. exper. Path. **47**, 86 (1902).
KLINGENBERG (149): zit. nach HAMMARSTEN: Lehrbuch der physiologischen Chemie,
    11. Aufl., S. 615.
KNAFFL-LENZ (128): Arch. f. exper. Path. **135**, 259 (1928).
KNOOP, F. (149): zit. nach HAMMARSTEN: Lehrbuch der physiologischen Chemie,
    11. Aufl., S. 617.
KNOWLTON, F. P. u. E. H. STARLING (135): J. of Physiol. **44**, 206 (1912).
KOBAYASHI (77): zit. nach HENNING.
KOCH, R. (142): zit. nach KOLLE-HETSCH: Bakteriologie, 7. Aufl., Bd. 2, S. 798.
KOCHMANN (19, 48, 102, 121): Handbuch der experimentellen Pharmakologie,
    Erg.-Bd. 2.
KOFLER, L. (15): Die Saponine. Wien 1927.
— u. R. KAUREK (15): Arch. f. exper. Path. **109**, 362 (1925).
KOPPANYI, TH., I. M. DILLE u. CH. R. LINGAR (96): J. of Pharmacol. **58**, 119 (1936).
KOPPENHÖFER u. SCHRÖDER (112): Beitr. Klin. Tbk. **86**, 549 (1935).

Kotake, Y. u. M. Okagawa (176): J. of Biochem. Tokyo 1, 159 (1922).

Krehan (159): zit. nach Winterstein.

Krogh, A. (32): Skand. Arch. Physiol. (Berl. u. Lpz.) 16, 348 (1904).

— u. I. Lindhard (21): Skand. Arch. Physiol. (Berl. u. Lpz.) 27, 100 (1912).

Kudicke (141): Zbl. Bakter. I 61, 113 (1911).

Külz, F. (171): Arch. f. exper. Path. 98, 339 (1923).

Kwitt, N. T. u. R. A. Hatcher (77): Ber. Physiol. 88, 133 (1935).

Labes, R. (156): Arch. f. exper. Path. 141, 148 (1929).

— (168): Pflügers Arch. 186, 98 (1921).

Landsteiner, K. (113, 148): Biochem. Z. 86, 343 (1918) und spätere Arbeiten.

Lasch, F. u. S. Brügel (15): Arch. f. exper. Path. 116, 7 (1926).

Laubender, W. (92): Arch. f. exper. Path. 144, 8 (1929).

— u. H. Kolb (134): Arch. f. exper. Path. 182, 401 (1936).

Lendle, L. (48): Handbuch der experimentellen Pharmakologie, Erg.-Bd. 1.

Leubuscher (25): zit. nach Verzàr (25).

Levaditi u. Knaffl-Lenz (112): zit. nach V. Fischl: Erg. Hyg. 17, 350 (1935).

Loeb u. Wastenay (106): zit. nach Winterstein.

Loewi, O. u. E. Navratil (162): Pflügers Arch. 214, 689 (1926).

Magendie (38): zit. nach Munk.

Marmé (77): zit. nach Meyer-Gottlieb: Experimentelle Pharmakologie, 8. Aufl., S. 64.

Marshall, E. K. (72, 74): J. of Physiol. 16, 141 (1921).

Meier, R. (5): Arch. f. exper. Path. 122, 129 (1927).

Meltzer u. Auer (158): zit. nach Meyer-Gottlieb: Experimentelle Pharmakologie, 8. Aufl., S. 237.

Mendel, F. (27): Münch. med. Wschr. 1922 II, 1593; 1923 II, 1926.

Meyer, F. (43): Arch. f. exper. Path. 177, 693 (1935).

— H. H. (109): Arch. f. exper. Path. 42, 109 (1899).

— -Gottlieb (17): Experimentelle Pharmakologie, 8. Aufl., S. 52.

— K. H. u. Mitarb. (103): zit. nach Meyer-Gottlieb: Experimentelle Pharmakologie, 8. Aufl., S. 145.

— u. Hemmi (109, 170): Biochem. Z. 277, 39 (1935).

Meyerhof, O. (159): zit. nach Winterstein.

Michaelis, L. (8): Naturwiss. 14, 33 (1926).

— (83): Die Wasserstoffionenkonzentration, S. 44. Berlin 1922.

— u. P. Rona (167): Biochem. Z. 94, 225 (1919).

— u. A. v. Szent-Györgyi (167): Biochem. Z. 103, 178 (1920).

Moeller, K. (46): Arch. f. exper. Path. 170, 312 (1933).

Mond, R. (36): Pflügers Arch. 217, 308 (1927).

*— Resorption aus dem Peritoneum und anderen serösen Höhlen. Handbuch der normalen und pathologischen Physiologie, Bd. 4, S. 152.

Morgenroth, J. u. F. Rosenthal (142): Z. Hyg. 71, 501 (1921).

Müller, J. (53): Arch. f. exper. Path. 141, 1 (1929).

Munk (38): Erg. Physiol. 1 I, 296 (1902).

Naegeli, O., F. de Quervain u. W. Stalder (146): Klin. Wschr. 1930 I, 924.

Neubauer (149): zit. nach Hammarsten: Lehrbuch der physiologischen Chemie, 11. Aufl., S. 612.

Neuberg, C. (136): Biochem. Z. 61, 315 (1914).

Nicloux, M. (46): C. r. Soc. Biol. Paris 51, 980 (1899).

— (53): zit. nach Meyer-Gottlieb: Experimentelle Pharmakologie, 8. Aufl., S. 140.

— (66): Experimentelle Pharmakologie, S. 123, 124.

— u. Novicka (46): zit. nach Widmark, S. 26.

Obermayer, F. u. E. P. Pick (113, 148): Wien. klin. Wschr. 1906, 330.

OEHMKE (135): zit. nach JODLBAUER.

OESTERLIN, M. (113): Z. Hyg. 118, 263 (1936); Zbl. Bakter. I 135, 347 (1935).

OKUNEFF, N. (40, 42): Biochem. Z. 226, 147 (1930).

OLOW (47): Biochem. Z. 134, 407 (1923).

OSTERHOUT (107): zit. nach HÖBER: Physikalische Chemie, 6. Aufl., S. 598.

OVERTON (109, 161): Studien über die Narkose. Jena 1901.

PAFFRATH, H. u. O. BENECKE (67): Arch. f. exper. Path. 176, 558 (1934).

POE, CH. F., I. F. SUCHY u. N. F. WITT (122): J. of Pharmacol. 58, 239 (1936).

POHL, J. (150): Arch. f. exper. Path. 31, 281 (1893).

— R. W. (10): Die Elektrizitätslehre, 3. Aufl., S. 204.

PONFICK (74): Virchows Arch. 62, 273 (1875).

PRATT, T. W. u. Mitarb. (96): Amer. J. Physiol. 102, 148 (1932).

PRAUSNITZ u. KÜSTER (146): zit. nach DOERR.

PRESCH, W. (150): Virchows Arch. 119, 148 (1890).

PRIGGE, R. (126): Dtsch. med. Wschr. 1937 II, 1478.

PROWAZECK, V. (142): zit. nach KOLLE-HETSCH: Bakteriologie, 7. Aufl., Bd. 2, S. 798.

PUTTER, E. (116): Klin. Wschr. 1923 I, 890.

PÜTTER, A. (81): Die Auswertung zahlenmäßiger Beobachtungen in der Biologie.
    Berlin u. Leipzig 1929.

QUETELET (125): zit. nach JOHANNSEN.

RABBENO (168): zit. nach EICHLER: Handbuch der experimentellen Pharmakologie,
    Bd. 3/3, S. 1503.

REID (24): zit. nach STARLING.

— (26): zit. nach VERZÀR (25).

— HUNT u. R. R. RENSHAW (171): J. of Pharmacol. 25, 315 (1925).

RENTZ, E. (100): Arch. f. exper. Path. 141, 183 (1929).

REZNIKOFF, P. u. R. CHAMBERS (100): Proc. Soc. exper. Biol. a. Med. 22, 320, 386
    (1924).

RHODE, E. (48): Handbuch der experimentellen Pharmakologie, Bd. 2/1, S. 1.

RICHARDS (73): zit. nach CUSHNY (69).

RICHARDSON (169): zit. nach FÜHNER (169).

ROEHL, W. (114): Dtsch. med. Wschr. 1926 II, 2017.

ROHDE (56): Pflügers Arch. 168, 411 (1917).

RONA, P., Y. AIRILA u. A. LASNITZKI (163): Biochem. Z. 130, 582 (1922).

ROST, E. (69): Arch. internat. Pharmacodynamie 15, 339 (1905).

ROTHLIN, E. (62): zit. nach WEESE (62), S. 137.

— (90): zit. nach WEESE (62), S. 120.

*ROTHMANN, ST. (31, 35): Resorption durch die Haut. Handbuch der normalen
    und pathologischen Physiologie, Bd. 4, S. 107.

RÜBSAMEN (138): Arch. f. exper. Path. 59, 217 (1900).

SCHAUMANN, O. (140, 173): Arch. f. exper. Path. 160, 127 (1931).

*SCHLOSSBERGER, H. (113): Über die Wirkungsweise der Chemotherapeutika. Klin.
    Wschr. 1937 I, 73.

SCHLOSSMANN, H. (123): Arch. f. exper. Path. 163, 588 (1932).

SCHMIEDEBERG, O. (153): Z. physiol. Chem. 3, 422 (1879).

SCHNITZER, R. (113): Naturwiss. 21, 681 (1933).

SCHOEN, R. (27): Arch. f. exper. Path. 113, 246 (1926).

— (28): Dtsch. Arch. klin. Med. 147, 224 (1925).

SCHULEMANN, W. (60, 63): Biochem. Z. 80, 1 (1917).

— (165): Arch. f. exper. Path. 181, 37 (1936).

*SCHWENKENBECHER, A. (77): Die Haut als Exkretionsorgan. Handbuch der
    normalen und pathologischen Physiologie, Bd. 4, S. 709.

SIEBECK, R. (59): Pflügers Arch. 148, 443 (1912).

SIEBECK (107): Arch. f. exper. Path. **95**, 93 (1922).

SIEVERS, R. F. u. A. R. McINTYRE (133): J. of Pharmacol. **59**, 90 (1937).

SINGER u. FISCHL (112): Z. Hyg. **116**, 36 (1934).

SJÖBERG (139): zit. nach C. OPPENHEIMER-R. KUHN: Lehrbuch der Enzyme, S. 251. Leipzig 1927.

SLATOR (135): zit. nach O. WARBURG: Erg. Physiol. **14**, 252 (1914).

SOLLMANN, T. (48): A Laboratory Guide in Pharmacology, p. 324.

— (133): zit. nach LENDLE: Handbuch der experimentellen Pharmakologie, Erg.-Bd. 1, S. 102.

SPEE, v. (25): zit. nach VERZÀR (25).

SPIESS (97): zit. nach MEYER-GOTTLIEB: Experimentelle Pharmakologie, 8. Aufl., S. 644.

*STARLING, E. H. (13): Die Resorption vom Verdauungskanal aus. Handbuch der Biochemie, 2. Aufl., Bd. 5, S. 216.

— u. E. B. VERNEY (72): Pflügers Arch. **205**, 47 (1924).

STEINHAUSEN (134): zit. nach FENN.

STORM VAN LEEUWEN (82): Grondbeginselen der allgemeene Pharmacologie, S. 280. Groningen den Haag 1923.

STRAUB, W. (99): Pflügers Arch. **119**, 127 (1907).

— (101): Verh. Ges. dtsch. Naturforsch. **1912**.

— (136): Arch. f. exper. Path. **51**, 383 (1904).

— u. CAESAR (162): zit. nach WINTERSTEIN.

SUNDVIK (153): zit. nach HAMMARSTEN: Lehrbuch der physiologischen Chemie, 11. Aufl., S. 594.

TADA (75): zit. nach Ber. Physiol. **80**, 73 (1934).

TAKAHASHI (162): zit. nach WINTERSTEIN.

TAPPEINER, v. u. JODLBAUER (135): zit. nach letzterem.

TAUBER (153): Arch. f. exper. Path. **36**, 197 (1895).

TENDELOO, N. P. (120): Allgemeine Pathologie, 2. Aufl., S. 19. Berlin 1925.

TESCHENDORF, W. (42): Arch. f. exper. Path. **92**, 302 (1922).

THIERFELDER u. KLENK (149): Z. physiol. Chem. **141**, 29 (1924).

THOMPSON, W. H. (74): J. of Physiol. **25**, 487 (1900).

TOBLER (27): zit. nach VERZÀR (25).

TRAUBE (105, 108, 170): Biochem. Z. **279**, 166 (1935), dort weitere Hinweise.

*TRENDELENBURG, P. (16): Pharmakologie der Resorption im Magendarmkanal. Handbuch der normalen und pathologischen Physiologie, Bd. 4, S. 100.

TREVAN, I. W. (79): zit. nach WEESE: Digitalis, S. 32. Leipzig 1936.

TSCHERMAK, A. v. (60, 62): Allgemeine Physiologie. Berlin 1924.

TUNGER, H. (91): Arch. f. exper. Path. **160**, 74 (1931).

TUOVINEN, P. J. (132): Skand. Arch. Physiol. (Berl. u. Lpz.) **60**, 1 (1930).

TUTTLE, W. W. (108): J. of Pharmacol. **23**, 163 (1924).

ULLMANN, K. (140): zit. nach MEYER-GOTTLIEB: Experimentelle Pharmakologie, 8. Aufl., S. 568.

USUI (135): zit. nach O. WARBURG: Erg. Physiol. **14**, 252 (1914).

VEIT, F. u. M. VOIGT (50): Arch. f. exper. Path. **178**, 534 (1935) und folgende Arbeiten.

VERWORN, M. (4): Allgemeine Physiologie, 7. Aufl., S. 439.

*VERZÀR, F. (25): Die Resorption aus dem Darm. Handbuch der normalen und pathologischen Physiologie, Bd. 4, S. 3.

— (29): vgl. Biochem. Z. **276**, 17 (1935).

— (152): Biochem. Z. **90**, 63 (1918).

VOEGTLIN, DYER u. LEONARD (114): zit. nach Chem. Zbl. **1924** I/3, 1964.

— — u. D. W. MILLER (142): J. of Pharmacol. **23**, 55 (1924).

VOEGTLIN u. H. W. SMITH (156): J. of Pharmacol. **15**, 475 (1920).

VOLLMER (123, 139): Arch. f. exper. Path. **175**, 424 (1924).

WARBURG, O. (100): Z. physiol. Chem. **66**, 305 (1910).

— (105): zit. nach HÖBER: Physikalische Chemie, 6. Aufl., S. 581.

— (106, 159, 164): zit. nach WINTERSTEIN.

— (108): Pflügers Arch. **155**, 547 (1914).

— (136): Biochem. Z. **177**, 471 (1926).

WEARN, I. T. (73): zit. nach CUSHNY.

WEESE, H. (27): Arch. f. exper. Path. **181**, 46 (1936).

— (62): Digitalis, S. 139. Leipzig 1936.

— (133): Arch. f. exper. Path. **168**, 223 (1932).

WESSELY, K. (36): Arch. f. exper. Path. **49**, 417 (1903).

WIDMARK, E. (71, 86, 89): Die theoretischen Grundlagen und die praktische Verwendbarkeit der gerichtlich-medizinischen Alkoholbestimmung. Berlin-Wien 1932.

— u. I. TANDBERG (88): Biochem. Z. **147**, 358 (1924).

WILLSTÄTTER, R. (139): zit. nach C. OPPENHEIMER-R. KUHN: Lehrbuch der Enzyme, S. 171. Leipzig 1927.

*WINTERSTEIN, H. (106, 109): Die Narkose. Berlin 1919.

YORKE, W. (143): Arch. Schiffs- u. Tropenhyg. **38**, 55 (1934).

ZIPF (55): Arch. f. exper. Path. **124**, 259 (1927).

— (159): Arch. f. exper. Path. **181**, 156 (1936).

ZSIGMONDY (12): Kolloidchemie, S. 85. Leipzig 1912.

Sachverzeichnis.